U0247785

PATHOLOGY OF THE BILE DUCT

胆道病理学

主　编　Yasuni Nakanuma
主　译　张永杰　丛文铭
副主译　俞文隆　董　辉　傅晓辉

上海科学技术出版社

图书在版编目(CIP)数据

胆道病理学／（日）中沼安二（Yasuni Nakanuma）
主编；张永杰，丛文铭主译．—上海：上海科学技术
出版社，2019.8

ISBN 978－7－5478－4409－0

Ⅰ．①胆…　Ⅱ．①中…　②张…　③丛…　Ⅲ．①胆道疾
病—病理学　Ⅳ．①R575.602

中国版本图书馆 CIP 数据核字(2019)第 069623 号

胆道病理学

主　编　Yasuni Nakanuma
主　译　张永杰　丛文铭

上海世纪出版(集团)有限公司
上 海 科 学 技 术 出 版 社　出版、发行
(上海钦州南路 71 号　邮政编码 200235　www.sstp.cn)
上海盛通时代印刷有限公司印刷
开本 787×1092　1/16　印张 12.5
字数 200 千字
2019 年 8 月第 1 版　2019 年 8 月第 1 次印刷
ISBN 978－7－5478－4409－0/R・1826
定价：148.00 元

内 容 提 要

临床工作中，IgG4 相关性胆道疾病、胆管周围囊肿、胆管内乳头状肿瘤等疾病出现的频率越来越多，只有深入理解其病理基础，才能提高诊治的水平。这本由日本学者编撰的《胆道病理学》，荟萃了最近十年胆道疾病病理研究的进展，许多内容都给人耳目一新之感，读后令人茅塞顿开。

本书包含了两部分内容：胆道病理的基础知识及其实际应用。内容涵盖胆道系统及周围腺体的胚胎发生和解剖学、胆管碳酸氢盐伞保护系统、先天免疫系统、胆管的血供及其异常，以及免疫相关的胆道疾病、细胆管癌和普通肝内胆管癌、各种胆道癌前病变的诊治等。这是一本可能刷新读者对胆道疾病认识的专著，无论是临床医师、病理医师还是基础研究者，相信都会从中获益。

本书中文版由上海吴孟超医学科技基金会资助出版。

译者名单

主　译

张永杰　丛文铭

副主译

俞文隆　董　辉　傅晓辉

译　者(按姓氏笔画排序)

丁志文　海军军医大学附属东方肝胆外科医院
王　向　海军军医大学附属东方肝胆外科医院
方　征　中国人民解放军904医院
尹　磊　海军军医大学附属东方肝胆外科医院
邓捷文　浙江大学
丛文铭　海军军医大学附属东方肝胆外科医院
朱　斌　海军军医大学附属东方肝胆外科医院
朱小春　中国人民解放军西藏军区总医院
刘　健　海军军医大学附属东方肝胆外科医院
刘元进　海军军医大学附属东方肝胆外科医院
许洁如　常州市妇幼保健院
杨新伟　海军军医大学附属东方肝胆外科医院

邱应和 海军军医大学附属东方肝胆外科医院
余良河 海军军医大学附属东方肝胆外科医院
沈宁佳 海军军医大学附属东方肝胆外科医院
张永杰 海军军医大学附属东方肝胆外科医院
赵 腾 海军军医大学附属东方肝胆外科医院
赵翎皓 海军军医大学附属东方肝胆外科医院
段安琪 海军军医大学附属东方肝胆外科医院
俞文隆 海军军医大学附属东方肝胆外科医院
袁 波 海军特色医学中心
董 辉 海军军医大学附属东方肝胆外科医院
傅晓辉 海军军医大学附属东方肝胆外科医院

中 文 版 序

张永杰和丛文铭两位教授组织一批中青年医师完成了这本《胆道病理学》的翻译，请我写几句话。

我的老师裘法祖教授一直提倡，一名好的外科医生应当“会做”“会讲”“会写”。一名优秀的外科医师，不能只满足于拥有高超的手术技术，还应积极地围绕临床关切开展相关研究，关注基础研究的进展，不断更新我们的知识体系，不忘初心，勇于创新，为病人提供最佳的诊治。胆道疾病复杂多变，需要我们进行长期不懈的努力和探索。唯有对胆道疾病的发生发展有更加深入的理解，才能帮助我们攻克一个个胆道疑难疾病。这本书荟萃了胆道疾病病理研究的最新进展，有助于我们更新对胆道疾病的认识。

期望广大中青年肝胆外科工作者，以及相关的病理医师、研究者，继续努力，为肝胆外科的发展乃至人类的健康事业贡献自己的力量。

吴孟超

中国科学院院士

2019 年 1 月

译者前言一

胆道疾病复杂多变，作为一名在胆道外科工作了30年的临床医生，我仍然感到困惑。对疾病的认知和对任何事物的认知一样，要透过现象看本质。我们之所以对胆道疾病还不能做到完全掌控，其实还是对其客观规律缺乏足够的了解。疾病的病理改变是我们深刻理解疾病的发生、发展，以及制订正确的诊断、治疗策略的基础，对疾病病理认识的程度甚至可以决定治疗的成败。

正如本书原著之序所言，胆道病理学的专著还不多见。这本由日本学者编撰的《胆道病理学》，荟萃了最近十年对胆道疾病病理的研究进展，许多内容都给人耳目一新之感，读后令人茅塞顿开。以原发性胆汁性肝硬化为例，既往我们知道这种疾病可以使用熊去氧胆酸治疗，本书的第2章就通过讲解碳酸氢盐伞来解释熊去氧胆酸对胆管上皮的保护作用。又比如胆管周围囊肿，虽然不多见，但我们在临床已经遇到多例，本书详细描述了胆管周围腺体与胆管周围囊肿的关系，使我们对此病有了全新的认识。

当然，这本书还有许多问题没有解答，比如胆管结石的成因与防治、胆囊良性疾病的自然转归等，这些问题都会影响我们的临床决策。无论是临床医师、病理工作者还是基础研究者，都有责任来回答这些问题。只有通过扎实的工作，勤于思考，深入研究，不断总结，才能越来越接近真理。谨以此书与各位同道共勉。

本书原著主要由日本学者使用英文写作，限于我们的水平，此译本中错误或不当之处在所难免，欢迎批评指正！

张永杰

海军军医大学附属东方肝胆外科医院

2019年1月于上海

译者前言二

日本静冈癌症中心病理科中沼安二(Yasuni Nakanuma)教授是国际胆道病理学领域有影响的病理学家,此前他还参与编写了2010年版《WHO消化系统肿瘤分类》中胆道肿瘤病理学的相关章节。这部由中沼教授主编的《胆道病理学》,是近年来系统介绍胆道系统病理学研究最新成果的一部代表性专著。我初步翻阅后感觉该书具有以下两个特点:一是内容新颖而全面。该书系统介绍了近年来胆道系统领域的重要新进展,包括胆道系统的常见病、多发病、少见特殊疾病以及癌前病变等的基础病理学、临床病理学和组织病理学特征。二是观点独到,实用性强。如作者将细胆管癌(cholangiolocellular carcinoma,CLC)又细分为两个亚型:无肝细胞癌成分的单纯胆管亚型,起源于肝内胆管树的各级分支;伴肝细胞癌成分的肝胆管亚型,其起源于肝细胞癌。这一论点其实也是对中沼教授参与编写的2010年版《WHO消化系统肿瘤分类》中有关混合型肝癌包含CLC组织学亚型分类的进一步认识和完善,而我本人也更认同CLC是肝内胆管癌的一种独立组织学亚型的观点。显然,了解和掌握各种胆道疾病的病理诊断标准,有助于为临床提高胆道病变的诊疗水平提供精细化的病理诊断依据。

总体上看,该书图文并茂,简明易懂,不但能为病理医生在日常工作中遇到疑难复杂胆道病变的病理诊断问题提供实际的指导和帮助,而且有助于临床医生了解胆道疾病的发生机制和发展路径,从而提高临床结合病理学特征制订科学合理诊治方案的能力,是一部适合于放在案头随时翻阅参考的胆道专科病理诊断工具书,同时也有助于开拓胆道系统疾病的基础研究新思路。

我的老师,我国肝胆外科的主要创始人之一——吴孟超院士在创建东方肝胆外科医院伊始,就将胆道系统疾病的诊断与治疗作为我院的重点研究方向和医疗特色之一,临床与病理也一直密切合作,致力于提高我院胆道疾病的诊断和治疗水平。因此,该书自2017年一经出版就引起了我院胆道外科和病理科同事的极大兴趣和青睐。在胆道二科主任张永杰教授的积极组织下，我们在第一时间办理完毕版权相关事宜。经过胆道二科和病理科十余位同事夜以继日的辛勤翻译，该书的中译本终于要和读者见面了。

然而，由于时间较紧，且该书翻译的各位同事都是在完成繁忙临床工作的情况下，挤出业余时间加班加点进行翻译工作，同时还要尽可能地去学习、理解并准确翻译胆道系统疾病相关学科的专业术语、名词及概念，因此，虽然在编写过程中各位同事都竭力提高这部译著的准确性和专业性，但仍难免会出现一些疏漏和瑕疵。在此敬请各位读者和同行不吝指正。

丛文铭

海军军医大学附属东方肝胆外科医院

2019 年 1 月于上海

英文版前言

在二三十年前，人们对胆道疾病的认识主要局限于感染性疾病、胆道结石和恶性肿瘤，这些疾病临床常表现为胆道梗阻，治疗上常依靠外科医师。然而，在过去的二十年间，胆道良、恶性疾病范畴大大扩展，内科和病理科医师在诊治中作用日益突出。影像学诊断、介入治疗以及药物治疗在胆系疾病诊治中的地位越来越高。一些新的疾病被我们认知，如 IgG4 相关性硬化性胆管炎、胆管侵袭前病变等。这扩展了胆系疾病的临床和基础研究的深度和广度。沿胆管树周围分布的腺体的发现，带来了大量令人激动的研究进展。胆道系统病理生理学，包括防御机制、细胞凋亡、免疫自噬等，得到更加深入的研究，这些研究成果已应用于对胆系疾病的临床评估。

病理医师在诊断胆系疾病和了解其病理机制中的作用日益重要，胆系疾病病理知识和经验的累积都十分迅速。这一领域涌现了大量优秀的临床和基础文章。对于临床医师、病理医师和基础研究者而言，一本全面而扼要地描述胆道病理进展的专著显得十分紧要。我们可以在书店、大学和医院的图书馆、实验室和家里轻易地发现肝脏或者胰腺的病理专著，但胆道病理专著却还罕见。这本《胆道病理学》可以说是应时而生。

本书包含 16 章，分两部分：胆道病理的基础知识及其实际应用。前五章为基础研究的成果。第 1 章简要介绍了胆道系统及周围腺体的胚胎发生和解剖学的研究进展。这一章的内容对于理解后面章节的内容十分重要。胆管内含胆汁，后者含有各种有潜在毒性的物质，并且胆道和肠道相连续，肠内容物同样会对胆管造成刺激。因此，胆管系统具有各种防御机制，以抵抗胆酸、肠道反流物等有害物质。首先，胆管具备独特的碳酸氢盐伞保护系统，借以避免胆酸的伤害；其次，还具有一套先天的免疫系统以处理胆汁和肠道反流物中的致病原和抗原物质。这些内容见第 2 章和第 3 章。这些防御机制出现问题会导致各种胆道疾病。在第 4 章中，叙述了胆管上皮损伤特别是细胞的凋亡，以及自噬作用。细胞的自噬是一个重要的科学话题，一位日本学者 Osumi 因此获得了 2016 年的诺贝尔炎。第 5 章描述了胆道的血供及其异常。胆管具有一套特殊的血管系统，因此，这套系统出现病变也会引发特殊的疾病。

第 11 章侧重于介绍具体的胆系疾病。首先是 3 种免疫相关的胆道疾病：原发性胆汁性胆管炎、原发性硬化性胆管炎、IgG4 相关性硬化性胆管炎。最近二十年有大量的研究涉及以上三种疾病，特别是 IgG4 相关性硬化性胆管炎，后者是新发现的疾病。原发性胆汁性胆管炎研究最主要的贡献来自免疫病理学家，Tsuneyama 是研究免疫介导胆管损害的翘楚之一。胆管周围腺体的发现是历史性的进步，相关的研究将我们带入一个对胆系疾病病理生理认知的新高度。其典型例证就是对胆管周围囊肿和胆管周围腺体关系的研究，第九章讲述了这一疾病的影像学特征。先天性免疫系统异常和病毒感染是胆道闭锁的发病因素，在第十章中 Harada 博士对此进行了描述，同时还探讨了免疫异常导致的表皮间质转化对胆道闭锁中胆汁性纤维化的作用。

第 11 章至 16 章主要介绍胆系肿瘤相关内容。细胆管癌（cholangiolocellular carcinoma，CLC）有时被归类为肝内胆管癌，有时又被归为肝混合性细胞癌，其不同于肝细胞癌，也不同于普通胆管癌。Kondo 博士在第 11 章中描述了对此疾病研究的历史现状和展望。目前胆管肿瘤分为肝内胆管癌、肝门周围胆管癌和远端胆管癌。但对许多病理医师而言，诊断肝内大胆管癌时仍心存疑惑，明确其与肝门周围胆管癌和周围型肝内胆管癌的关系仍是一个难题。在第 12 章中，Aishima 博士对此进行了清楚的界定。2010 年《WHO 消化系肿瘤分类》将胆管导管内乳头状瘤、肝黏液性囊腺瘤、胆管上皮内肿瘤、胆囊和肝胰壶腹导管内乳头状囊腺瘤看作胆道系统的癌前病变，会发展为恶性病变。对临床医师和病理医师而言，这些癌前病变都是比较新的概念，同时又是十分重要的知识，在这 4 章中对癌前病变的病理有非常详细的介绍。需要特别指出的是，最近的临床进展使术前诊断癌前病变成为可能。在现阶段，胆系恶性肿瘤的疗效仍然不好，因此在癌前病变阶段就及时进行诊治具有重要的意义。

胆道疾病的病理生理研究进展很快，我们很高兴可以完成这部《胆道病理学》的编写，为此领域做出自己的贡献。我们相信未来的十年会如过去二十年一样会出现各种新的发现和进步，希望本书可为此提供一些帮助。

Yasuni Nakanuma
静冈，日本

致　谢

篇幅的限制使我们无法一一感谢各位同道，各位病理学家、临床医生和研究人员，他们在各方面为胆道病理学的发展做出了杰出的贡献，我们要感谢所有这些人的工作。他们的发现、经验和实践在这本《胆道病理学》中得到了充分的体现。我们也要感谢所有的编辑，他们使这本书的英文版得以完成。我们真诚地希望这本书成为本领域最有价值的专著之一，为世界提供丰富的、最新的胆道病理学知识。

肝内胆管系统(胆管树)解剖名词

中 文 名	英 文 名	管 径
毛细胆管(实为相邻 2～3 个肝细胞膜围成的管道)	bile canaliculus	1 μm
赫林管(由肝细胞和胆管细胞构成)	Cholangioles(canals of Hering)	<15 μm
胆小管(完全由胆管细胞构成)	bile ductules	<15 μm
小叶间胆管	interlobular ducts(ILDs)	15～100 μm
隔胆管	septal ducts	100～300 μm
区域胆管	area ducts	300～400 μm
段胆管	segmental bile ducts	400～800 μm
肝管	hepatic ducts	>800 μm

以上结构依次相连，由细到粗构成完整的胆管树(赫林管和胆小管相连续，连接毛细胆管和小叶间胆管)。

目　　录

第一部分　胆道病理基础篇

第二部分　胆道病理实践篇

第一部分

胆道病理基础篇

1 胆管系统的发育和解剖

Katsuhiko Enomoto, Yuji Nishikawa

摘　要：胆管系统是胆汁从肝脏到肠道的转运通道，在肝脏外分泌功能中发挥重要作用。由两种类型上皮细胞构成：肝细胞和胆管细胞。在解剖和发育方面，胆管可以分成肝内胆管（IHBD）和肝外胆管（EHBD）（肝总管、胆囊、胆囊管和胆总管）系统。最初，分泌的胆汁通过被称为毛细胆管的肝细胞顶部转运出来，然后，转移至胆管系统（IHBD 和 EHBD）。EHBD 特征性地发育出管周腺体（PBG），是肝胆管系统前体细胞的储备池。最近研究表明，在肝脏发育阶段，IHBD 和 EHBD 的发育调控机制不同。EHBD 起源于前肠内胚层上皮胰胆管域的一部分，而 IHBD 起源于胚胎肝脏里面的肝母细胞，即肝细胞和胆管细胞共同的祖细胞。本章重点介绍胆管系统的组织学发生并回顾 IHBD 和 EHBD 发育过程调控机制的最新进展。

关键词：胆管组织学；肝外胆管（EHBD）；肝内胆管（IHBD）；管周腺体（PBG）；胆管发育的分子调控

1.1 概述

肝脏在人体新陈代谢稳态过程中发挥至关重要的作用，控制多种重要新陈代谢物质如葡萄糖、脂蛋白等，合成重要的血清蛋白质，并具有很多外来物质的解毒功能。分泌胆汁也是肝脏最重要的功能之一。胆管系统的功能为胆汁从肝脏到肠道的引流通道。解剖上，胆管可分为肝内胆管（IHBD）和肝外胆管（EHBD）[50]。组织学上，胆管系统可进一步分为由肝细胞构成的毛细胆管和胆管细胞构成的胆管结构。

胆汁的主要成分包括胆汁酸、胆红素和胆固醇，这些成分是由肝脏实质细胞——肝细胞合成的。由于肝小叶内无明显的胆管系统，分泌的胆汁通过毛细胆管转运，毛细胆管是位于 2～3 个肝细胞之间的结构性管道。在汇管区边界区域，毛细胆管和胆管通过赫林管（canals of Hering, CoH）及胆小管连接，后两者为小胆管[51]。在肝脏，小叶间胆管互相连接，尺寸逐渐增大，形成肝管。肝管在肝门部汇合成肝总管，然后与胆囊管会合后即为胆总管，终止于十二指肠。EHBD一直被认为仅是一个简单的管道系统，然而，实际上胆管还包含大量附属腺体，即管周腺体(PBG)，位于胆管系统沿线[42]。最近研究表明，管周腺体的功能为肝胆管系统干/祖细胞的额外储备池[30]。

小鼠肝脏发育起始于胚胎8.5天(相当于人类胚胎3周)前肠内胚层中央和侧面区域[74,56]。这两个区域迁移并形成腹部前肠的肝憩室[69]。2个重要的细胞外信号分子，心脏中胚叶的纤维母细胞生长因子(FGF)和来源于原始横膈间质(STM)的骨形态生成蛋白(BMP)，诱导肝憩室内陷入STM[20,25,52]。然后肝憩室细胞进一步迁移入STM，表达转录因子Hex、Tbx3和Prox 1，这些因子与肝器官特异性诱导和细胞增殖相关。这个迁移需要来源于间质血管的血管因子[36]。肝特异性细胞是指肝母细胞，表达肝细胞特异性基因产物，甲胎蛋白(AFP)和白蛋白(ALB)，后期这些细胞演进为肝细胞和胆管细胞。

IHBD和EHBD的演进机制主要通过小鼠胚胎模型研究。IHBD形成出现于胆管板的肝母细胞，在小鼠发育相对晚期(胚胎15.5天)[32,57,7,47,48,76]；而EHBD形成于肝脏发育早期前肠腹部的胰胆管域。与肝憩室迁移入STM相关，胰胆管域的一部分向胆管方向分化，随后形成胆囊、胆囊管和胆总管[60]。

本章将介绍胆管系统的组织学并回顾胆管发育过程分子调控的最新进展。

1.2 胆管系统组织学

由于肝脏是个多功能器官，大多数肝细胞的膜域面向血管、肝窦，交换多种代谢产物并提供重要血清蛋白质，而肝细胞的顶端即胆汁分泌的部位相对局限(10%～15%的肝细胞膜)的裂隙样空间，称为毛细胆管(图1.1a)。毛细胆管由相邻肝细胞的紧密连接密封，防止胆汁成分流入血液。毛细胆管膜域有很多微绒毛，大多数转运蛋白位于此，分泌胆汁酸、胆红素、胆固醇、维生素、重金属和外源化学物。大多数转运蛋白属于ATP结合调控超家族[3]。

由胆管细胞构成明显的管状结构在小叶间汇管区可见。在汇管区纤维结缔组织内可见3种基本的管腔结构，即小叶间胆管、门静脉和肝动脉(图1.1b)。毛细胆管和小叶间胆管的过渡结构即为CoH。据报道，肝细胞和胆管细胞共同构成CoH的结构性管壁[51]，但是，CoH在病理学上的功能和重要性仍不十分明了。新近研究显示，在原发性胆汁性肝硬化患者，CoH的数量减少[28,54]。由于PBC的致病机制仍不清楚，CoH是否为PBC的靶点仍需进一步研究。在CoH的下游，CK19阳性的胆小管在汇管区周围区域可以见到，胆小管由小立方胆管细胞构成(图1.1c)。在肝细胞和胆管细胞之间的过渡区域是干细胞/祖细胞的储备区，这些细胞具有双向分化潜能，在正常或损伤的成人肝脏中可以分化为肝细胞或胆管细胞[39]。肝内胆管的胆管细胞的大小和形状根据其位置变化很大。在小叶间胆管，胆管细胞为小立方形，随着胆管直径的增大，胆管细胞逐渐变大，呈柱状(图

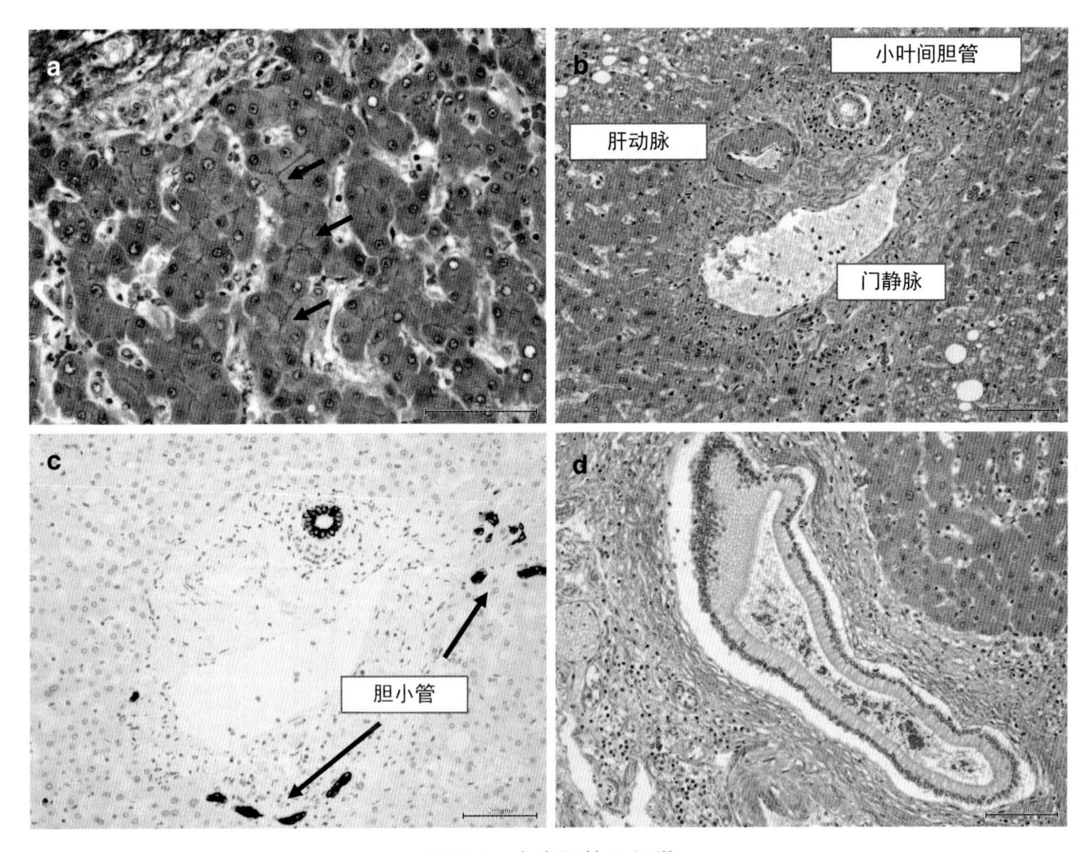

图 1.1 人类胆管组织学

(a) 箭头示相邻 2～3 个肝细胞之间的毛细胆管。(b) 汇管区组织学。小叶间胆管、门静脉、肝动脉位于纤维结缔组织内。(c) CK19 免疫组化显示汇管区周围区域的小胆管。(d) 肝门部大的肝管由高柱状胆管细胞构成。

1.1d)。在肝脏内，胆管按照直径大小分为小叶间胆管、隔胆管、区域胆管、段胆管和肝管(>800 μm)[3,21,42]。最新肝内胆管的三维分析显示胆管细胞在整个肝脏内构成了组织精细的胆管网(胆管树)[26]，也显示在多数肝脏损伤情况下，胆管树可以灵活的重构。

在左右肝管汇合以后，如肝总管、胆囊管和胆总管，胆管系统发育出管周腺体，尤其是在胆管树的分支点[5-6,8-9,30,42](图 1.2a)。

尽管胆囊管有很多管周腺体(图 1.2b)，胆囊几乎没有或很少有管周腺体。在胆囊窝结缔组织内，有一类特殊的胆管系统，即卢什卡管，由 CK19 阳性的胆管细胞构成(图 1.2c)。该胆管不属于胆囊上皮，而被认为是右肝管分支。临床上，该胆管与胆囊切除术后的胆瘘相关。

Lanzoni 等研究表明约 10%的管周腺体上皮细胞表达肝细胞标志物(SOX17，SOX9，PDX1，EpCAM)和多向潜能标记(OCT4，SOX2，NANOG)。这些细胞有向胆管细胞，甚至肝细胞和胰岛细胞分化的潜能[5]。很显然，为了明确管周腺体在肝外胆管系统生理学和病理学方面的重要意义，仍需包括实验模型体系在内的进一步研究。

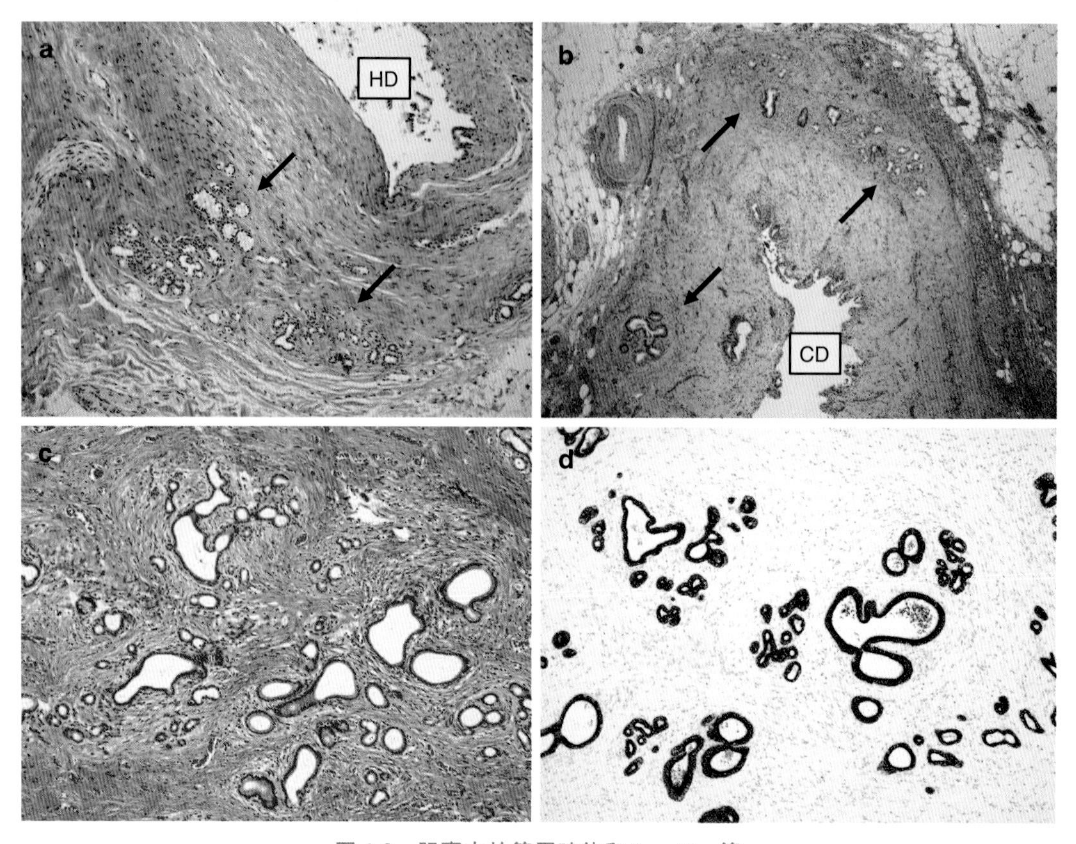

图 1.2 胆囊内的管周腺体和 Luschka 管

(a) 管周腺体(箭头示)是一簇小胆管,围绕肝门区大的肝管(HD)。(b) 胆囊管(CD)有很多管周腺体(箭头)。(c) Luschka 管位于胆囊壁很深的位置,由大小不等的胆管构成,周围有纤维结缔组织包绕。(d) Luschka 管免疫组化 CK19 阳性。

1.3 肝内胆管的演进

肝外胆管直接起源于腹部前肠的胰胆管干细胞(详见后述),而肝内胆管起源于小鼠胚胎晚期的肝母细胞。肝母细胞是双向分化的祖细胞,可以分化为肝细胞或胆管细胞。实际上,已有研究证实,按照细胞膜标记通过流式细胞仪从 13.5 天的小鼠胚胎肝脏分离出来的肝母细胞,可以在体内和体外分化为肝细胞和胆管细胞[62]。据报道,胚胎肝脏中的肝母细胞表达阶段特异性的不同特征性标记,例如 AFP、ALB、EpCAM、Dlk1 等[19,39]。

在胚胎肝成熟的演进过程中,在肝祖细胞群体中向胆管方向分化的细胞(胆管细胞祖细胞)位于汇管区周围。优秀的综述文章描述了肝母细胞向胆管分化的分子调控和胆管分化细胞的管腔形成机制[32,47,48,76]。

人类胚胎肝中,CK8、CK18、CK19 强阳性的肝母细胞在怀孕第八周出现于较大门静脉周围的间质中[50]。这些围绕门静脉的肝母细胞被称为“胆管板”。在双层胆管板区域,大约妊娠 12 周时可见管状结构形成。之后，管状结构与汇管区间质融为一体，这种管状结构的重塑过程从肝门区进展到周围肝。

在小鼠胎肝，三维成像分析 IHDB 发育显示初始腔囊出现于 E13.5～15.5，之后 E18 出现逐级分支的管腔网络，最终，IHBD 在出生一周后发育成熟[64,67]。有趣的是，肝细胞分泌的胆汁可以促进胆管树网络的形成。这些研究对整个器官成熟调控的过程提出了新的观点。

Alagille 综合征是多个器官异常综合征，包括胆管减少或缺失。研究表明，Notch 信号通路基因，*jagged* 1 和 *notch* 2 突变是引起该疾病的关键因素[33,43,38]。Notch 信号通路似乎在人类 IHBD 发育过程中至关重要。但是与人类 IHBD 胆管分化、增殖和管腔形成相关的分子仍待深入研究。

另一方面，靶基因小鼠实验显示很多不同分子参与小鼠 IHBD 胚胎发育。在 IHBD 发育调控方面，三个信号转导通路，即 Notch 通路、TGF－β 通路和 Wnt/-catenin 通路，研究较多。除了细胞外信号通路，调控胚胎肝发育过程中 IHBD 胆管分化和管腔形成的几个转录因子也已经被确定[32,47,48,76]。

1.3.1 Notch 通路

Notch 信号通路对 IHBD 发育的重要作用已在小鼠实验模型中证实[37]，如同其在人类 Alagille 综合征中作用一样。由于 Notch 信号是表达 Notch 受体 2(NotR 2)和它的配体 Jagged 1(Jag 1)的细胞与细胞之间连接介导的，所以表达每种分子细胞在位置上互相靠近非常必要。实际上，Jag 1 分子表达于汇管区间质细胞以及门静脉和肝动脉的内皮细胞，NotR 2 表达于胆管细胞而非胆管板[29,66]。

关于 Jag 1，最近研究表明 Jag 1 在汇管区间质细胞而非内皮细胞的特异性缺失可导致胚胎肝管腔形态无法形成[22]。

Notch 2 信号通路的关键作用已经在小鼠模型中通过信号通路级联分子的功能缺失和获得的实验证实。肝脏 Notch 1 和 Notch 2 双敲除或单个 Notch 2 敲除均显示不规则胆管板结构和紊乱的胆管，提示 Notch 2 在 IHBD 发育中不可或缺的重要作用[18]。当 Jag 1 与 Notch 结合后，Notch 的胞质内功能域(Notch ICD)转移至胞核，并与重组的信号结合蛋白免疫球蛋白 κJ(RBP－jκ)结合。Notch ICD 转录复合物激活基因转录。RBP－jκ 缺失可以引起 E16.5 胎肝 Sox9 阳性细胞的减少和 HNF1－β 的下调[72,75]，这也提示 Notch 是胆管分化关键的信号受体。实际上，条件性过表达肝脏 Notch 2 胞质内域(Notch 2 ICD)可以引起胚胎和成人肝胆小管形成加速，胆管分化和诱导小管形成[24,68,75]。新近，肝母细胞特异性 Notch 2 缺失($Notch\ 2^{fl/fl}/Alfp-Cre$)显示胚胎期和围生期小鼠肝脏胆管完全缺失，然而，有趣的是，在幸存的断奶后小鼠中，可见混乱的继发性胆管形成[16]。这些结果提示非 Notch 信号依赖性(可能为胆管板非依赖性)胆管形成机制可能存在于肝脏。我们实验室最新数据也表明肝细胞在体内或体外某些特殊的微环境中反向分化为胆管细胞[41,59]。

1.3.2 TGF-β通路

TGF-β通路在肝母细胞胆管分化中发挥作用。TGF-β信号受体基因分析显示对照组E12.5肝中TGF-β信号在门静脉周围增强，而在HNF6/Onecut-2敲除小鼠中并无这种区带性信号，后者胆管分化被阻断[11]。TGF-β对诱导胆管分化的直接作用可以通过胚胎肝的体外培养进一步证实[11]。这些结果表明HNF6和Onecut-2依赖TGF-β信号通路对胆管板肝母细胞的胆管分化至关重要。在E15.5的小鼠胚肝中，TGF-β-2和TGF-β-3在汇管区间质周围高度表达，TGF-β受体Ⅱ在不对称的胆管板小管肝母细胞的实质面表达[1]。这提示受体介导的TGF-β通路可以促进表达受体的肝母细胞的胆管分化。Smad4是TGF-β的下游信号分子，参与胆管分化过程[49]。最近研究显示Hippo通路也参与肝母细胞的胆管分化[31]。Lats1/2缺失激活YAP/TAZ，可以通过上调TGF-β信号通路引起胆管细胞增殖。

1.3.3 Wnt/β-catenin通路

一般来说，Wnt/β-catenin通路可能是肝脏发育过程中另外的重要信号通路[40]。β-catenin外显子缺失的小鼠胚胎肝母细胞显示上皮细胞数量的大幅度下降，包括肝母细胞、肝细胞和胆管细胞[65]。另一方面，APC缺失导致肝母细胞β-catenin活化的小鼠，肝细胞分化受阻，而非促进胆管分化[14]。但是，最近研究用Sox9-CreER小鼠模型验证了先前的实验，即β-catenin在肝母细胞分化为胆管前体细胞并非必需。但这项研究也表明β-catenin对于胆管前体细胞限时性成熟和后续的胆管形成是必需的[13]。因此，Wnt/β-catenin通路对于IHBD成熟阶段的精细调控机制仍需进一步研究。

1.3.4 IHBD发育的转录调控

从肝母细胞向胆管细胞分化必须要有胆管表型的基因表达。因此，研究调控胆管分化的转录因子网络是很重要的。转录因子缺陷研究显示几个转录因子控制IHBD的分化和形态形成。

HNF6(onecut-1)是第一个报道的参与IHBD分化的转录因子[10]。HNF6缺陷小鼠肝母细胞胆管分化不完全，IHBD形态异常(囊性变)，HNF6也阻断了胆囊的发育[10]。而且，HNF1β，Onecut-2或者Hhex等转录因子的缺陷可以诱导IHBD发育中断，因此，这些因子对正常IHBD发育非常关键[11-12,23]。如前所述，HNF6和onecut-2对于保持肝脏发育中TGFβ信号梯度分布(汇管区周围高，肝实质内低)起作用以及后续限定汇管区周围IHBD小管形成[11]。

在正常小鼠肝脏发育过程中，汇管区周围肝母细胞CCAAT/增强子结合蛋白α(C/EBPα，亮氨酸拉链转录因子)抑制，提示C/EBPα阻断肝细胞分化，增强胆管发育[58]。实际上，C/EBPα敲除肝脏呈现多个胆管样腺管结构，表达HNF6和HNF1β mRNA[73]。

Tbx3 是 T - box 家族成员之一，调控肝母细胞增殖和肝细胞分化；因此，Tbx3 功能缺失会引起胆管分化[63,35]。相似的异常形态学表型在 Prox1 缺失的肝脏中也有报道，提示 Prox1 是 Tbx3 的下游因子[55]。通过病毒介导基因转染方法，肝母细胞 Sall4（一种锌指转录因子）过表达实验表明，肝细胞分化受到抑制，诱导胆管分化[45]。这些实验提示通过阻断肝细胞分化可以导致异常胆管形成。

Antoniou 等[1]鉴定出 SRY 相关 HMG 盒子转录因子 9（Sox9）作为早期胆管分化标记。Sox9 阳性细胞首先出现于原始小管结构（非对称小管）的汇管区面，原始小管起源于 E15.5 胚胎的胆管板细胞，而实质面细胞依然表达肝母细胞标记 HNF4。完全的胆管结构在小鼠 18.5 天胚胎肝中可见，全部构成细胞都显示 Sox9 核阳性和 E - cadherin 膜阳性。这种小管结构在胆管板形成出现于肝门部，沿着门静脉轴向周围肝延伸。由于 Sox9 缺陷小鼠中胆管形成延迟，Sox9 在 IHBD 发育中的作用可能是控制原始非对称小管的成熟过程。除了 *Sox9*，*Sox4* 敲除和 *Sox9*/*Sox4* 双敲除小鼠肝脏也显示胆管成熟受损，伴有胆管细胞表型分化的小变异[46]。因此，表明 *Sox9* 和 *Sox4* 转录因子协同促进胆管成熟。叉头盒转录因子 Foxa1/2 在小鼠胎肝中缺失导致胆管异常增生和纤维化。这一胆管细胞过度增殖是源于

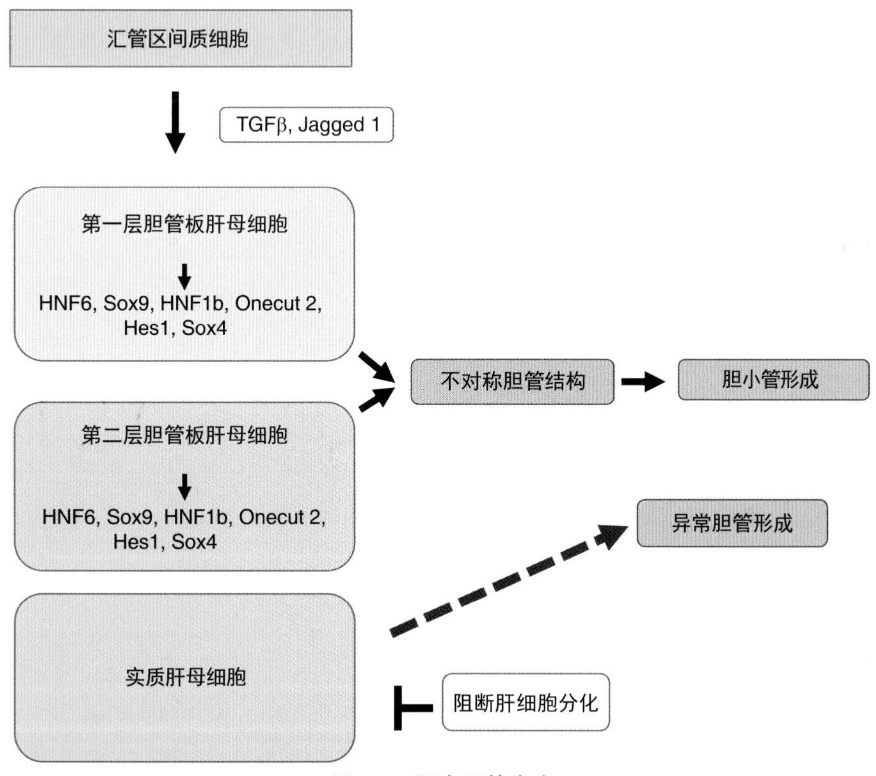

图 1.3 肝内胆管发育

胆管板肝母细胞向胆管细胞分化由 TGF - β 和 Jagged 1（Notch 通路配体）诱导，后两者由汇管区周围间质细胞生成。胆管细胞的特异性分化与第一层胆管板肝母细胞和后续第二层肝母细胞转录因子的表达谱相关。小管生成机制仍不十分明了。胚胎肝阻断肝细胞成熟可以引起异常胆管形成。

IL-6的活化,IL-6是一种刺激胆管细胞生长的信号,通常被Foxa1/2负调控[34]。

每种转录因子对于肝母细胞分化方向转化的时空调控和相互作用是一个动态和复杂的过程(图1.3)。胆管分化和形态发生的确切调控机制仍有待进一步阐述。

1.4 肝外胆管发育

EHBD的发育与腹部前肠内胚层肝脏和胰胆管域的特异化和迁移密切相关。如前所述,肝脏特异化出现于小鼠胚胎E8.5前肠内胚层的中域和侧域。心脏间质的FGF信号和后续的MAPK通路活化对域细胞的肝脏特异化是必需的[4]。同时,胰胆管特异化也通过位置上逃避FGF影响,在邻近的肝域尾部出现[2]。所谓的肝憩室现在认为包含肝和胰胆管祖细胞群,两者位置很靠近[15]。肝祖细胞(肝母细胞)表达转录因子HNF4α、Hex和特异性蛋白ALB和AFP。胰胆管祖细胞表达胰腺和十二指肠同源框基因1(*pdx*-1)和胰腺转录因子1(ptf1),这些基因的靶基因引起胰腺发生[27,44]。据报道,转录因子HNF6、HNF1β和Hex对EHBD的正常发育很重要。转录因子HNF6缺陷小鼠显示胆囊发育不全和EHBD形态发生异常[10]。此外,Notch效应基因*hairy and enhancer of split-1*(*Hes-1*)敲除引起胆囊缺陷,EHBD发育不全和异位胰腺组织[17,61]。转录因子Hes-1似乎对胰胆管祖细胞的胆管方向分化起决定作用。

Spence等[60]明确显示SOX17在胰胆管祖细胞EHBD分离和胰腺表型中的重要作用。在小鼠E8.5天,SOX17和PDX1在胰胆管祖细胞中共表达。然而,腹部前肠Sox17缺失的胚胎显示胆囊缺失和本来应该胆总管出现的区域出现异位胰腺。与之相对应,SOX17在胰胆管祖细胞过表达的胚胎引起胰腺抑制和异位胆管样管腔形成。SOX17在胆囊和胆管足量表达时,据报道与胆管闭锁表型相关[70,71]。因此,很明显,SOX17在胰胆管祖细胞的表达决定了EHBD的命运(图1.4b)。而且,有研究表明SMT来源的*BMP*4控制SOX17的表达[53]。

IHBD和EHBD的解剖学和发育界限仍未清楚阐释。为了使界限可视化,我们进行了ALB+肝母细胞的世系追踪实验,使用$alb^{cre/+}$×ROSA26R小鼠。在成年鼠中,所有的肝细胞和肝内胆管细胞β牛乳糖均阳性,而胆囊和胆总管细胞则阴性。我们鉴定出β牛乳糖阳性和阴性的界限在肝外肝管中部(图1.4a)。

1.5 结论

最近10年的研究已经鉴定出很多与胆管系统发育相关的分子,使用高级基因技术,例如某个特定基因的条件性缺失和细胞命运的基因追踪。特异性信号通路的分子和多种转录因子协同作用调控EHBD和IHBD的正常发育。在EHBD和IHBD的发育过程中,间质细胞的细胞外信号以及随后的细胞内转录网络的重要性非常明显。尽管精细的分子

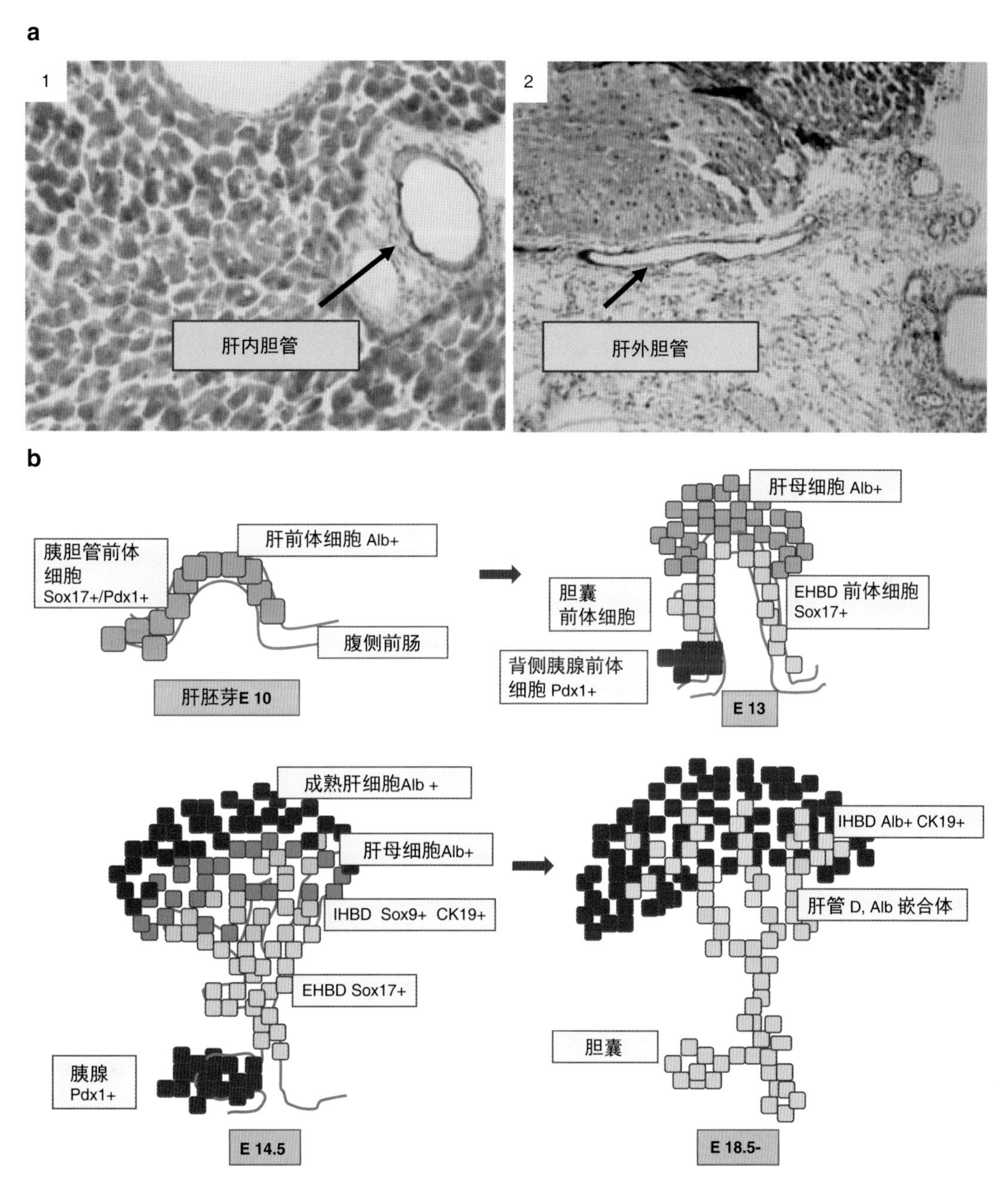

图 1.4 (a) 成年 $alb^{cre/+}$ × *Rosa 26R* 小鼠肝 Lac－Z 染色。小叶间胆管胆管细胞显示 Lac－Z 染色阳性(1)。肝外肝管显示 Lac－Z 镶嵌性染色(2)。(b) 显示胚胎阶段肝外胆管系统和肝内胆管系统的发育。

机制，尤其是前肠内胚层胰胆管域(EHBD 发育)的胆管细胞分化以及肝母细胞(IHBD 发育)的胆管方向隔离和形态发生，仍需明确，现在越来越多的证据对于研究不同类型的人类胆管疾病非常有用。实际上，人类先天性胆管畸形的分子研究已经开展[47-48]。此外，通过研究胆管发育获得的知识有助于理解胆管反应的本质和原因，胆管反应常见于肝脏损伤性疾病、暴发性肝炎和肝硬化。胆管反应似乎是由于正常肝细胞分化受阻引起，因为胚胎鼠中肝细胞程序性成熟关键的转录因子基因消融通常会引起明显的异常胆管形成。

肝脏的正常发育需要上皮系统（胆管细胞和肝细胞）和间质系统（血管和造血细胞）的协同发育。整个肝脏器官发生的调控机制远比这里描述的更复杂，但是很显然，肝脏器官发生深入的分子研究必将促进对肝脏病理学的理解。

参考文献

1. Antoniou A, Raynaud P, Cordi S, Zong Y, Tronche F, Stanger BZ, Jacquemin P, Pierreux CE, Clotman F, Lemaigre FP. Intrahepatic bile ducts develop according to a new mode of tubulogenesis regulated by the transcription factor SOX9. Gastroenterology. 2009;136: 2325 - 33.
2. Bort R, Martinez-Barbera JP, Beddington RSP, Zaret KS. Hex homeobox gene-dependent tissue positioning is required for organogenesis of the ventral pancreas. Development. 2004;131: 797 - 806.
3. Boyer JL. Bile formation and secretion. Compr Physiol. 2013;3: 1035 - 78.
4. Calmont A, Wandzioch E, Tremblay KD, Minowada G, Kaestner KH, Martin GR, Zaret KS. An FGF response pathway that mediates hepatic gene induction in embryonic endoderm cells. Dev Cell. 2006;11: 339 - 48.
5. Cardinale V, Wang Y, Carpino G, Gui C-B, Manuela G, Rossi M, Berloco PB, Cantafora A, Wauthier E, Furth ME, Inverardi L, Dominguez-Bendala J, Ricordi C, Gerber D, Gaudio E, Alvaro D, Reid L. Multipotent stem /progenitor cells in human biliary tree give rise to hepatocytes, cholangiocytes, and pancreatic islets. Hepatology. 2011;54: 2159 - 72.
6. Cardinale V, Wang Y, Carpino G, Mendel G, Alpini G, Gaudio E, Reid LM, Alvaro D. The biliary tree - a reservoir of multipotent stem cells. Nat Rev Gastroenterol Hepatol. 2012;9: 231 - 40.
7. Carpentier R, Suner RE, Hul NV, Kopp JL, Beaudry J-B, Cordi S, Antoniou A, Raynaud P, Lepreux S, Jacquemin P, Leclercq IA, Sander M, Lemaigre FP. Embryonic ductal plate cells give rise to cholangiocytes, periportal hepatocytes and adult liver progenitor cells. Gastroenterology. 2011;141: 1432 - 8.
8. Carpino G, Cardinale V, Onori P, Franchitto A, Bartolomeo P, Berloco PB, Rossi M, Wang Y, Semeraro R, Anceschi M, Brunelli R, Alvaro D, Reid LM, Gaudio E. Biliary tree stem/progenitor cells in glands of extrahepatic and intrahepatic bile ducts: an anatomical in situ study yielding evidence of maturational lineages. J Anat. 2012;220: 186 - 99.
9. Carpino G, Renzi A, Franchitto A, Cardinale V, Onori P, Reid L, Alvaro D, Gaudio E. Stem / progenitor cell niches involved in hepatic and biliary regeneration. Stem Cells Int. 2016; 2016: 3658013.
10. Clotman F, Lannoy VJ, Reber M, Cereghini S, Cassiman D, Jacquemin P, Roskams T, Rousseau GG, Lemaigre FP. The onecut transcription factor HNF6 is required for normal development of the biliary tract. Development. 2002;129: 1819 - 28.
11. Clotman F, Jacquemin P, Plumb-Rudewiez N, Pierreux CE, Van der Smissen P, Dietz HC, Courtoy PJ, Rousseau GG, Lemaigre FP. Control of liver cell fate decision by a gradient of TGFβ signaling modulated by Onecut transcription factors. Genes Dev. 2005;19: 1849 - 54.
12. Coffinier C, Gresh L, Fiette L, Tronche F, Schutz G, Babinet C, Pontoglio M, Yaniv M, Barra J. Bile system morphogenesis defects and liver dysfunction upon targeted deletion of HNF1β. Development. 2002;129: 1829 - 38.
13. Cordi S, Godard C, Saandi T, Jacquemin P, Monga SP, Colnot S, Lemaigre FP. Role of β - catenin in development of bile ducts. Differentiation. 2016;91: 42 - 9.
14. Decaens T, Godard C, de Reynies A, Rickman DS, Tronche F, Couty J-P, Perret C, Colnot S. Stabilization of β - catenin affects mouse embryonic liver growth and hepatoblast fate. Hepatology. 2008;47: 247 - 58.
15. Deutsch G, Jung J, Zheng M, Lora J, Zaret KS. A bipotential precursor population for pancreas and liver within the embryonic endoderm. Development. 2001;128: 871 - 81.

16. Falix FA, Weeda VB, Labruyere WT, Poncy A, de Waart DR, Hakvoort TBM, Lemaigre F, Gaemers IC, Aronson DC, Lamers WH. Hepatic notch 2 deficiency leads to bile duct agenesis perinatally and secondary bile duct formation after weaning. Dev Biol. 2014;396: 201 - 13.
17. Fukuda A, Kawaguchi Y, Furuyama K, Kodama S, Horiguchi M, Kuhara T, Koizumi M, Boyer DF, Fujimoto K, Doi R, Kageyama R, Wright CVE, Chiba T. Ectopic pancreas formation in Hes1-knockout mice reveals plasticity of endodermal progenitors of the gut, bile duct, and pancreas. J Clin Invest. 2006;116: 1484 - 93.
18. Geisler F, Nagl F, Mazur PK, Lee M, Zimber-Strobl U, Strobl LJ, Radtke F, Schmid RM, Siveke JT. Liver-specific inactivation of notch 2, but not notch 1, compromises intrahepatic bile duct development in mice. Hepatology. 2008;48: 607 - 16.
19. Gordillo M, Evans T, Gouon-Evans V. Orchestrating liver development. Development. 2015;142: 2094 - 108.
20. Gualdi R, Bossard P, Zheng M, Hamada Y, Coleman JR, Zaret KS. Hepatic specification of the gut endoderm in vitro: cell signaling and transcriptional control. Genes Dev. 1996;10: 1670 - 82.
21. Healey JE, Schroy PC. Anatomy of the biliary ducts within the human liver. Arch Surg. 1953;66: 599 - 616.
22. Hofmann JJ, Zovein AC, Koh H, Radtke F, Weinmaster G, Iruela-Arispe ML. Jagged1 in the portal vein mesenchyme regulates intrahepatic bile duct development: insight into Alagille syndrome. Development. 2010;137: 4061 - 72.
23. Hunter MP, Wilson CM, Jiang X, Cong R, Vasavada H, Kaestner KH, Bogue CW. The homeobox gene Hhex is essential for proper hepatoblast differentiation and bile duct morphogenesis. Dev Biol. 2007;308: 355 - 67.
24. Jeliazkova P, Jors S, Lee M, Zimber-Strobl U, Ferrer J, Schmid RM, Siveke JT, Geisler F. Canonical notch 2 signaling determines biliary cell fates of embryonic hepatoblasts and adult hepatocytes independent of Hes1. Hepatology. 2013;57: 2469 - 79.
25. Jung J, Zheng M, Goldfarb M, Zaret KS. Initiation of mammalian liver development from endoderm by fibroblast growth factors. Science. 1999;284: 1998 - 2003.
26. Kaneko K, Kamimoto K, Miyajima A, Itoh T. Adaptive remodeling of the biliary architecture underlies liver homeostasis. Hepatology. 2015;61: 2056 - 66.
27. Kawaguchi Y, Cooper B, Gannon M, Ray M, MacDonald RJ, Wright CV. The role of the transcriptional regulator Ptf1a in converting intestinal to pancreatic progenitors. Nat Genet. 2002;32: 128 - 34.
28. Khan FM, Komarla AR, Mendoza PG, Bodenheimer HR, Theise ND. Keratin 19 demonstration of canal of Hering loss in primary biliary cirrhosis: "minimal change PBC"? Hepatology. 2013;57: 700 - 7.
29. Kodama Y, Hijikata M, Kageyama R, Shimotohno K, Chiba T. The role of notch signaling in the development of intrahepatic bile ducts. Gastroenterology. 2004;127: 1775 - 86.
30. Lanzoni G, Cardinale V, Carpino G. The hepatic, biliary, and pancreatic network of stem/progenitor cell niches in humans: a new reference frame for disease and regeneration. Hepatology. 2016;64: 277 - 86.
31. Lee D-H, Park JO, Kim T-S, Kim S-K, Kim T-H, Kim M-H, Park GS, Kim J-H, Kuninaka S, Olson EN, Saya H, Kim S-Y, Lee H, Lim D-S. LATS-YAP/TAZ controls lineage specification by regulating TGFβ signaling and Hnf4α expression during liver development. Nat Commun. 2016; 7: 11961.
32. Lemaigre FP. Mechanisms of liver development: concepts for understanding liver disorders and design of novel therapies. Gastroenterology. 2009;137: 62 - 79.
33. Li L, Krantz ID, Deng Y, Genin A, Banta AB, Collins CC, Qi M, Trask BJ, Kuo WL, Cochran J, Costa T, Pierpont ME, Rand EB, Piccoli DA, Hood L, Spinner NB. Alagille syndrome is caused by mutations in human Jagged 1, which encodes a ligand for notch 1. Nat Genet. 1997;16: 243 - 51.
34. Li Z, White P, Tuteja G, Rubins N, Sackett S, Kaestner K. Foxa1 and Foxa2 regulate bile duct development in mice. J Clin Invest. 2009;119: 1537 - 45.
35. Ludtke TH-W, Christffels VM, Petry M, Kispert A. Tbx3 promotes liver bud expansion during mouse development by suppression of cholangiocyte differentiation. Hepatology. 2009;49: 969 - 78.
36. Matsumoto K, Yoshitomi H, Rossant J, Zaret KS. Liver organogenesis prompted by endothelial

cells prior to vascular function. Science. 2001;294: 559 - 63.
37. McCright B, Lozier J, Gridley T. A mouse model of Alagille syndrome: Notch2 as a genetic modifier of Jag1 haploinsufficiency. Development. 2002;129: 1075 - 82.
38. McDaniell R, Warthen DM, Sanchez-Lara PA, Pai A, Krantz ID, Piccoli DA, Spinner NB. NOTCH2 mutations cause Alagille syndrome, a heterogeneous disorder of the notch signaling pathway. Am J Hum Genet. 2006;79: 169 - 73.
39. Miyajima A, Tanaka M, Itoh T. Stem /progenitor cells in liver development, homeostasis, regeneration, and reprogramming. Cell Stem Cell. 2014;14: 561 - 74.
40. Monga SPS. Role and regulation of β - catenin signaling during physiological liver growth. Gene Expr. 2014;16: 51 - 62.
41. Nagahama Y, Sone M, Chen X, Yamamoto M, Xin B, Matsuo Y, Komatsu M, Suzuki A, Enomoto K, Nishikawa Y. Contribution of hepatocytes and bile ductular cells in ductular reaction and remodeling of the biliary system after chronic liver injury. Am J Pathol. 2014;184: 3001 - 12.
42. Nakanuma Y, Hoso M, Sanzen T, Sasaki M. Microstructure and development of the normal and pathologic biliary tract in humans, including blood supply. Microsc Res Tech. 1997;15: 552 - 70.
43. Oda T, Elkahloun AG, Pike BL, Okajima K, Krantz ID, Genin A, Piccoli DA, Meltzer PS, Spinner NB, Collins FS, Chandrasekharappa SC. Mutation in the human Jagged 1 gene are responsible for Alagille syndrome. Nat Genet. 1997;16: 235 - 42.
44. Offield MF, Jetton TL, Labosky PA, Ray M, Stein RW, Magnuson MA, Hogan BLM, Wright CVE. PDX - 1 is required for pancreatic outgrowth and differentiation on the rostral duodenum. Development. 1996;122: 983 - 95.
45. Oikawa T, Kamiya A, Kakinuma S, Zeniya M, Nishinakamura R, Tajiri H, Nakauchi H. Sall4 regulates cell fate decision in fetal hepatic stem/progenitor cells. Gastroenterology. 2009;136: 1000 - 11.
46. Poncy A, Antoniou A, Cordi S, Pierreux CE, Jacquemin P, Lemaigre FP. Transcription factors SOX4 and SOX9 cooperatively control development of bile ducts. Dev Biol. 2015;404: 136 - 48.
47. Raynaud P, Carpentier R, Antoniou A, Lamaigre FP. Biliary differentiation and bile duct morphogenesis in development and disease. Int J Biochem Cell Biol. 2011a;43: 245 - 56.
48. Raynaud P, Tan J, Callens C, Cordi S, Vandersmissen P, Carentier R, Sempoux C, Devuyst O, Pierreux CE, Courtoy P, Dahan K, Delbecque K, Lepreux S, Pontoglio M, Guay-Woodford LM, Lemaigre FP. A classification of ductal plate malformation based on distinct pathogenic mechanisms of biliary dysmorphogenesis. Hepatology. 2011b;53: 1959 - 66.
49. Rogler CE, LeVoci L, Ader T, Massimi A, Tchaikovskaya T, Norel R, Rogler LE. MicroRNA - 23b cluster microRNA regulate transforming growth factor - β/bone morphogenetic protein signaling and liver stem cell differentiation by targeting Smads. Hepatology. 2009;50: 575 - 84.
50. Roskams T, Desmet V. Embryology of extra-and intrahepatic bile ducts, the ductal plate. Anat Rec. 2008;291: 628 - 35.
51. Roskams TA, Theise ND, Balabaud C, Bhagat G, Bhathal PS, Bioulac-Sage P, Brunt EM, Crawford JM, Crosby HA, Desmet V, Finegold MJ, Geller SA, Gouw ASH, Hytiroglou P, Kinsely AS, Kojiro M, Lefkowitch JH, Nakanuma Y, Olynyk JK, Park YN, Portmann B, Saxena R, Scheuer PJ, Strain AJ, Thung SN, Wanless IR, West AB. Nomenclature of the finer branches of the biliary tree: canals, ductules, and ductular reactions in human livers. Hepatology. 2004;39: 1739 - 45.
52. Rossi JM, Dunn NR, Hogan BLM, Zaret KS. Distinct mesodermal signals, including BMPs from the septum transversum mesenchyme, are required in combination for hepatogenesis from the endoderm. Genes Dev. 2001;15: 1998 - 2009.
53. Saito Y, Kojima T, Takahashi N. The septum transversum mesenchyme induces gallbladder development. Biol Open. 2013;2: 779 - 88.
54. Saxena R, Hytiroglou P, Thung SN, Theise ND. Destruction of canals of Hering in primary biliary cirrhosis. Hum Pathol. 2002;33: 983 - 8.
55. Seth A, Ye J, Yu N, Guez F, Bedford DC, Neale GA, Cordi S, Brindle PK, Lemaigre FP, Kaestner KH, Sosa-Pineda B. Prox1 ablation in hepatic progenitors causes defective hepatocyte specification and increases bilary cell commitment. Development. 2014;141: 538 - 47.
56. Si-Tayeb K, Lemaigre FP, Duncan SA. Organogenesis and development of the liver. Dev Cell. 2010; 18: 175 - 89.

57. Shiojiri N. Development and differentiation of bile ducts in the mammalian liver. Microsc Res Tech. 1997;39: 328 - 35.
58. Shiojiri N, Takeshita K, Yamasaki H, Iwata T. Suppression of C/EBP alpha expression in biliary cell differentiation from hepatoblasts during mouse liver development. J Hepatol. 2004;41: 790 - 8.
59. Sone M, Nishikawa Y, Nagahama Y, Kumagai E, Doi Y, Omori Y, Yoshioka T, Tokairin T, Yoshida M, Sugiyama T, Enomoto K. Recovery of mature hepatocytic phenotype following bile ductular transdifferentiation of rat hepatocytes in vitro. Am J Pathol. 2012;181: 2094 - 104.
60. Spence JR, Lange AW, Lin S-C, Kaestner KH, Lowy AM, Kim I, Whitsett JA, Wells JM. Sox17 regulates organ lineage segregation of ventral foregut progenitor cells. Dev Cell. 2009;17: 62 - 74.
61. Sumazaki R, Shiojiri N, Isoyama S, Masu M, Keino-Masu K, Osawa M, Nakauchi H, Kageyama R, Matsui A. Conversion of biliary system to pancreatic tissue in Hes1-deficient mice. Nat Genet. 2004;36: 83 - 7.
62. Suzuki A, Zheng Y, Kaneko S, Onodera M, Fukao K, Nakauchi H, Taniguchi H. Clonal identification and characterization of self-renewing pluripotent stem cells in the developing liver. J Cell Biol. 2002;156: 173 - 84.
63. Suzuki A, Sekiya S, Buscher D, Belmonte JCI, Taniguchi H. Tbx3 controls the fate of hepatic progenitor cells in liver development by suppressing p19ARF expression. Development. 2008;135: 1589 - 95.
64. Takashima Y, Terada M, Kawabata M, Suzuki A. Dynamic three-dimensional morphogenesis of intrahepatic bile ducts in mouse liver development. Hepatology. 2015;61: 1003 - 11.
65. Tan X, Yuan Y, Zeng G, Apte U, Thompson MD, Gieply B, Stolz DB, Michalopoulos GK, Kaestner KH, Monga SPS. β - catenin deletion in hepatoblasts disrupts hepatic morphogenesis and survival during mouse development. Hepatology. 2008;47: 1667 - 79.
66. Tanimizu N, Miyajima A. Notch signaling controls hepatoblast differentiation by altering the expression of liver-enriched transcription factors. J Cell Sci. 2004;117: 3165 - 74.
67. Tanimizu N, Kaneko K, Ichinohe N, Ishii M, Mizuguchi T, Hirata K, Miyajima A, Mitaka T. Intrahepatic bile ducts are developed through formation of homogeneous continuous luminal network and its dynamic rearrangement in mice. Hepatology. 2016;64: 175 - 88.
68. Tchorz JS, Kinter J, Muller M, Tornillo L, Heim MH, Bettler B. Notch 2 signaling promotes biliary epithelial cell fate specification and tubulogenesis during bile duct development in mice. Hepatology. 2009;50: 871 - 9.
69. Tremblay KD, Zaret KS. Distinct populations of endoderm cells converge to generate the embryonic liver bud and ventral foregut tissues. Dev Biol. 2005;280: 87 - 99.
70. Uemura M, Hara K, Shitara H, Ishii R, Tsunekawa N, Miura Y, Kurohmaru M, Taya C, Yonekawa H, Kanai-Azuma M, Kanai Y. Expression and function of mouse SOX17 gene in the specification of gallbladder/bile duct progenitors during early foregut morphogenesis. Biochem Biophys Res Commun. 2010;391: 357 - 63.
71. Uemura M, Ozawa A, Nagata T, Kurasawa K, Tsunekawa N, Nobuhisa I, Taga T, Hara K, Kudo A, Kawakami H, Saijoh Y, Kurohmaru M, Kanai-Azuma M, Kanai Y. Sox17 haploinsufficiency results in perinatal biliary atresia and hepatitis in C57BL/6 background mice. Development. 2013; 140: 639 - 48.
72. Vanderpool C, Sparks EE, Huppert KA, Gannon M, Means AL, Huppert SS. Genetic interaction between hepatocyte nuclear factor - 6 and notch signaling regulate mouse intrahepatic bile duct development in vivo. Hepatology. 2012;55: 233 - 43.
73. Yamasaki H, Sada A, Iwata T, Niwa T, Tomizawa M, Xanthopoulos KG, Koike T, Shiojiri N. Suppression of C/EBPα expression in periportal hepatoblasts may stimulate biliary cell differentiation through increased HNF6 and HNF1b expression. Development. 2006;133: 4233 - 43.
74. Zaret KS, Grompe M. Generation and regeneration of cells of the liver and pancreas. Science. 2008; 322: 490 - 4.
75. Zong Y, Panikkar A, Xu J, Antoniou A, Raynaud P, Lemaigre F, Stanger BZ. Notch signaling controls liver development by regulation biliary differentiation. Development. 2009;136: 1727 - 39.
76. Zong Y, Stanger BZ. Molecular mechanisms of bile duct development. Int J Biochem Cell Biol. 2011; 43: 257 - 64.

2 胆管的碳酸氢盐伞及其分布

Shinji Shimoda

摘 要：碳酸氢盐伞是一种细胞保护功能，它通过碳酸氢盐的细胞外分泌，来抵御细胞毒性分子的损害。小胆管利用这一功能，来抵御疏水胆汁酸、损伤相关分子模式(DAMPs)和病原体相关分子模式(PAMPs)的影响。原发性胆汁性胆管炎(PBC)的首要特点是因 Cl^-/HCO_3^- 阴离子交换器 2(AE2)失活导致的碳酸氢盐伞功能障碍所致的小胆管破坏。其具有两个特征：一是器官特异性自身免疫性疾病；二是暴露于具有强烈细胞毒性胆汁导致的细胞病变性胆道疾病。PBC 的胆管暴露于两种胆汁酸中：亲水性的、具有细胞保护作用的熊去氧胆酸(UDCA)与疏水性的、具有细胞毒性的胆汁酸。在疾病早期，UDCA 在保护小胆管的胆汁暴露方面是有效的，而在疾病晚期，当获得性异常免疫对小胆管的破坏起着核心作用时，UDCA 就不是那么有效了。

关键词：碳酸氢盐伞

缩 略 词

AE2	anion exchanger 2	阴离子交换器 2
CFTR	cystic fibrosis transmembrane conductance regulator	囊性纤维化跨膜电导调节器
DAMPs	damage-associated molecular patterns	损伤相关分子模式
FDA	Food and Drug Administration	食品和药品管理局
FXR	farnesoid X receptor	法尼酯 X 受体
InsP3	inositol trisphosphate	肌醇联结
PAMPs	pathogen-associated molecular patterns	病原体相关分子模式
PBC	primary biliary cholangitis	原发性胆汁性胆管炎
UDCA	ursodeoxycholic acid	熊去氧胆酸

2.1 概述

胆汁酸在肝细胞中合成为初级胆汁酸，经胆管分泌进入十二指肠，再经肠道菌群转化为次级胆汁酸。随后，大部分胆汁酸在肠肝循环过程中被重新吸收，其余的被排泄。由于胆汁酸形成胶束并将胆固醇吸收到胆汁中，起到了一种消化酶的作用，如脂质在小肠中的消化吸收。这种作用一开始就引起了人们的关注。最近，人们发现胆汁酸有多种功能。胆汁酸作用于核受体法尼酯 X 受体(farnesoid X receptor，FXR)，该受体广泛分布于全身，通过表观遗传功能[1]控制胆汁的合成和吸收。此外，胆汁酸通过细胞膜受体 TGR5(也称为 G 蛋白偶联胆汁酸受体 1，G 蛋白结合受体)系统发挥作用，增强能量代谢[2]。在对胆汁酸功能进行研究的同时，还针对胆汁酸对分泌局部胆管细胞的作用进行了研究，并提出碳酸氢盐伞的概念。

2.2 什么是碳酸氢盐伞

碳酸氢盐伞是指分泌碳酸氢盐并保护细胞不受细胞毒性作用的胆管细胞的作用。“碳酸氢盐伞”这个词从 2010 年左右就开始使用了，它的作用就像雨伞保护人类免受雨淋之苦一样[3]。由胃黏膜上皮分泌的碳酸氢盐通过形成 pH 梯度[4]来保护胃黏膜上皮免受胃酸损伤，从而揭示了碳酸氢盐保护细胞表面的作用。与胃黏膜、胆囊或大胆管不同，小胆管无黏液分泌能力；因此，这种碳酸氢盐的分泌是防止小胆管细胞损伤最重要的保护功能。

图 2.1[5]示胆管细胞内碳酸氢盐离子与细胞外氯离子的交换过程。在胆管细胞的基底膜侧，通过分泌素的刺激在细胞内产生 cAMP。氯离子通过 cAMP 敏感的氯离子通道[囊性纤维化跨膜电导调节器(CFTR)]释放到细胞外管腔侧，同时释放 ATP。释放的 ATP 通过 P2Y 增强肌醇三磷酸腺苷(InsP3)在细胞内的生成。InsP3 也是通过基底膜一侧的毒蕈碱受体产生的。此外，氧化应激通过诱导转录因子[6]来控制 InsP3 的表达。InsP3 作用于内质网钙通道，释放内质网钙离子进入细胞。钙离子通过钙离子依赖性氯离子通道在管腔侧细胞膜外释放氯离子。细胞外释放的氯离子通过阴离子交换器 2(AE2)与细胞内的碳酸氢盐离子交换，将碳酸氢盐离子排泄到细胞外管腔一侧。这样，通过利用基底膜、细胞内钙信号和腔内 AE2 的分泌素和毒蕈碱刺激，碳酸氢盐离子作为“保护伞”覆盖细胞腔，保护细胞免受有害物质的侵害。

此外，纤毛延伸到胆管细胞的管腔面，作为胆汁渗透传感器，控制细胞内钙离子交换、ATP 释放和碳酸氢盐分泌。cAMP 是经由纤毛 G 蛋白偶联胆汁酸受体 1(也称为 TGR5)，通过胆汁刺激在细胞内产生的。cAMP 通过氯离子通道在管腔外释放氯离子，从而控制碳酸氢盐离子的分泌。此外，胆道细胞产生包括褪黑激素在内的多种神经分泌物质，从而控制增殖和重碳酸盐分泌等功能[7]。分泌到管腔面的碳酸氢盐离子保持细胞表面为弱碱性，保护胆管细胞免受沿管腔面流动的疏水性胆汁酸造成的细胞损伤(图 2.2)。

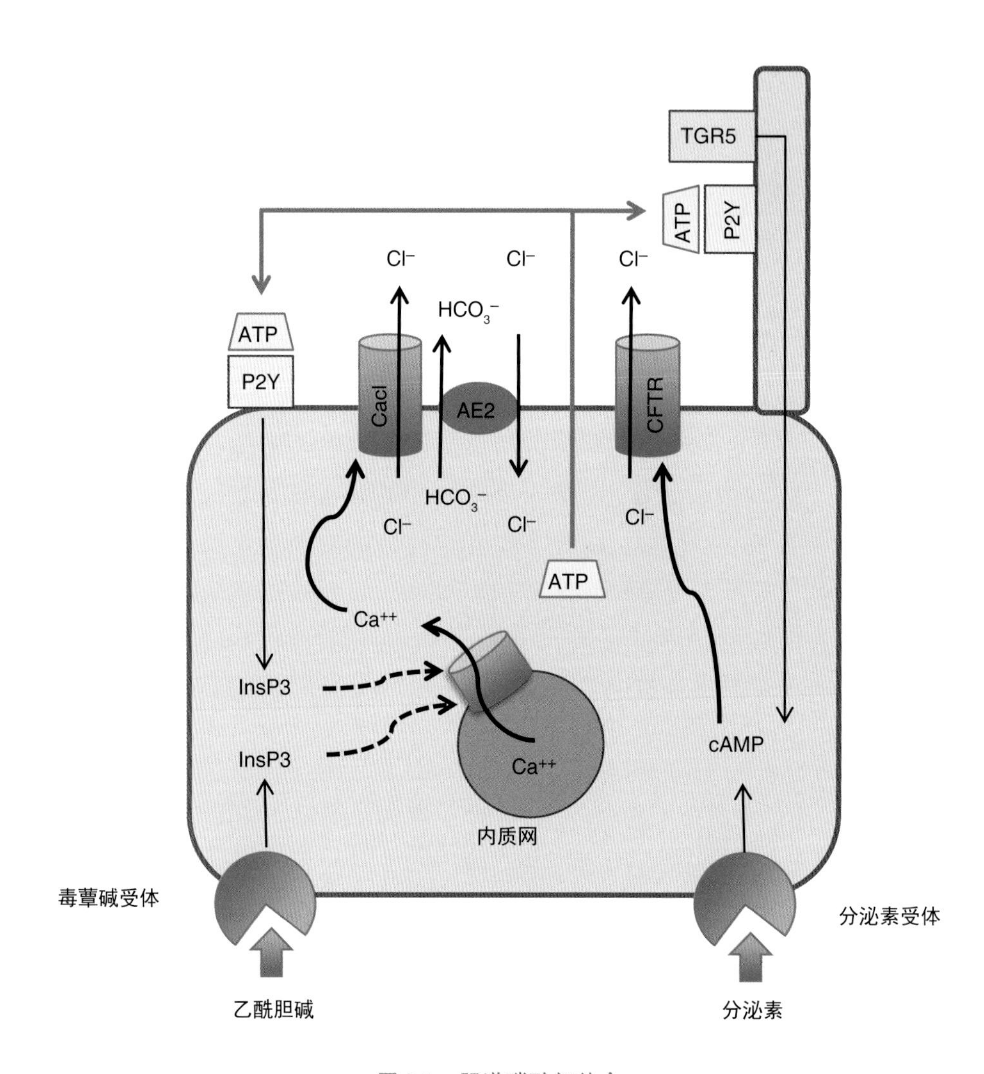

图 2.1　胆道碳酸氢盐伞

许多信号通路调节了胆道碳酸氢盐伞的形成。胆道上皮细胞负责向胆管中分泌碳酸氢盐。钙离子信号通过管基底毒蕈碱受体在分泌调节中起着重要作用。刺激分泌素受体导致 cAMP 的增加，诱导 ATP 释放到胆管，刺激顶部 P2Y 受体，促进生成 InsP3 并释放钙离子。AE2 是氯离子/碳酸盐离子交换器。CFTR：囊性纤维化跨膜电导调节器；InsP3：三磷酸肌醇；P2Y：ATP 受体的一个亚类，属于 G 蛋白偶联受体。

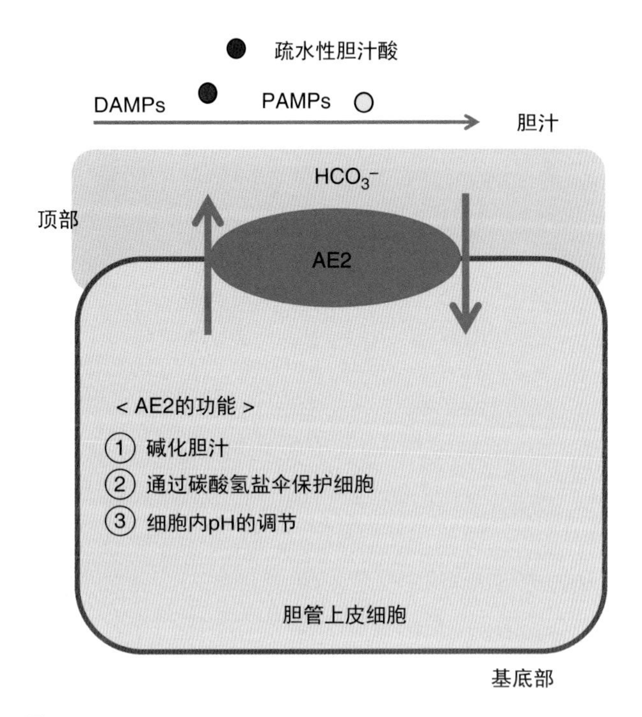

图 2.2　由 AE2 形成的碳酸氢盐伞，保护胆管顶部免受有害刺激，如疏水性胆汁酸、DAMPs、PAMPs 的损伤。DAMPs：损伤相关的分子模式；PAMPs：病原体相关分子模式。

2.3　异常的碳酸氢盐伞和胆道疾病

据报道，在原发性胆管炎（PBC）的胆管细胞中，AE2 失活，而 cAMP/ATP 的刺激[8]无法恢复 AE2 的激活。在使用人胆管细胞株进行评价时，发现细胞外 pH 和胆管细胞 AE2 表达程度决定了胆管细胞的损伤情况[9]。无论是 ALP 和 IgM 的增加，还是 PBC 疾病特异性的抗线粒体抗体在 AE2 敲除小鼠中的表达，或汇管区的炎症表现（其特点是 $CD8^+$ T 细胞 $CD4^+$ T 细胞/B 细胞入侵破坏附近的胆管），这些均有助于确定 AE2 敲除小鼠为 PBC 模型[10]。此外，通过基因检测，筛选出的 AE2 和 TNF-α，被认为是熊去氧胆酸（UDCA）治疗反应性的决定性因素[11]。基于这些发现，PBC 被认为是由于 AE2 活性受损抑制了碳酸氢盐离子释放到胆汁中所导致的。有学者还讨论了利用 microRNA 控制表观遗传基因表达的可能性，揭示了 microRNA 506 在 PBC 胆管细胞中的表达增强控制了 AE2 的表达[12]。

在 PBC 中发现，淋巴细胞内 AE2 的表达降低了[13]，尤其是在 $CD8^+$ T 细胞中，AE2 参与免疫功能[14]；因此，将来在分析 PBC 时，需要考虑 AE2 在免疫细胞异常及胆管细胞异常方面的作用。

UDCA 是目前美国食品和药物管理局(FDA)批准的唯一一种 PBC 治疗药物,它不仅改善了 ALP、AST/ALT、IgM 等实验室数据,还改善了肝组织,通过防止其纤维化,改善了预后[15,16]。虽然 UDCA 的医学作用尚未完全揭示,但可能的影响包括免疫调节、细胞保护作用和胆汁酸池[17]的改善。UDCA 通过从碳酸氢盐中诱导大量的胆汁酸,并在胆管细胞[5]的管腔面形成一个碳酸氢盐伞来保护胆管细胞不受损害。此外,有学者还发现,在 UDCA 中添加类固醇,可以增强肝脏内 AE2 的表达[18]。

2.4 结论

在揭示胆管细胞生理功能的过程中,明确了碳酸氢盐伞作为胆管天然防御机制的重要作用。基于 *AE*2 基因敲除小鼠模型所获得的一些事实,认为该基因敲除小鼠模型可作为 PBC 疾病模型,在 PBC 中,*AE*2 主要与胆管有关,作为 PBC 治疗药物的 UDCA 也是通过 *AE*2 而发挥作用,碳酸氢盐伞已成为 PBC 胆管病的一个必要概念。未来,为了控制单凭 UDCA 无法控制的 PBC 活动,相信会设计出新的治疗方案,发现新的药物,以进一步增强 AE2 的表达和功能。

致谢:我真诚地感谢科学研究资助金(C)(Kakenhi 26461012)提供的财政支持,以及日本疑难肝胆疾病研究小组为研究疑难疾病的治疗措施提供的卫生劳动科学研究补助金。

参考文献

1. Kim YC, Fang S, Byun S, et al. Farnesoid X receptor-induced lysine-specific histone demethylase reduces hepatic bile acid levels and protects the liver against bile acid toxicity. Hepatology. 2015;62(1): 220 - 31.
2. Beuers U, Trauner M, Jansen P, et al. New paradigms in the treatment of hepatic cholestasis: from UDCA to FXR, PXR and beyond. J Hepatol. 2015;62(1 Suppl): S25 - 37.
3. Medina JF. Role of the anion exchanger 2 in the pathogenesis and treatment of primary biliary cirrhosis. Dig Dis. 2011;29(1): 103 - 12.
4. Allen A, Flemström G. Gastroduodenal mucus bicarbonate barrier: protection against acid and pepsin. Am J Physiol Cell Physiol. 2005;288: C1 - C19.
5. Beuers U, Hohenester S, de Buy Wenniger LJ, et al. The biliary HCO(3)(—) umbrella: a unifying hypothesis on pathogenetic and therapeutic aspects of fibrosing cholangiopathies. Hepatology. 2010;52(4): 1489 - 96.
6. Weerachayaphorn J, Amaya MJ, Spirli C, et al. Nuclear factor, Erythroid 2-Like 2 regulates expression of Type 3 Inositol 1,4,5 - Trisphosphate receptor and calcium signaling in cholangiocytes. Gastroenterology. 2015;149(1): 211 - 22.
7. Renzi A, DeMorrow S, Onori P, et al. Modulation of the biliary expression of arylalkylamine N - acetyltransferase alters the autocrine proliferative responses of cholangiocytes in rats. Hepatology. 2013;57(3): 1130 - 41.
8. Melero S, Spirlì C, Zsembery A, et al. Defective regulation of cholangiocyte Cl— /HCO3(—) and Na+ /H+ exchanger activities in primary biliary cirrhosis. Hepatology. 2002;35(6): 1513 - 21.
9. Hohenester S, Wenniger LM, Paulusma CC, et al. A biliary HCO3 — umbrella constitutes a

protective mechanism against bile acid-induced injury in human cholangiocytes. Hepatology. 2012;55(1): 173 - 83.
10. Salas JT, Banales JM, Sarvide S, et al. Ae2a, b-deficient mice develop antimitochondrial antibodies and other features resembling primary biliary cirrhosis. Gastroenterology. 2008;134(5): 1482 - 9.
11. Poupon R, Ping C, Chrétien Y, et al. Genetic factors of susceptibility and of severity in primary biliary cirrhosis. J Hepatol. 2008;49(6): 1038 - 45.
12. Banales JM, Sáez E, Uriz M, et al. Up-regulation of microRNA 506 leads to decreased Cl— /HCO3— anion exchanger 2 expression in biliary epithelium of patients with primary biliary cirrhosis. Hepatology. 2012;56(2): 687 - 97.
13. Prieto J, Qian C, García N, et al. Abnormal expression of anion exchanger genes in primary biliary cirrhosis. Gastroenterology. 1993;105(2): 572 - 8.
14. Concepcion AR, Salas JT, Sarvide S, et al. Anion exchanger 2 is critical for CD8(+) T cells to maintain pHi homeostasis and modulate immune responses. Eur J Immunol. 2014;44(5): 1341 - 51.
15. Corpechot C, Carrat F, Bahr A, et al. The effect of ursodeoxycholic acid therapy on the natural course of primary biliary cirrhosis. Gastroenterology. 2005;128(2): 297 - 303.
16. Parés A, Caballería L, Rodés J. Excellent long-term survival in patients with primary biliary cirrhosis and biochemical response to ursodeoxycholic acid. Gastroenterology. 2006;130(3): 715 - 20.
17. Lindor K. Ursodeoxycholic acid for the treatment of primary biliary cirrhosis. N Engl J Med. 2007;357(15): 1524 - 9.
18. Arenas F, Hervias I, Uriz M, et al. Combination of ursodeoxycholic acid and glucocorticoids upregulates the AE2 alternate promoter in human liver cells. J Clin Invest. 2008;118(2): 695 - 709.

3 胆管的天然免疫及其功能紊乱

Atsumasa Komori

摘　要：模式识别受体(PRRs)和病原相关分子模式(PAMPs)之间的相互作用很可能在胆管周围提供第一线细胞自主免疫。PAMPs和PRRs相互作用可以诱导胆管上皮细胞(BECs)产生炎性细胞因子和抗菌肽，以预防病原微生物的过度生长。相反，BECs上PRRs的失调和持续激活又会引发长期炎症，这可能与胆管慢性炎症性疾病或"胆管病"的发病有关。

胆管的第二线天然免疫由细胞天然免疫调节，包括组织驻留淋巴细胞，如自然杀伤(NK)细胞和固有淋巴细胞。胆管周围的组织驻留淋巴细胞不仅可作为哨兵，与胆管细胞协同对胆道感染作出反应，而且可以调节和加重胆管病变。免疫相关分子负责招募启动胆管周围的细胞天然免疫，拮抗这些免疫分子可能是未来治疗顽固性胆管病的突破口。
关键词：模式识别受体(PRRs)；病原相关分子模式(PAMPs)；胆管上皮细胞(BECs)；胆管病；Toll样受体(TLR)

缩　略　词

APCs	antigen-presenting cells	抗原提呈细胞
BECs	biliary epithelial cells	胆管上皮细胞
CFTR	cystic fibrosis transmembrane conductance regulator	囊性纤维化跨膜电导调节体
CHILPs	common helper innate lymphocyte progenitor cells	共同辅助固有淋巴细胞祖细胞
CILPs	common ILC precursors	共同固有淋巴细胞前体细胞
CIS1	suppressor of cytokine signaling 1	细胞因子信号转导抑制因子 1
CLPs	common lymphoid progenitors	共同淋巴样祖细胞
CLRs	C - type lectin receptors	C 型凝集素受体
EHBD	extrahepatic bile duct	肝外胆管

续 表

GM-CSF	granulocyte macrophage colony-stimulating factor	粒细胞巨噬细胞集落刺激因子
HMGB1	high-mobility group box 1	高迁移率族蛋白 1
IFN	interferon	干扰素
Ig	immunoglobulin	免疫球蛋白
IL	interleukin	白介素
ILC	innate lymphoid cell	固有淋巴细胞
iNKT	invariant natural killer T	稳定型自然杀伤 T 细胞
LPS	lipopolysaccharide	脂多糖
lr-NK	liver-resident NK	肝脏驻留型自然杀伤细胞
LTA	lipoteichoic acid	脂磷壁酸
MAIT	mucosal-associated invariant T cell	黏膜相关恒定 T 细胞
MDA5	melanoma differentiation-associated protein 5	黑色素瘤分化相关蛋白 5
MHC	major histocompatibility	主要组织相容性
MR1	MHC-related molecule 1	MHC 相关分子 1
Mx1	myxovirus resistance 1	黏病毒抗性蛋白 1
MyD	myeloid differentiation factor	髓系分化因子
NK	cells natural killer cell	自然杀伤细胞
NKPs	NK progenitor cells	NK 祖细胞
NKT	natural killer T cell	自然杀伤 T 细胞
NLRs	nucleotide-binding oligomerization domain-like receptors	核苷酸结合寡聚化结构域样受体
PAMPs	pathogen-associated molecular patterns	病原相关分子模式
PBC	primary biliary cholangitis	原发性胆汁性胆管炎
PRRs	pattern-recognition receptors	模式识别受体
PSC	primary sclerosing cholangitis	原发性硬化性胆管炎
QTLs	quantitative trait genes	数量性状基因
RIG1	retinoic acid-inducible gene-I	维甲酸诱导基因-I
RLRs	retinoic acid-inducible gene-like receptors	视黄酸诱导基因样受体
TGF	transforming growth factor	转化生长因子
TLR	toll-like receptor	Toll 样受体
TNF	tumor necrosis factor	肿瘤坏死因子
TRAIL	TNF-related apoptosis-inducing ligand	TNF 相关凋亡诱导配体
TRM	tissue-resident adaptive memory T cell	组织常驻记忆 T 细胞

3.1 概述

慢性炎症性胆管疾病发病过程中胆管上皮细胞(BECs)或胆管细胞作为病理性细胞损伤的靶点,常导致胆汁淤积性肝衰竭,通常用"胆管病"来描述。胆管病可大致分为自身免疫型、遗传型和感染相关型等三种类型。在原发性胆汁性胆管炎(PBC)和原发性硬化性胆管炎(PSC)两种主要的自身免疫性胆管病中,BECs 上表达的对抗某些特定自身抗原的获得性自身免疫的进展被认为是特异性的,因为 BECs 周围的炎症效应细胞表现为 T 淋巴细胞占主导。相反,BECs 本身可能不是一个无辜的"受害者";长达 10 年的 BEC 研究(即使大部分是离体和活体外研究)清楚地证实,在 BECs 上表达的模式识别受体(PRRs)可以通过识别病原体相关的抗原相关分子模式(PAMPs),从而诱导细胞因子、趋化因子和协同刺激/抑制受体来调节炎症环境[1]。BECs 的天然免疫功能,最初被认为具有生理防御系统的屏障功能,因此在胆管病变中也可能发挥重要作用,而先天髓细胞分化因子(MYD)88 的缺乏,导致 Toll 样受体(TLR)信号缺失,与再发性胆管炎的风险无关[2]。

本章将从更广泛的意义上定义胆道天然免疫,包括组织驻留淋巴细胞(如 NK 细胞和固有淋巴细胞)的细胞天然免疫。BECs 上的 PAMP/PRR 系统以及胆管周围的细胞天然免疫,可能与自身免疫性胆管病的先天性-适应性免疫相关,而其失调节可能是感染相关胆管病变的主要驱动因素。

3.2 胆管周围的模式识别受体(PRRs)和病原相关分子模式(PAMPs)

由于β-防御素等抗菌肽从 BECs 释放入胆汁,十二指肠内的菌群原则上不能进入胆管,所以胆管是无菌状态的。然而,微量 PAMPs、革兰阴性菌中的脂多糖(LPS)、革兰阳性菌中的脂磷壁酸(LTA)以及它们的核酸(都存在于十二指肠中)可能会回流到胆管中。在胆管病变中,PAMPs 的清除功能可能受损。

在一项使用抗脂质 A 抗体的免疫组化研究中,Sasatomi 等人首次报道了在 PBC 和 PSC 中 LPS、TLR 4 配体在受损的 BECs 中累积的情况[3]。Harada 等人通过 PCR 分析进一步证实,可以从上皮样肉芽肿为特征的人 PBC 肝脏 DNA 中扩增出痤疮丙酸杆菌的 16S 核糖体 RNA 基因。Tsuneyama 等人还发现,在 PBC 受损的 BECs 周围存在 LTA 植入的单核细胞[5]。继这些报道之后,TLRs 在 BECs 上的表达模式,以及 TLR 刺激后的效应细胞因子的分析,已经被广泛地研究。随着对其他 PAMPs(TLR1、2、4、5、6)和 PAMPs 应激的细胞表面 c 型凝集素受体(CLRs)认识的逐渐加深,这项工作得到了扩展,而细胞质中的 TLR3、TLR7、TLR9、视黄酸诱导基因样受体(RLRs)和核苷酸结合细胞质中的寡聚域样受体(NLRs)对它们的配体也有相似的作用[6]。PAMPs 和 PRRs 的相互作用能够促使 BECs 释放炎症细胞因子和抗菌肽,从而阻止病原微生物的过度生长。PRRs 的失调和持续激活很可能导致长期炎症,因此通过 BECs 上的 PRRs 对 PAMPS 的反应进行微调至关重要。

内毒素耐受(最初在肠道上皮细胞发现的对 LPS 刺激无反应性)可能部分解释这种负反馈调节。Harada 等人发现,再次用 LPS 刺激 BECs 产生的信号不能通过 TLR4 正常传导,因为其能够被初次 LPS 刺激活化的 TLR 4 下游激酶 IRAK - M 所抑制[7]。然而,因为被聚核苷酸激活的 TLR 3/维甲酸诱导基因- 1(RIG 1)/黑色素瘤分化相关蛋白 5(MDA 5)[其受到效应分子,如干扰素(β)、黏病毒抗性蛋白 1(Mx 1)和肿瘤坏死因子相关的凋亡诱导配体(TRAIL)的监控],并不受受体预刺激的抑制,这提示不同的 PRRs 对 PAMPs 的耐受性可能不是一个普遍的现象[8]。胆道闭锁的发病机制可能与轮状病毒感染有关,在不耐受病毒聚核苷酸 poly dI - dC 的 BECs 中长时间激活 TLR 3,可能通过持续释放效应细胞因子促进疾病进展。

此外,病原微生物可能通过转录后机制影响 PRRs 和下游信号分子的稳态。隐孢子虫感染后可以通过下调 TLR 4 的负调节 miRNA: let - 7,促进 TLR4 的表达[9]。细胞因子信号抑制因子 1(CIS1)能够负性调节多种细胞因子信号,其翻译可以被 miR - 98 或 let - 7所抑制。LPS 刺激或隐孢子虫感染 BECs 均能够影响这些 miRNAs 的稳定,从而导致 CIS1 的增加[10]。

BECs 上的 PRRs 对 PAMPS 反应的异常调节可能是遗传性或自身免疫性胆管病的分子发病机制之一。囊性纤维化跨膜电导调节体(CFTR)模型小鼠的功能丧失有效地抑制了内毒素耐受,进而引起 TLR4 和 NF - kB 信号的持续激活,提示 TLR4 能够加重囊泡性纤维症和自身免疫性胆管病[11]。从 PSC 血清中纯化的免疫球蛋白(Ig)G 在体外可刺激人 PSC 肝脏的 BECs,通过激活 ERK 1/2 信号上调 TLR4 和 TLR9 的表达。用该 IgG 处理的 BECs 可增强后续 LPS 和 CpG - DNA 刺激的生物反应,包括白细胞介素(IL)- 1β、IL - 8、IFN - γ、肿瘤坏死因子(TNF)- α、粒细胞巨噬细胞集落刺激因子(GM - CSF)、转化生长因子(TGF)- β 的释放。在有抗 BEC 抗体的 PSC 患者中,TLR4 和 TLR9 的表达水平明显升高。PBS 中常含有的抗 EBC 抗体,可能通过放大的 TLR 信号发挥其生物活性[12]。PSC 肝脏中高表达的 IFN - γ 和 TNF - α 被认为是 TLR4 活化的驱动因素之一,它们可能通过诱导 LPS 敏感和上调 TLR4 的表达发挥作用[13]。在自身免疫性胆管病中,PRRs 和 PAMPs 在 BECs 中的相互作用应从解剖学的角度来评价,即根据膜受体、配体和调节细胞因子在顶端(导管腔部位)和基底外侧表面(门脉)之间的相对分布来评价。

3.3 炎症环境中被活化的 BECs、周围基质细胞和内源性 PAMPs:胆管病变与组织纤维化的关系

BECs 一旦被肝内胆管周围的炎性细胞因子和微生物的 PAMPs 激活,就会诱导大量炎性细胞因子(如 IL - 1、IL - 6)、趋化因子(如 CCL 2、CX3CL1)和成纤维生长因子(血小

板衍生生长因子、转化生长因子β、结缔组织生长因子、内皮素-1)的表达,从而增加炎症的复杂性和发生纤维化的可能;由胆囊周围腺体相关成纤维细胞、汇管区成纤维细胞、星状细胞以及内皮细胞组成的基质细胞,是上述BECs所释放体液因子的作用靶点。BECs刺激基质细胞后发生表型转化,通过转录和蛋白质水解导致炎症组织的重塑,为炎症微环境提供了大量内源性活化的TLRs[如二聚糖、低分子透明质酸、硫酸乙酰肝素和高迁移率族蛋白B1(HMGB 1)]以及Wnt配体。最终,在胆管周围形成一个多细胞参与持续的正反馈循环,以应对胆管纤维化。

3.4 胆管周围细胞天然免疫:组织驻留固有淋巴细胞、先天样淋巴细胞和适应性淋巴细胞的作用

胆管周围的组织驻留淋巴细胞,不仅作为哨兵通过BECs对感染作出协调反应,还可能调节胆管病变中炎症的结局。

组织驻留淋巴细胞表现出明显的个体差异[15]。骨髓中的共同淋巴样祖细胞(CLPs)可以分化为T细胞前体、自然杀伤细胞(NK)和固有淋巴样细胞(ILCs)。T细胞前体进入胸腺,在此发育成含有重组抗原受体的初始T细胞。初始T细胞根据是否以主要组织相容性(MHC)限制的方式识别抗原最终成熟为两个群体:适应性T细胞和先天样T细胞。先天样T细胞,即自然杀伤T细胞(NKT),表达固定的T细胞受体并识别,由CD1分子(Ⅰ型和Ⅱ型NKT)提呈的脂类抗原,以及由MHC相关分子1(黏膜相关恒定T细胞,MAIT)提呈的小分子代谢物[16]。

共同固有淋巴细胞前体细胞在骨髓中产生共同辅助固有淋巴细胞祖细胞和NK祖细胞(NKPs);其中,共同辅助固有淋巴细胞祖细胞分化为固有淋巴细胞(ILC)1、2、3,而NK祖细胞分化为NK细胞(图3.1)。组织驻留淋巴细胞由ILCs、NK细胞、非常规T细胞(NKTs、MAITs和γδT细胞)和组织驻留适应性记忆T细胞(TRM)组成[17]。组织驻留

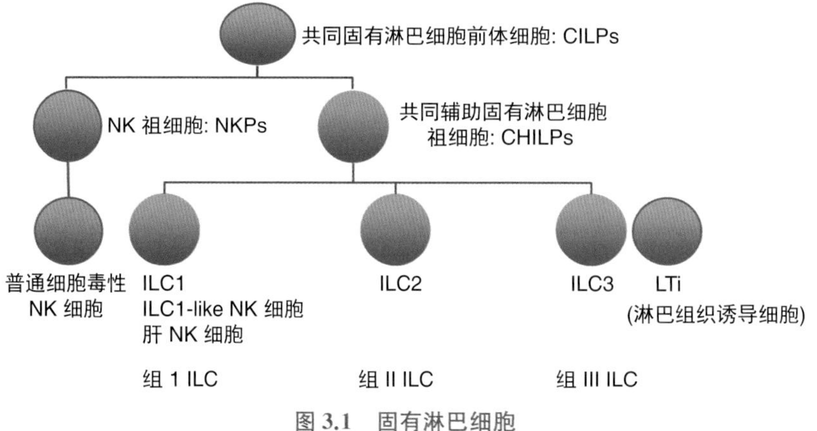

图3.1 固有淋巴细胞

淋巴细胞包含微生物产物、细胞因子、预警素以及屏障表面的应激配体，它们是产生抗菌效应分子如干扰素-γ、肿瘤坏死因子-α、IL-17、IL-4、IL-5、IL-13的来源。

肝实质和胆管中固有淋巴细胞的主要屏障功能可能是不同的。肝实质常规暴露于由肠道进入血液循环的毒素和病原体，因此这种屏障功能可耐受并能够防止不良炎症的发生。另一方面，小叶内胆管和肝外大胆管中固有淋巴细胞的屏障功能则表现为阶段性。因此，肝细胞以及小叶内胆管中所观察到的结果与肝外胆管也不相同，事实上胆管相关淋巴细胞整体的免疫功能仍然不清。人肝源性淋巴细胞主要在CD56强阳性的NK细胞和CD161强阳性的MAIT细胞中富集[16]。Jo等人最近证实，TLR8激动剂ssRNA40可以在体外选择性地激活人肝脏的天然免疫细胞产生大量的干扰素-γ，从而促进CD56强阳性NK细胞和CD161强阳性MAIT细胞的产生[18]。TLR8首先靶向肝内单核细胞，诱导内源性IL-12和IL-18的释放，进而激活了NK细胞和MAIT细胞。

3.4.1 自然杀伤细胞

PBC肝脏汇管区周围的NK细胞通过克隆或从体细胞循环补充使其数量明显增加[19]。为了进一步明确这些现象之间的关联，Shimoda等人通过体外实验分析了NK细胞在调节自身反应性T细胞中的相对作用。

用TLR 3、TLR 4激动剂预处理的脾源性NK细胞与BECs共培养后可以产生IFN-γ。研究人员发现，在培养过程中NK细胞与自体BECs细胞的比值与BEC细胞死亡率呈正相关；细胞毒性NK细胞不依赖于自身抗原，因此其在抗原提呈细胞(APCs)存在时能够刺激自身反应性$CD4^+$ T细胞的生长。另一方面，在NK/BEC比值较低时，IFN-γ的产生能够促进BECs上MHC Ⅰ类和Ⅱ类分子的表达，同时保护BECs免于NK细胞的裂解，但自身反应性$CD4^+$ T细胞则促使BECs产生病变。BECs周围的固有/固有样淋巴细胞与$CD4^+$ T细胞直接结合可能是PBC发病的部分原因，然而NK细胞与BECs的时空作用可能决定了$CD4^+$ T细胞介导的自身免疫反应的严重程度(表3.1)[21]。

表3.1 原发性胆管炎的诱导、进展和维持：发病机制相关的可能要素和结局

要求1：遗传背景
要求2：环境/共生和传染性微生物/PAMPs
第一阶段：诱导阶段
第一步：外源性自拟肽诱导的自身反应性T、B细胞启动对线粒体抗原的应答
第二步：细胞损伤，使线粒体抗原呈现给自身反应性T和B细胞
第三步：线粒体抗原反应T、B细胞亲和力成熟及克隆扩增
第四步：线粒体抗原反应T、B细胞表位扩展

续 表

第二阶段：起效阶段
第五步：自身抗原反应性细胞毒性效应细胞损伤小叶内胆管细胞
第六步：先天淋巴细胞(NK 细胞?)对胆管细胞的损伤
第七步：先天和后天的交替增强胆管细胞的损伤
第三阶段：肝细胞损伤、纤维化和胆汁淤积

Shimoda 等人利用脾脏来源的传统 NK 细胞进行体外实验，但近年来髓外发育的肝驻留 NK 细胞受到了越来越多的关注。Hudspeth 等人的研究发现，健康肝脏中近 50% 的肝脏 NK 细胞是 CD56 强阳性的肝脏驻留 NK 细胞(lr－NK)，这群细胞在表型和转录水平上均不同于外周血中的 NK 细胞[22]。CD56 强阳性 lr－NK 通过 CD69、CCR5 和 CXCR6，与含有外周组织归巢受体 CX3CR1 的 CD56 弱阳性传统 NK 细胞共同存在于肝血窦中。尽管频率较低，人们仍然识别出了与小鼠中相似的人记忆样 CD3－CD49a CD56NK 细胞[23]。lr－NK 细胞与门脉周围表达 CX3CR1 的 lr－NK 细胞属于不同亚群。在肝实质或胆管旁，lr－NK 细胞或传统 NK 细胞的启动和激活部位对 NK 细胞在胆管病中的作用尤为重要。也就是说，在研究 NK 细胞在胆管病中的作用时，除了考虑胆管中的微生物外，还应考虑肠道微生物群和肠肝相关性。

Okamura 等人研究发现，胆道闭锁病人肝脏中 $CX3CR1^+$ NK 细胞的数量明显增加，同时 CXCL1 的表达明显增强[24]。拮抗 CX3CR1 或 CXCL 1 可以阻止胆管周围 NK 细胞的聚集，这可能成为未来的治疗策略。

3.4.2 非传统 T 细胞

MAIT 细胞占人类肝脏 T 细胞的 45%，是主要的肝驻留淋巴细胞，而稳定型自然杀伤 T(iNKT)细胞仅占 1%。MAIT 细胞主要表达 TCR Vα7.2－Jα33，在高度保守的 MHC 相关分子-1(MR1)的介导下，致病性和/或共生细菌分解维生素 B 的产物能够将其活化[16]。近期发表的综述中，Jeffery 等人详细描述了人肝脏中 MAIT 细胞的分布模式、与特定疾病的关系及其体外生物学特性[25]。

TCR Vα7.2－Jα33 阳性细胞主要分布在正常和病变的汇管区胆管周围，与其他疾病相比，PSC 中此类细胞的比例明显增多。相反，在急性非病毒性肝衰竭中，Vα7.2－Jα33 细胞主要浸润肝实质。流式细胞分析证实，大部分 Vα7.2－Jα33 阳性细胞是 $CD3^+$ $CD161^+$ MAIT 细胞，当发生肝脏疾病时，无论肝脏或血液中 MAIT 细胞占总 $CD3^+$ T 细胞的比值都明显降低。募集 BECs 的趋化因子受体，包括 CXCR 6、CCR 6 和整合素 Eαβ7，在正常和病变肝脏的 MAIT 细胞中均有表达，而 CXCR 3 能够与干扰素依赖的配体(如 CXCL 9/10/11)相互作用促进肝血窦浸润，其在病变肝脏的 MAIT 细胞中的表达明显上调。体外研究肝脏 MAIT 细胞效应功能的方法主要包括：① 用流式细胞仪检测细胞内细胞因子和颗粒酶的染色；② 细胞活化试验。大部分肝脏 MAIT 细胞产生 IFN－γ(55%)和 TNF－α(89%)，3.5%的肝脏 MAIT 细胞产生 IL－17。而几乎观察不到肝脏 MAIT 细胞合成 IL－22 和 Th2 细胞因子(IL－4、IL－5 和 IL－13)；与文献报道的鼠类 MAIT 细胞一样，人类 MAIT 细胞的特殊亚群也可以产生 IFN－γ 和 IL－17[26]。BECs 与大肠杆菌共培养时，血源性 MAIT 细胞而非 Vα7.2－CD 161－细胞被选择性激活，CD107a 和 IFN－γ 的表达增加呈 MR1 依赖性，而阻断细胞因子 IL－12 和 IL－18 并不影响它们的表达。

这些结果显示，MAIT 细胞在人类肝脏 BECs 周围发挥了第一线主要免疫监视效应器的作用。PSC 汇管区 MAIT 细胞数量的相对增加可能与微生物破坏胆管组织完整性有关。此外，通过某些趋化因子浓度梯度，MAIT 细胞介导的炎症反应能够从汇管区向肝血窦逐渐扩展，这种情况在急性肝小叶应激时更加明显。不同天然免疫细胞(如 lr－NK 细胞和 MAIT 细胞)之间的交叉和转换，使胆管病的天然免疫相关发病机制更加复杂(表 3.2)。

表 3.2 人肝脏中 NK 细胞和 MAIT 细胞

	部　位	细胞因子受体	参考文献
正常肝脏			
$CD56^{bright}$ NK 细胞	肝窦	CCR5/CXCR6	[16,22]
$CD56^{dim}$ NK 细胞	肝窦	CX3CR1	[22]
$CD3^-CD49a^+CD56^+$ NK 细胞	n.d	n.d.	[22]
$CD161^{bright}$ $CD3^+$ MAIT 细胞	汇管区(胆管周围)	CXCR6，CCR6	[25]
病变肝脏			
$CD56^-CD16^+$ NK 细胞(胆道闭锁)	汇管区(胆管周围)	CX3CR1	[24]
$Cd56^+$ NK 细胞(PBC)	汇管区(胆管周围)	n.d.	[19]
$CD161^{Bright}$ $CD3^+$ MAIT 细胞(PSC)	汇管区(胆管周围)	CXCR6，CCR6	[25]
$CD161^{Bright}$ $CD3^+$ MAIT 细胞(急性非病毒性肝衰竭)	肝窦	CXCR3	[25]

在其他非传统 T 细胞中，$CD57^+CD3^+$ NKT 细胞在人 PBC 肝脏损伤的小叶内胆管周围增加[27]；γδT 细胞在 AIH、PSC 和 PBC 中更多浸润肝门。

3.4.3 固有淋巴细胞

Li 等人的研究发现，IL－33 作为激活 ILC2 细胞的 Th 2 促进组织信号分子，其在胆道闭锁病人的血清中明显升高，证实了 ILC2 在轮状病毒诱导的胆道闭锁小鼠模型中促进组织修复的作用[29]。该模型可诱导肝门外胆管(EHBD)表达 IL－33，同时 ILC2 募集并在肝门外胆管浸润。ILC2 释放大量 IL－13，促进肝门胆管而非次级小胆管细胞的增生；

长期给予外源性 IL-33 可促进胆管特异性活性 Akt(myr-Akt)和 Yap(YapS127A)转基因小鼠的上皮化生，促进癌变。由于 BECs 周围 IL-33、ILC 2、IL-13/通路的生物学作用受限于 EHBDs 和肝门胆管分支，因此 ILCs 在不同类型胆管病变中的作用有待进一步研究。此外，尽管胆道闭锁被认为是一种 Th1 驱动的疾病，但在小鼠模型中 IL-33 和 ILC 2 驱动的上皮修复机制高度提示 ILCs 在胆管病变中发挥多方面的作用。

3.4.4 组织驻留适应性记忆 T 细胞

近年来，人们特别关注长寿 $CD4^+$ 和 $CD8^+$ T_{RM}，它们与固有和固有样淋巴细胞共同位于黏膜屏障组织中[30]。T_{RM}可以作为抗原特异性的感受器，能够产生非特异性但快速和全组织范围的警报，导致组织驻留非适应性淋巴细胞的扩增，同时可以招募循环免疫细胞。尽管人类肝脏中的 T_{RM}尚未得到证实，但是 BECs 的细胞-自主固有免疫不足可能激活固有淋巴细胞和 T_{RM}，导致胆管病变免疫系统更为庞大和复杂。需要再次强调的是，即使在胆管病中，淋巴细胞的活化过程不仅包括先天性免疫向适应性免疫的转化，还应该补充适应性免疫向天然性免疫转化的内容。

3.5 总结和展望

目前为止，尚无报道证实先天性缺陷影响 PAMP/PRR 信号相关分子和胆管病之间存在关联；同时，无论常染色体隐性 MyD88 或常染色体显性 TLR3 缺陷都与胆管炎复发风险无关。因此，为进一步证实胆管病中天然免疫发挥的作用，应该开展 PAMP/PRR 信号相关分子基因的功能获得性突变或数量性状基因(*QTL*)的单核苷酸多态性等方面的研究。

此外，识别并验证能够影响胆管周围天然免疫的免疫药物分子(如 CX3CR1 和 CXCL1)仍较困难，但这项工作可能为证实天然免疫在胆管病中发挥作用提供证据(表 3.3)。

表 3.3 胆管病变中与天然免疫相关的分子

TLRs	CIS
TLR1，TLR2，TLR3，TLR4，TLR5，TLR6，TLR7，TLR8，TLR9	MicroRNA
	体液免疫因子
RIG-I	IgA，defensins
MDA-5	IL-1β，IL-6，IL-23，IL-33，TNF-α
TLR 信号的抑制分子	IFN-β1，IFN-γ
PPAR-γ	IL-8，MCP-1，MIP-3α，CXCL16，CX3CL1
CFTR	PDGF，CTGF，TGF-β，endothelin-1
IRK-M	

未来，我们期待于单细胞转录和蛋白质组学等技术应用于胆管病炎性细胞异质性的精细分析中。

参考文献

1. Harada K, Nakanuma Y. Innate immunity in the pathogenesis of cholangiopathy - a recent update. Inflamm Allergy Drug Targets. 2012;11: 478 - 83.
2. Picard C, von Bernuth H, Ghandil P, Chrabieh M, Levy O, Arkwright PD, McDonald D, Geha RS, Takada H, Krause JC, Creech CB, Ku CL, Ehl S, Marodi L, Al-Muhsen S, Al-Hajjar S, Al-Ghonaium A, Day-Good NK, Holland SM, Gallin JI, Chapel H, Speert DP, Rodriguez-Gallego C, Colino E, Garty BZ, Roifman C, Hara T, Yoshikawa H, Nonoyama S, Domachowske J, Issekutz AC, Tang M, Smart J, Zitnik SE, Hoarau C, Kumararatne DS, Thrasher AJ, Davies EG, Bethune C, Sirvent N, de Ricaud D, Camcioglu Y, Vasconcelos J, Guedes M, Vitor AB, Rodrigo C, Almazan F, Mendez M, Arostegui JI, Alsina L, Fortuny C, Reichenbach J, Verbsky JW, Bossuyt X, Doffinger R, Abel L, Puel A, Casanova JL. Clinical features and outcome of patients with IRAK - 4 and MyD88 deficiency. Medicine. 2010; 89 (6): 403 - 25. doi: 10. 1097 / MD.0b013e3181fd8ec3.
3. Sasatomi K, Noguchi K, Sakisaka S, Sata M, Tanikawa K. Abnormal accumulation of endotoxin in biliary epithelial cells in primary biliary cirrhosis and primary sclerosing cholangitis. J Hepatol. 1998; 29(3): 409 - 16.
4. Harada K, Tsuneyama K, Sudo Y, Masuda S, Nakanuma Y. Molecular identification of bacterial 16S ribosomal RNA gene in liver tissue of primary biliary cirrhosis: is Propionibacterium acnes involved in granuloma formation? Hepatology. 2001;33(3): 530 - 6. doi: 10.1053/jhep.2001.22653.
5. Tsuneyama K, Harada K, Kono N, Hiramatsu K, Zen Y, Sudo Y, Gershwin ME, Ikemoto M, Arai H, Nakanuma Y. Scavenger cells with gram-positive bacterial lipoteichoic acid infiltrate around the damaged interlobular bile ducts of primary biliary cirrhosis. J Hepatol. 2001;35(2): 156 - 63.
6. Kawai T, Akira S. The role of pattern-recognition receptors in innate immunity: update on Toll-like receptors. Nat Immunol. 2010;11(5): 373 - 84. doi: 10.1038/ni.1863.
7. Harada K, Isse K, Sato Y, Ozaki S, Nakanuma Y. Endotoxin tolerance in human intrahepatic biliary epithelial cells is induced by upregulation of IRAK-M. Liver Int. 2006;26(8): 935 - 42. doi: 10.1111/j.1478 - 3231.2006.01325.x.
8. Harada K, Sato Y, Isse K, Ikeda H, Nakanuma Y. Induction of innate immune response and absence of subsequent tolerance to dsRNA in biliary epithelial cells relate to the pathogenesis of biliary atresia. Liver Int. 2008;28(5): 614 - 21. doi: 10.1111/j.1478 - 3231.2008.01740.x.
9. Chen XM, Splinter PL, O'Hara SP, LaRusso NF. A cellular micro-RNA, let - 7i, regulates Toll-like receptor 4 expression and contributes to cholangiocyte immune responses against *Cryptosporidium parvum* infection. J Biol Chem. 2007; 282 (39): 28929 - 38. doi: 10. 1074 / jbc. M702633200.
10. Hu G, Zhou R, Liu J, Gong AY, Eischeid AN, Dittman JW, Chen XM. MicroRNA - 98 and let - 7 confer cholangiocyte expression of cytokine-inducible Src homology 2 - containing protein in response to microbial challenge. J Immunol. 2009;183(3): 1617 - 24. doi: 10.4049/jimmunol.0804362.
11. Fiorotto R, Scirpo R, Trauner M, Fabris L, Hoque R, Spirli C, Strazzabosco M. Loss of CFTR affects biliary epithelium innate immunity and causes TLR4-NF-kappaB-mediated inflammatory response in mice. Gastroenterology. 2011;141(4): 1498 - 508.. e1491 - 1495. doi: 10.1053/j. gastro. 2011.06.052.
12. Karrar A, Broome U, Sodergren T, Jaksch M, Bergquist A, Bjornstedt M, Sumitran-Holgersson S. Biliary epithelial cell antibodies link adaptive and innate immune responses in primary sclerosing cholangitis. Gastroenterology. 2007;132(4): 1504 - 14. doi: 10.1053/j.gastro.2007.01.039.
13. Mueller T, Beutler C, Pico AH, Shibolet O, Pratt DS, Pascher A, Neuhaus P, Wiedenmann B, Berg T, Podolsky DK. Enhanced innate immune responsiveness and intolerance to intestinal endotoxins in human biliary epithelial cells contributes to chronic cholangitis. Liver Int. 2011; 31 (10): 1574 - 88. doi: 10.1111/j.1478 - 3231.2011.02635.x.

14. Tang D, Kang R, Coyne CB, Zeh HJ, Lotze MT. PAMPs and DAMPs: signal 0s that spur autophagy and immunity. Immunol Rev. 2012;249(1): 158 - 75. doi: 10.1111/j.1600 - 065X.2012.01146.x.
15. Eberl G, Colonna M, Di Santo JP, McKenzie AN. Innate lymphoid cells: a new paradigm in immunology. Science. 2015;348(6237): aaa6566. doi: 10.1126/science.aaa6566.
16. Salio M, Silk JD, Jones EY, Cerundolo V. Biology of CD1-and MR1-restricted T cells. Ann Rev Immunol. 2014;32: 323 - 66. doi: 10.1146/annurev-immunol - 032713 - 120243.
17. Fan X, Rudensky AY. Hallmarks of tissue-resident lymphocytes. Cell. 2016;164(6): 1198 - 211. doi: 10.1016/j.cell.2016.02.048.
18. Jo J, Tan AT, Ussher JE, Sandalova E, Tang XZ, Tan-Garcia A, To N, Hong M, Chia A, Gill US, Kennedy PT, Tan KC, Lee KH, De Libero G, Gehring AJ, Willberg CB, Klenerman P, Bertoletti A. Toll-like receptor 8 agonist and bacteria trigger potent activation of innate immune cells in human liver. PLoS Pathog. 2014;10(6): e1004210. doi: 10.1371/journal.ppat.1004210.
19. Shimoda S, Harada K, Niiro H, Shirabe K, Taketomi A, Maehara Y, Tsuneyama K, Nakanuma Y, Leung P, Ansari AA, Gershwin ME, Akashi K. Interaction between Toll-like receptors and natural killer cells in the destruction of bile ducts in primary biliary cirrhosis. Hepatology. 2011;53(4): 1270 - 81. doi: 10.1002/hep.24194.
20. Shimoda S, Hisamoto S, Harada K, Iwasaka S, Chong Y, Nakamura M, Bekki Y, Yoshizumi T, Shirabe K, Ikegami T, Maehara Y, He XS, Gershwin ME, Akashi K. Natural killer cells regulate T cell immune responses in primary biliary cirrhosis. Hepatology. 2015;62(6): 1817 - 27. doi: 10.1002/hep.28122.
21. Gasteiger G, Rudensky AY. Interactions between innate and adaptive lymphocytes. Nature Rev Immunol. 2014;14(9): 631 - 9. doi: 10.1038/nri3726.
22. Hudspeth K, Donadon M, Cimino M, Pontarini E, Tentorio P, Preti M, Hong M, Bertoletti A, Bicciato S, Invernizzi P, Lugli E, Torzilli G, Gershwin ME, Mavilio D. Human liver-resident CD56(bright)/CD16(neg) NK cells are retained within hepatic sinusoids via the engagement of CCR5 and CXCR6 pathways. J Autoimmunity. 2016;66: 40 - 50. doi: 10.1016/j.jaut.2015.08.011.
23. Marquardt N, Beziat V, Nystrom S, Hengst J, Ivarsson MA, Kekalainen E, Johansson H, Mjosberg J, Westgren M, Lankisch TO, Wedemeyer H, Ellis EC, Ljunggren HG, Michaelsson J, Bjorkstrom NK. Cutting edge: identification and characterization of human intrahepatic CD49a+ NK cells. J Immunol. 2015;194(6): 2467 - 71. doi: 10.4049/jimmunol.1402756.
24. Okamura A, Harada K, Nio M, Nakanuma Y. Participation of natural killer cells in the pathogenesis of bile duct lesions in biliary atresia. J Clin Pathol. 2013;66(2): 99 - 108. doi: 10.1136/jclinpath - 2012 - 201097.
25. Jeffery HC, van Wilgenburg B, Kurioka A, Parekh K, Stirling K, Roberts S, Dutton EE, Hunter S, Geh D, Braitch MK, Rajanayagam J, Iqbal T, Pinkney T, Brown R, Withers DR, Adams DH, Klenerman P, Oo YH. Biliary epithelium and liver B cells exposed to bacteria activate intrahepatic MAIT cells through MR1. J Hepatol. 2016;64(5): 1118 - 27. doi: 10.1016/j.jhep.2015.12.017.
26. Dusseaux M, Martin E, Serriari N, Peguillet I, Premel V, Louis D, Milder M, Le Bourhis L, Soudais C, Treiner E, Lantz O. Human MAIT cells are xenobiotic-resistant, tissue-targeted, CD161hi IL - 17 - secreting T cells. Blood. 2011;117(4): 1250 - 9. doi: 10.1182/blood - 2010 - 08 - 303339.
27. Aso-Ishimoto Y, Yamagiwa S, Ichida T, Miyakawa R, Tomiyama C, Sato Y, Watanabe H, Aoyagi Y. Increased activated natural killer T cells in the liver of patients with advanced stage primary biliary cirrhosis. Biomed Res. 2014;35(2): 161 - 9.
28. Martins EB, Graham AK, Chapman RW, Fleming KA. Elevation of gamma delta T lymphocytes in peripheral blood and livers of patients with primary sclerosing cholangitis and other autoimmune liver diseases. Hepatology. 1996;23(5): 988 - 93. doi: 10.1002/hep.510230508.
29. Li J, Razumilava N, Gores GJ, Walters S, Mizuochi T, Mourya R, Bessho K, Wang YH, Glaser SS, Shivakumar P, Bezerra JA. Biliary repair and carcinogenesis are mediated by IL - 33-dependent cholangiocyte proliferation. J Clin Invest. 2014;124(7): 3241 - 51. doi: 10.1172/JCI73742.
30. Mueller SN, Mackay LK. Tissue-resident memory T cells: local specialists in immune defence. Nature Rev Immunol. 2016;16(2): 79 - 89. doi: 10.1038/nri.2015.3.

4　细胞衰老与胆道疾病

Motoko Sasaki

摘　要：细胞衰老被定义为由多种细胞损伤引起的永久性生长停滞，如致癌突变和氧化应激。有意思的是，衰老细胞不仅是细胞损伤的结果，还可能通过产生衰老相关分泌表型(SASPs)，包括各种细胞因子和趋化因子，在调节炎症反应和癌变过程中发挥重要作用。细胞衰老可能参与包括胆管病在内的各种肝病的病理生理过程，胆管病是一种影响胆管细胞的慢性肝病。原发性胆汁性胆管炎(PBC)是一种典型的胆管病，细胞衰老参与炎症的加速和进行性胆管缺失。细胞衰老可能是由于细胞自噬失调所致，在PBC中细胞自噬失调可能是通过线粒体抗原的异常表达而引起自身免疫过程。其他胆管疾病，如原发性硬化性胆管炎和胆道闭锁，也有细胞衰老相关机制参与的报道。此外，"癌基因诱导的衰老"(OIS)可能参与胆管癌的多阶段癌变。细胞衰老可能成为近期各种胆管病的预防、早期诊断和治疗的热门靶点。

关键词：细胞衰老；癌基因诱导衰老；衰老相关分泌表型；胆管病变；原发性胆汁性胆管炎；原发性硬化性胆管炎；胆管癌

4.1　概述

细胞衰老是指由多种细胞损伤引起的永久性生长停滞，如致癌突变和氧化应激[1,2]。细胞衰老是一种有效的抗肿瘤机制[1,2]。最新的研究表明，细胞衰老可能参与各种非肿瘤性炎症性疾病的病理生理过程[1-7]。此外，"癌基因诱导细胞衰老"或由于DNA损伤引起的细胞衰老可能参与胆管癌发生的多个环节，细胞衰老逃逸和/或旁路机制对显性癌的发生具有重要意义[2,8,9]。有意思的是，衰老细胞不仅是细胞损伤的结果，还可能通过产生各种细胞因子和趋化因子等衰老相关分泌表型(SASPs)，在调节炎症反应和癌变过程中发挥重要作用[1,10-13]。

胆管病是一种因胆管细胞损伤所致的慢性肝病[6,14,15]。胆管病包括多种疾病，如

PBC、原发性硬化性胆管炎(PSC)、囊性纤维化、胆道闭锁、多囊病和胆管癌[6,14,15]。我们首次揭示了在PBC中,细胞衰老可能通过SASPs对炎症反应进行调节和进行性胆管缺失的发病中发挥作用[4-6,10]。最近的研究报道了细胞衰老参与其他胆管疾病的病程,如PSC和胆道闭锁,再次阐明了细胞衰老在胆管病变中的作用[6,7,16,17]。此外,细胞衰老可能参与胆管癌的病理生理过程[9,18-20]。我们曾经报道过,无论在主要胆管分支或细小分支的癌变早期阶段,"癌基因诱导的细胞衰老"都可发生,而*EZH2*的表达可能是细胞衰老逃逸及旁路机制的关键因素[9,18-20]。

本文综述了近年来关于胆管疾病病理生理学中细胞衰老的研究进展,且重点介绍PBC。

4.2 细胞衰老

细胞衰老实质上是指由各种细胞应激和损伤引起的不可逆转的生长停滞[1,2]。细胞衰老是一种类似细胞凋亡的有效的肿瘤抑制机制,被认为是维持癌变与衰老的平衡机制[2,8]。衰老细胞仍然具有代谢活性,尽管它们在细胞周期的G1期被不可逆转地阻滞,并且对各种外部刺激无应答。衰老细胞出现在老化和/或损伤组织中,随着年龄的增长,组织再生能力可能下降[1,2],并可能限制组织损伤后的创面愈合反应[21]。越来越多的数据表明,细胞衰老可能在各种肝胆疾病的病理生理过程中都起作用,也可能参与胆管癌的发生[4-6,19,21-24]。

4.2.1 复制性衰老与应激诱导衰老

细胞衰老有两种类型:复制性衰老和应激诱导衰老或过早衰老。正常细胞在达到复制性衰老状态之前只能有限次数的分裂[1,2]。细胞分裂引起的端粒缩短被认为是诱导复制性衰老的关键,相比之下,在细胞达到复制性衰老状态之前,各种细胞应激可以诱导产生过早或应激诱导的衰老[1,2]。细胞衰老可由多种细胞应激引起,包括反复的细胞分裂和强烈的促有丝分裂信号、端粒功能障碍、DNA损伤、致癌突变、蛋白质聚集、氧化应激等[1,2]。癌基因突变如*KRAS*和*BRAF*突变引起的OIS是应激诱导衰老或过早衰老的一种。

4.2.2 衰老细胞标记物

衰老细胞的特点包括体外和体内的组织学改变、端粒缩短、衰老相关β-半乳糖苷酶(SA-β-gal)活性增加、$p16^{INK4}$和$p21^{WAF1/CIP1}$的表达增加(图4.1)[25]。SA-β-gal是体内外检测衰老细胞最为广泛的标记物。$p16^{UK4}$和$p21^{WAF1/CIP1}$免疫染色也常用于检测组织切片中的衰老细胞[4,5]。由于SA-β-gal偶尔对非衰老细胞呈阳性反应,建议联合检测$p16^{INK4}$和$p21^{WAF1/CIP1}$。端粒特异性探针定量原位杂交(Q-FISH)是评估组织切片中端粒长度的有效方法[5,26]。Q-FISH法的优势在于它能原位分析端粒长度与组织学改变之间的关系[5,26]。

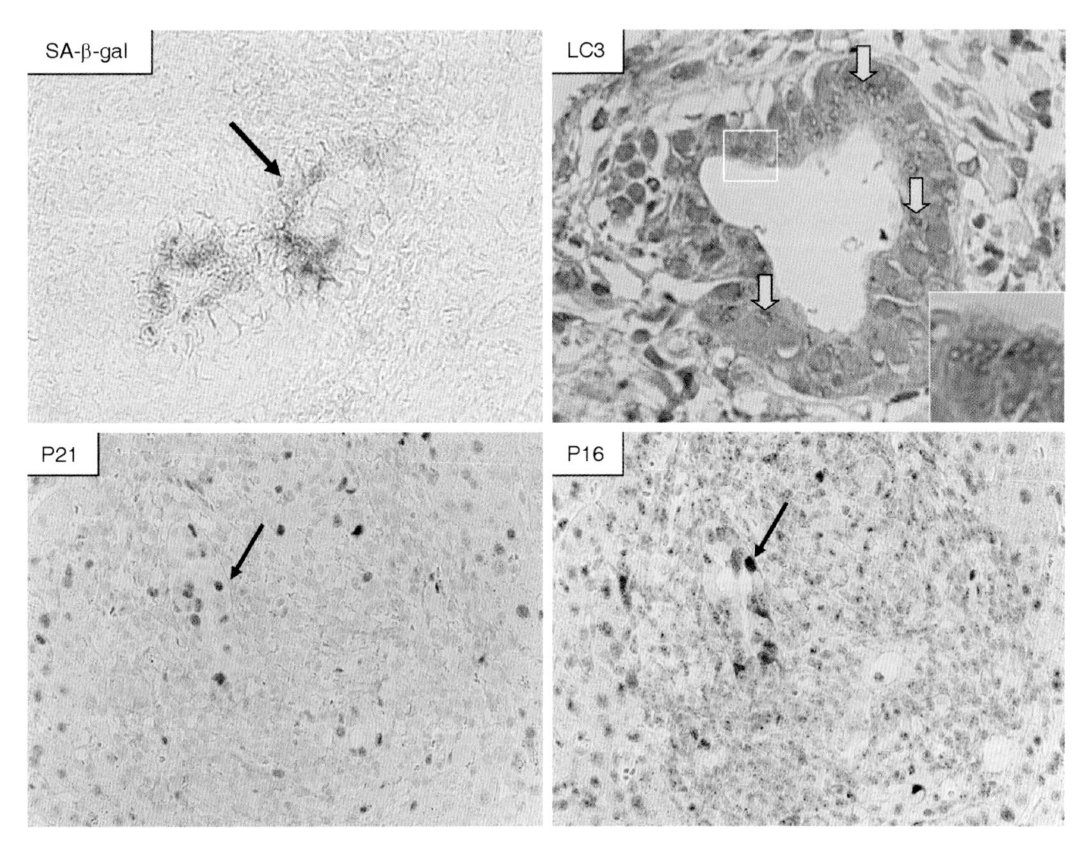

图 4.1 原发性胆汁性胆管炎(PBC)胆管病变中的细胞衰老与异常自噬。在 PBC 的胆管细胞中检测到 SA-β-gal 活性表达。衰老标记物 $p21^{WAF1/CIP1}$ 和 $p16^{INK4a}$ 在 PBC 受损小胆管中的胆管上皮细胞中表达。在 PBC 损伤的小胆管中，LC3 的囊泡状表达提示自噬体异常积累。免疫组化检测 LC3、$p21^{WA1/PP1}$ 和 $p16^{INK4a}$。原始放大倍数，×400(插图，×1 000)。

4.2.3 衰老相关分泌表型(SASPs)

最近的研究表明，衰老细胞不仅是细胞损伤的结果，而且还能够通过分泌被称为 SASPs 的生物活性分子来调节微环境，如炎症、纤维化、血管新生和肿瘤进展(图 4.2)[1,11-13,27,28]。SASPs 包括多种趋化因子[CCL 2/单核细胞趋化蛋白-1(MCP-1)、CXCL 8/IL-8、CX3CL1/Fractalkine 等]、细胞因子(IL-1、IL-6 等)、生长因子和促纤维化因子(表 4.1)[1,11-13,27,28]。细胞衰老是一把双刃剑，根据环境的不同，SASPs 可起正负两方面的作用。SASPs 可以引起局部和潜在的全身炎症，破坏组织结构，并在某些情况下刺激附近恶性细胞的生长(图 4.2)[1,2,11-13]。SASPs 可促进受损细胞的免疫清除，并向附近细胞发出有潜在危险的警报。此外，基质金属蛋白酶(MMPs)作为 SASPs 可抑制肝损伤后或皮肤创伤愈合过程中的纤维化。IL-6 和 IL-8 作为 SASPs，可能通过强化衰老生长阻滞机制而在抗癌中发挥作用[1]。胆管病变中的衰老细胞也被认为在调节胆管周围的微环境中起着重要作用(图 4.2)。

表 4.1　衰老相关分泌表型

类　型	因　子
白细胞介素	IL－6，IL－1α，IL－1β，IL－24
肿瘤坏死因子配体	TNFSF15
趋化因子	IL－8，GROα、β、γ，CXCL20，CCL3，MCP－1
趋化因子受体	CXCR1，CXCR2
生长因子	Epiregulin，neuregulin，amphiregulin
转化生长因子-β家族	BMP2，activin A
胰岛素样生长因子结合蛋白	IGFBP2，IGFBP5，IGFBP7（IGFBP－rP1）
基质金属蛋白酶	MMP3，MMP14
蛋白酶抑制素	PAI－1，PAI－2
胞外蛋白酶	uPA，tPA
胶原蛋白	Col10A1

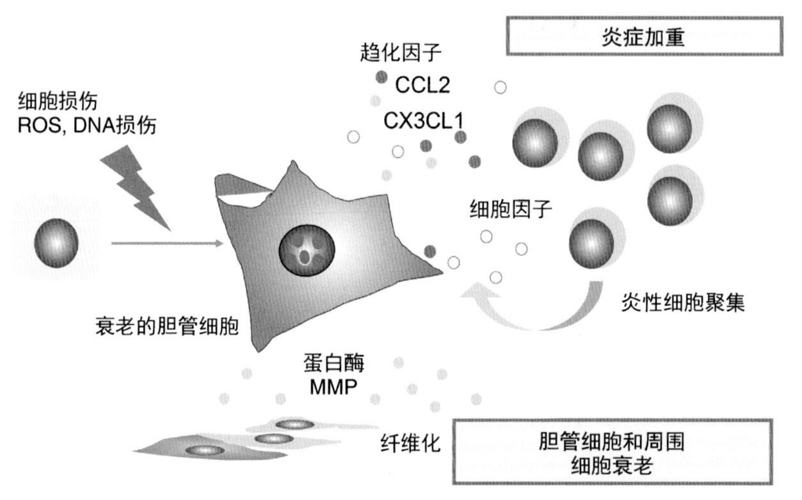

图 4.2　细胞应答/细胞死亡：自噬、坏死、凋亡和细胞衰老对胆管细胞应激的影响

4.3　作为应激反应的细胞衰老、自噬和凋亡

细胞对应激的反应包括修复、适应和自噬，或进入细胞衰老、凋亡或坏死过程(图 4.3)[29,30]。适当的细胞应激反应对于维持组织完整性、功能以及疾病预防至关重要[29,30]。细胞凋亡、自噬和细胞衰老也是抑制肿瘤、清除具有突变等遗传改变的有潜在危险细胞的基本机制。自噬是一种溶酶体通路，它降解和回收细胞内细胞器，如线粒体和蛋

白质，在营养缺乏时维持能量平衡，并清除各种应激引起的受损细胞成分[31,32]。已有越来越多的证据表明自噬具有维持健康的生理作用，而癌症和神经退行性疾病等多种疾病的病理过程中有自噬机制的损伤[29,31]。自噬在先天和获得性免疫系统疾病以及自身免疫性疾病中也发挥着重要作用[33,34]。据报道自噬先于衰老过程，促进细胞衰老[35,36]。细胞衰老可能是由于自噬失调引起的。

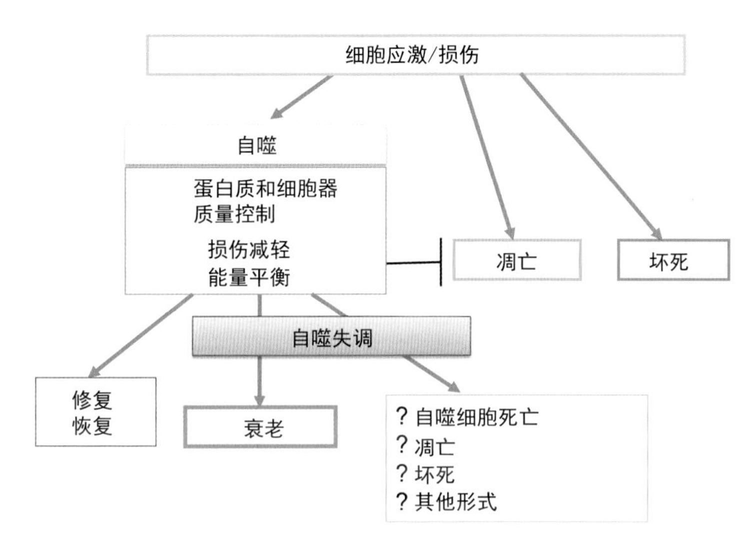

图 4.3 PBC 中衰老相关分泌表型(SASPs)对衰老胆管细胞微环境的调节作用。衰老的胆管细胞可通过分泌趋化因子和细胞因子，在调节炎症微环境中发挥作用。衰老的胆管细胞也可能通过 SASPs 参与诱导周围细胞的衰老和纤维化的进展。

4.4 胆管病变的细胞衰老

近年来肝病领域的研究进展表明，细胞衰老参与了胆管病和肝癌的病理生理过程[4-7,19,21-24]。表 4.2 概述了细胞衰老在胆管病变中的作用。细胞衰老在胆管病的病理生理过程中主要有三个方面的作用：① 细胞周期阻滞导致胆管再生受损；② 通过 SASPs 调节微环境；③ 细胞衰老作为抑癌系统(癌基因诱导的衰老)。具有代表性的是，细胞衰老参与了 PBC 的胆管病变和在各种慢性中晚期肝病的导管反应(DR)，如下文所述[4-7,10,40,41]。

表 4.2 关于细胞衰老参与胆管病变的文献综述

病　　变	细胞衰老部位：衰老标记物	细胞衰老意义	参考文献
原发性胆汁性胆管炎(PBC)	肝内小胆管、胆管：sa - β - gal、$p16^{INK4a}$、$p21^{WA1/CIP1}$、端粒缩短	由于再生受损，炎症加重，加速由 SASPs 引起的衰老，导致胆管丢失	[6,7]

续 表

病 变	细胞衰老部位：衰老标记物	细胞衰老意义	参考文献
原发性硬化性胆管炎(PSC)	胆管：SA-β-gal，$p16^{INK4a}$，$p21^{WA1/CIP1}$	SASPs 使炎症加重，加速衰老	[16]
慢性排斥反应	胆管：$p21^{WAF1/CIP1}$	由于再生受损导致胆管损伤	[6,37]
胆道闭锁	胆管，肝细胞：SA-β-gal，$p16^{INK4a}$，$p21^{WA1/CIP1}$，端粒缩短	由于再生受损而导致的胆管丢失	[17,38]
胆管癌	胆管上皮内瘤变：$p16^{INK4a}$ 型胰胆管畸形；增生性病变：SA-β-gal，$p16^{INK4a}$	癌基因诱导衰老(OIS)	[4,39]

SA-β-gal：衰老相关 β-半乳糖苷酶；SASPs：衰老相关分泌表型

4.4.1 原发性胆汁性胆管炎(PBC)

PBC 是一种典型的炎性胆管疾病，其特征为血清丙酮酸脱氢酶复合物 E2 亚基和其他几种线粒体酶抗线粒体抗体(AMA)的高流行率[6,14]。PBC 的组织学特征是小胆管炎症(慢性非化脓性破坏性胆管炎，CNSDC)，最终导致小胆管广泛缺失和胆汁性肝硬化[42,43]。虽然 PBC 被认为是一种自身免疫介导的肝病，但其确切的自身免疫机制及其意义尚未阐明，近年来，随着胆汁淤积标志物和血清 AMAs 检测的应用，PBC 的早期诊断水平有了明显的提高。随着熊去氧胆酸(UDCA)治疗和肝移植的引入，PBC 患者的预后也得到了改善[15]。最近，基于疾病认识的改变和患者群体的要求，将“原发性胆汁性肝硬化”改为“原发性胆汁性胆管炎”的建议在世界上得到广泛的认同[44,45]。

4.4.1.1 PBC 受损小胆管的胆管上皮细胞衰老

我们报道了 PBC 受损小胆管的胆管细胞的衰老：端粒变短，SA-β-gal 的表达以及 $p16^{INK4a}$ 和 $p21^{WA1/CIP1}$ 表达增强(图 4.1)[4,5]。这提示细胞衰老可能参与了 PBC 的发病机制，主要表现在两个方面：进行性胆管丢失和 PBC 通过分泌 SASPs 调节微环境。炎症引起的氧化应激可能在诱导细胞衰老中发挥作用[4,22,46,47]。

4.4.1.2 细胞衰老和 PBC 中的胆管缺失

胆管细胞衰老导致 PBC 胆管缺失的确切机制尚不清楚。细胞衰老被认为会损害组织的完整性并导致持续的炎症[48]。当损伤的胆管细胞发生细胞衰老后，这些衰老细胞被认为仍留在原位而不是被正常细胞所取代，尽管非衰老胆管细胞在损伤后会增殖[4,5,49]。在 PBC 中，SASPs 引起炎症反应的加重更容易导致衰老胆管细胞的进一步损伤，可能引起后续的胆管缺失。衰老胆管细胞的命运仍不清楚，衰老的胆管细胞可能通过坏死、凋亡、失巢凋亡或其他类型的细胞死亡所清除。在导管反应(DR)中，胆管细胞也可见细胞衰老，这种反应被认为是 PBC 中肝脏干细胞/祖细胞的储备[4,5,40]。因此，增殖受损的肝干细胞/祖细胞可能无法替代小胆管中受损的胆管细胞，进而导致胆管缺失。

4.4.1.3 SASPs 对 PBC 炎症的调节作用

此外，PBC 中，衰老的胆管细胞可能通过 SASPs（如 CCL 2 和 CX3CL1）趋化单核细胞和其他类型炎症细胞，从而调节受累小胆管周围的炎症微环境（图 4.2）[6,7,10,50]。在 PBC 损伤胆管中，CCL2 和 CX3CL1 表达与衰老标志物的表达在同一位置[10]。在细胞培养研究中，趋化因子在细胞应激诱导的衰老胆管细胞中的表达明显增高。此外，衰老的胆管细胞显著促进 RAW 264.7 细胞（巨噬细胞/单核细胞）的迁移，CCL 2 和 CX3CL1 中和抗体可部分阻断衰老胆管细胞诱导的细胞迁移[10]。据报道，PBC 病变的胆管细胞中有大量的促纤维化炎症因子和趋化因子表达（例如：IL－1、IL－6、CXCL8/IL－8 和 CCL2/MCP－1）[51-54]。这些细胞因子和趋化因子似乎都是 SASPs[1,11-13,27,28]。在人类胆道疾病和胆道纤维化动物模型中，这些因素可以吸引和激活炎症细胞和星状细胞谱系。

4.4.1.4 导管反应中的细胞衰老

在各种慢性肝病[包括 PBC 和非酒精性脂肪性肝炎（NASH）]的晚期，导管反应中的导管细胞经常表达衰老相关的 $p16^{UK4a}$ 和 $p21^{WAF1/CIP1}$[4,5,40]。导管细胞衰老相关 $p16^{INK4a}$ 和 $p21^{WAF1/CIP1}$ 表达在 PBC 晚期最为显著[40]。导管细胞在表达细胞周期蛋白 D 的同时，也表达 $p16^{INK4a}$ 和 $p21^{WAF1/CIP1}$，提示有细胞周期 G1 期阻滞和细胞衰老[4,5,40]。导管细胞衰老所致的再生严重受损可能是造成 PBC 胆管缺失的原因之一。此外，导管反应中的衰老胆管细胞可能在慢性肝病的纤维化进程中起作用[5,40]。例如，导管反应中的胆管细胞将CCL 2 作为 SASPs 表达，这可能与 PBC 和 NASH 中活化的肝星状细胞（HSCs）和炎症细胞的趋化作用以及随后的纤维化有关[41,55]。在细胞培养研究中，衰老小鼠胆管细胞通过分泌 CCL 2[41]，显著促进 HSC 的迁移。

4.4.1.5 细胞衰老和自噬失调

越来越多的证据表明，自噬失调可能是 PBC 发病机制的核心因素（图 4.4）[6,36,56,57]。PBC 中胆管病变自噬失调可能发生在细胞衰老之前[36,56]。此外，在 PBC 中自噬失调可能与抗线粒体抗原的自身免疫过程有关[57]。我们揭示了在 PBC 受损胆管（CNSDC）中，有自噬标记物 LC3 阳性的囊泡聚集（图 4.1）[36]。LC3 主要表达于 PBC 胆管病变的胞质囊泡中，提示自噬功能受损所致的“自噬小体的异常积聚”[36]。此外，PBC 中自噬失调标志物 p62 的聚集特异性地与损伤胆管中 LC3 阳性囊泡的聚集同时增加[56]。自噬过程中自噬泡的积聚在 PBC 受损胆管的胆管细胞超微结构中得到证实[56]。

自噬失调似乎与衰老的发生有关，而抑制自噬则延缓衰老表型[35,36]。自噬标记物 LC3 与衰老标记物 $p21^{WAF1/CIP1}$ 和 $p16^{INK4a}$ 在 PBC[36] 损伤胆管中共同表达。体外研究证实自噬参与应激诱导的胆管细胞衰老过程[36]。自噬失调可能进一步影响了胆管细胞中受损线粒体的清除，从而增加了细胞内的 ROS。虽然自噬失调受限的确切机制尚不清楚，但有研究显示由甘氨鹅脱氧胆酸钠（GCDC）诱导的胆管细胞内内质网应激参与了该过程[58]。

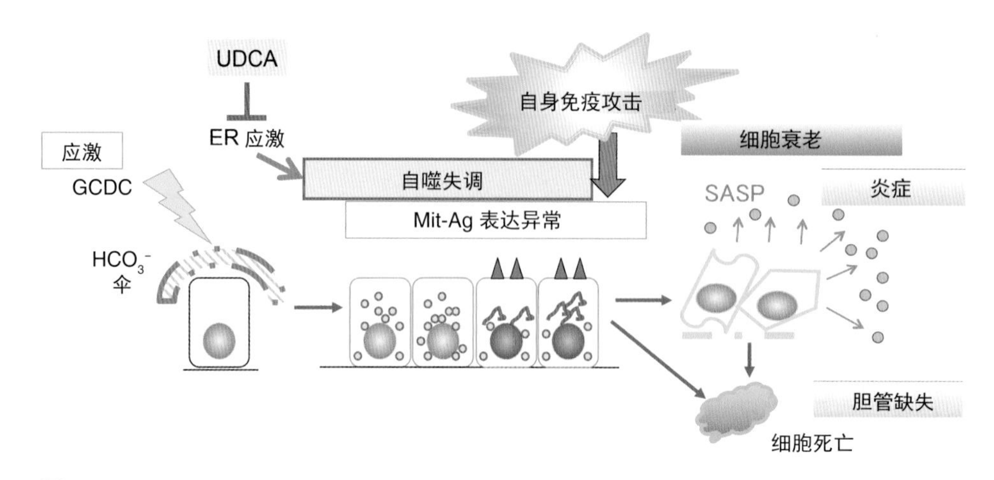

图 4.4　自噬失调是 PBC 的发病过程中的关键因素，表现在两个方面：抗抗线粒体抗原的自身免疫过程和诱导胆管细胞衰老。ER：内质网；GCDC：甘氨鹅脱氧胆酸钠；SASP：衰老相关分泌表型；UDCA：熊去氧胆酸。

4.4.1.6　PBC 中的线粒体抗原自身免疫与自噬失调

PBC 的自身免疫机制，尤其是其对 AMAS 的意义，到目前为止还没有完全阐明。由于线粒体是自噬的主要靶点，我们推测线粒体的自噬失调可能参与了 PBC 的自身免疫机制[59]。我们发现在 PBC 中，pDC-E2 在受损的小胆管颗粒表达与 LC3 在同一位置[59]。这种 PDC-E2 类型的表达在其他对照组病肝中没有发现，如慢性病毒性肝炎[59]。这些结果提示，在 PBC 中，自噬失调引起的 PBC 特异性线粒体抗原异常积累可能与线粒体抗原的自身免疫反应有关(图 4.4)[59]。

4.4.2　原发性硬化性胆管炎(PSC)

PSC 是一种影响肝内外大胆管的炎性纤维性胆管病变[6,14,15]。在 70%的患者中，PSC 与炎症性肠病有显著的相关性。PSC 有时发展为胆汁性肝硬化，并与胆管癌有关。近年来，有报道称 PSC 的病理生理过程与细胞衰老有关[16]。衰老标记物，如 $p16^{INK4a}$、$p21^{WA1/CIP1}$ 和 SA-β-gal 的表达在 PSC 大胆管细胞中被发现。然而，Q-FISH 方法评估的端粒缩短在 PSC 中没有得到证实，提示细胞衰老的机制复杂[16]。PSC 通过 NRAS 激活、LPS 和 SASPs 的分泌等途径诱导细胞衰老[16]。有趣的是，PSC 小鼠模型 MDR2 敲除小鼠在胆管中出现细胞衰老[60]。此外，最近的研究显示肠道微生物群在诱导 MDR2-/-小鼠细胞衰老中发挥作用[60]。

4.4.3　胆道闭锁

胆道闭锁是一种小儿胆管病变，表现为肝内外胆管进行性纤维性梗阻[14]。胆道闭锁是小儿肝移植最常见的病因。已被证实病毒、毒性、遗传和免疫学等病因与疾病的发生有关,但胆道闭锁的病理生理学尚不清楚。在胆道闭锁中,衰老标记物 $p16^{INK4a}$、$p21^{WA1/CIP1}$ 和 SA-β-gal 在胆管和肝细胞中均有表达[17]。胆道闭锁中 Q-FISH 也检测到肝细胞端粒缩短[17]。此外,观察到 IGFBP-γP1 作为 SASPs 的表达增加,表明细胞衰老参与了胆道闭锁的病理生理[38]。

4.4.4 慢性排斥

"胆管缺失综合征"是一类肝脏疾病,此病会出现进行性胆管丢失和慢性胆汁淤积症。"胆管缺失综合征"包括 PBC、PSC 和肝移植后的慢性排斥反应,并有一些共同机制引起"胆管缺失综合征"。在慢性排斥反应早期,胆管上皮细胞显示细胞衰老的组织学特征及衰老相关蛋白 $p21^{WA1/CIP1}$ 表达增加[4,37,61]。众所周知,在细胞损伤和持续炎症后,衰老细胞由于细胞增殖受损从而导致组织完整性受损[48]。某些免疫抑制剂通过上调生长因子 β 的表达促进细胞衰老[48]。与使用他克莫司患者相比,同种异体移植失败并使用环孢霉素的患者有更多的胆管缺失[62]。在早期慢性排斥反应中,随着胆管细胞的成功修复,衰老相关的 $p21^{WA1/CIP1}$ 蛋白的表达增加呈递减趋势[37]。

4.5 胆管癌变过程中的细胞衰老

最近的研究表明,细胞衰老可能与胆管腺癌的病理生理有关[9,18-20]。"癌基因诱导"和/或应激诱导的衰老可能发生在肝门部胆管癌癌变的多个步骤中,包括癌前病变、胆管上皮内瘤变(BillN)、肝内胆管结石[9]。多梳蛋白家族 EZH 2 的过表达被认为在衰老逃逸和/或旁路机制中起作用[9,18,39]。同样,细胞衰老和衰老逃逸和/或旁路机制可能参与胆管细胞癌的发生,而胆管细胞癌是周围型肝内胆管癌的一种亚型[18]。此外,癌前病变中的衰老细胞和胆管癌周围的细胞可能通过分泌 SASPs 在肿瘤的发展中发挥重要作用。细胞衰老可能是胆管癌预防、早期诊断和治疗的新靶点[9,18-20]。

4.5.1 胆管癌、肝门周围型及癌前病变

胆管上皮内瘤变(BillN)被认为是扁平型肿瘤前期或早期肿瘤性胆管病变[63,64]。肝内大胆管和肝门周围胆管及胆管周围腺体中常发现胆管上皮内瘤变(BillN)[63-67]。肝内胆管结石细胞的衰老可能反映了此类患者体内的 OIS,因为 1/3 肝内胆管结石患者的胆管上皮内瘤变都检测到了 *KRAS* 突变,而肝内胆管结石患者的大胆管和管周腺体中也检测到 *KRAS* 突变[68]。也就是说,衰老相关的 $p16^{INK4a}$ 的表达发生在早期阶段,随后,EZH2 的过度表达在衰老逃逸和/或旁路机制中起作用,随后发生显性癌[9,39]。一项体外研究显示,$p16^{INK4a}$ 启动子高甲基化可能与 EZH 2 的异常表达有关[9]。

4.5.2 周围型肝内胆管细胞癌(ICC)与癌前病变

到目前为止,关于周围型 ICC 的癌变途径和癌前病变仍不清楚。我们发现衰老相关

的 p16^{INK4a}和 EZH 2 在胆管细胞癌、导管反应和胆管腺瘤中的表达，这可能反映了细胞衰老在胆管细胞癌发生中的作用[18,19]。衰老相关的 p16^{INK4a}在胆管腺瘤和导管反应中的广泛表达似乎代表了癌前病变的遗传学特征，如 *KRAS* 突变（OIS）[8]。此外，EZH 2 可能在胆管细胞癌进展过程中参与衰老逃逸和/或旁路机制，类似于在大胆管中出现的 CCA[9,39]。需要进一步的研究来证实这一假设。

4.6 总结

越来越多的证据表明，细胞衰老可能在包括胆道疾病在内的各种肝脏疾病的病理生理过程中起着重要作用。衰老细胞不仅是细胞损伤的结果，还可能通过产生包括各种细胞因子和趋化因子在内的 SASPs 参与调节炎症反应和癌变。细胞衰老参与 PBC 的炎症的进展和进行性胆管缺失，自噬失调可通过线粒体抗原的异常表达诱导细胞衰老和自身免疫过程，在 PBC 的发病机制中起重要作用。此外，"癌基因诱导的衰老"可能参与胆管癌变的多个步骤。在不远的将来，细胞衰老机制可能是各种胆道病变预防、早期诊断和治疗的新焦点。

参考文献

1. Tchkonia T, Zhu Y, van Deursen J, Campisi J, Kirkland JL. Cellular senescence and the senescent secretory phenotype: therapeutic opportunities. J Clin Invest. 2013;123(3): 966 - 72. doi: 10.1172/JCI64098.
2. Collado M, Blasco MA, Serrano M. Cellular senescence in cancer and aging. Cell. 2007;130(2): 223 - 33.
3. Yoshimoto S, Loo TM, Atarashi K, Kanda H, Sato S, Oyadomari S, Iwakura Y, Oshima K, Morita H, Hattori M, Honda K, Ishikawa Y, Hara E, Ohtani N. Obesity-induced gut microbial metabolite promotes liver cancer through senescence secretome. Nature. 2013;499(7456): 97 - 101. doi: 10.1038/nature12347.
4. Sasaki M, Ikeda H, Haga H, Manabe T, Nakanuma Y. Frequent cellular senescence in small bile ducts in primary biliary cirrhosis: a possible role in bile duct loss. J Pathol. 2005;205(4): 451 - 9.
5. Sasaki M, Ikeda H, Yamaguchi J, Nakada S, Nakanuma Y. Telomere shortening in the damaged small bile ducts in primary biliary cirrhosis reflects ongoing cellular senescence. Hepatology. 2008;48(1): 186 - 95.
6. Nakanuma Y, Sasaki M, Harada K. Autophagy and senescence in fibrosing cholangiopathies. J Hepatol. 2015;62(4): 934 - 45. doi: 10.1016/j.jhep.2014.11.027.
7. Meng L, Quezada M, Levine P, Han Y, McDaniel K, Zhou T, Lin E, Glaser S, Meng F, Francis H, Alpini G. Functional role of cellular senescence in biliary injury. Am J Pathol. 2015;185(3): 602 - 9. doi: 10.1016/j.ajpath.2014.10.027.
8. Braig M, Lee S, Loddenkemper C, Rudolph C, Peters AH, Schlegelberger B, Stein H, Dorken B, Jenuwein T, Schmitt CA. Oncogene-induced senescence as an initial barrier in lymphoma development. Nature. 2005;436(7051): 660 - 5.
9. Sasaki M, Yamaguchi J, Itatsu K, Ikeda H, Nakanuma Y. Over-expression of polycomb group protein EZH2 relates to decreased expression of p16 INK4a in cholangiocarcinogenesis in hepatolithiasis. J Pathol. 2008;215(2): 175 - 83.
10. Sasaki M, Miyakoshi M, Sato Y, Nakanuma Y. Modulation of the microenvironment by senescent biliary epithelial cells may be involved in the pathogenesis of primary biliary cirrhosis. J Hepatol.

2010;53(2): 318 – 25. doi: 10.1016/j.jhep.2010.03.008.
11. Kuilman T, Michaloglou C, Vredeveld LC, Douma S, van Doorn R, Desmet CJ, Aarden LA, Mooi WJ, Peeper DS. Oncogene-induced senescence relayed by an interleukin-dependent inflammatory network. Cell. 2008;133(6): 1019 – 31.
12. Wajapeyee N, Serra RW, Zhu X, Mahalingam M, Green MR. Oncogenic BRAF induces senescence and apoptosis through pathways mediated by the secreted protein IGFBP7. Cell. 2008; 132(3): 363 – 74.
13. Acosta JC, O'Loghlen A, Banito A, Guijarro MV, Augert A, Raguz S, Fumagalli M, Da Costa M, Brown C, Popov N, Takatsu Y, Melamed J, d'Adda di Fagagna F, Bernard D, Hernando E, Gil J. Chemokine signaling via the CXCR2 receptor reinforces senescence. Cell. 2008;133(6): 1006 – 18.
14. Lazaridis KN, LaRusso NF. The cholangiopathies. Mayo Clin Proc. 2015;90(6): 791 – 800. doi: 10.1016/j.mayocp.2015.03.017.
15. Portmann B, Nakanuma Y. Diseases of the bile ducts. In: Pathology of the liver. London: Churchill Livingsotone; 2007.
16. Tabibian JH, O'Hara SP, Splinter PL, Trussoni CE, LaRusso NF. Cholangiocyte senescence by way of N-ras activation is a characteristic of primary sclerosing cholangitis. Hepatology. 2014;59(6): 2263 – 75. doi: 10.1002/hep.26993.
17. Gutierrez-Reyes G, del Carmen Garcia de Leon M, Varela-Fascinetto G, Valencia P, Perez Tamayo R, Rosado CG, Labonne BF, Rochilin NM, Garcia RM, Valadez JA, Latour GT, Corona DL, Diaz GR, Zlotnik A, Kershenobich D. Cellular senescence in livers from children with end stage liver disease. PLoS One. 2010;5(4): e10231. doi: 10.1371/journal.pone.0010231.
18. Sasaki M, Matsubara T, Kakuda Y, Sato Y, Nakanuma Y. Immunostaining for polycomb group protein EZH2 and senescent marker p16INK4a may be useful to differentiate cholangiolocellular carcinoma from ductular reaction and bile duct adenoma. Am J Surg Pathol. 2014;38(3): 364 – 9. doi: 10.1097/PAS.0000000000000125.
19. Sasaki M, Nakanuma Y. Cellular senescence in biliary pathology. Special emphasis on expression of a polycomb group protein EZH2 and a senescent marker p16INK4a in bile ductular tumors and lesions. Histol Histopathol. 2015;30(3): 267 – 75.
20. Sasaki M, Nakanuma Y. New concept: cellular senescence in pathophysiology of cholangiocarcinoma. Expert Rev Gastroenterol Hepatol. 2016;10(5): 625 – 38. doi: 10.1586/17474124.2016.1133291.
21. Krizhanovsky V, Yon M, Dickins RA, Hearn S, Simon J, Miething C, Yee H, Zender L, Lowe SW. Senescence of activated stellate cells limits liver fibrosis. Cell. 2008;134(4): 657 – 67.
22. Sasaki M, Ikeda H, Sato Y, Nakanuma Y. Decreased expression of Bmi1 is closely associated with cellular senescence in small bile ducts in primary biliary cirrhosis. Am J Pathol. 2006; 169(3): 831 – 45.
23. Sasaki M, Ikeda H, Itatsu K, Yamaguchi J, Sawada S, Minato H, Ohta T, Nakanuma Y. The overexpression of polycomb group proteins Bmi1 and EZH2 is associated with the progression and aggressive biological behavior of hepatocellular carcinoma. Lab Invest. 2008;88(8): 873 – 82.
24. Plentz RR, Park YN, Lechel A, Kim H, Nellessen F, Langkopf BH, Wilkens L, Destro A, Fiamengo B, Manns MP, Roncalli M, Rudolph KL. Telomere shortening and inactivation of cell cycle checkpoints characterize human hepatocarcinogenesis. Hepatology. 2007;45(4): 968 – 76.
25. Dimri GP, Lee X, Basile G, Acosta M, Scott G, Roskelley C, Medrano EE, Linskens M, Rubelj I, Pereira-Smith O, et al. A biomarker that identifies senescent human cells in culture and in aging skin in vivo. Proc Natl Acad Sci U S A. 1995;92(20): 9363 – 7.
26. Meeker AK, Gage WR, Hicks JL, Simon I, Coffman JR, Platz EA, March GE, De Marzo AM. Telomere length assessment in human archival tissues: combined telomere fluorescence in situ hybridization and immunostaining. Am J Pathol. 2002;160(4): 1259 – 68.
27. Shelton DN, Chang E, Whittier PS, Choi D, Funk WD. Microarray analysis of replicative senescence. Curr Biol. 1999;9(17): 939 – 45. Doi: S0960 – 9822(99)80420 – 5 [pii]
28. Coppe JP, Patil CK, Rodier F, Sun Y, Munoz DP, Goldstein J, Nelson PS, Desprez PY, Campisi J. Senescence-associated secretory phenotypes reveal cell-nonautonomous functions of oncogenic RAS and the p53 tumor suppressor. PLoS Biol. 2008;6(12): 2853 – 68.. Doi: 08 – PLBI – RA – 2566 [pii] 10.1371/journal.pbio.0060301.

29. White E, Lowe SW. Eating to exit: autophagy-enabled senescence revealed. Genes Dev. 2009;23(7): 784 - 7.. Doi: 23/7/784 [pii] 10.1101/gad.1795309.
30. Kumar V, Abbas A, Aster J. Cell injury, cell death, and adaptation. In: Kumar V, Abbas A, Aster J, editors. Robbins basic pathology. 9th ed. Philadelphia: Elsevier; 2013. p.1 - 18.
31. Mizushima N, Levine B, Cuervo AM, Klionsky DJ. Autophagy fights disease through cellular self-digestion. Nature. 2008;451(7182): 1069 - 75.. Doi: nature06639 [pii] 10.1038/nature06639.
32. Ohsumi Y. Molecular dissection of autophagy: two ubiquitin-like systems. Nat Rev Mol Cell Biol. 2001;2(3): 211 - 6. doi: 10.1038/35056522.
33. Saitoh T, Akira S. Regulation of innate immune responses by autophagy-related proteins. J Cell Biol. 2010;189(6): 925 - 35.. Doi: jcb.201002021 [pii] 10.1083/jcb.201002021.
34. Levine B, Mizushima N, Virgin HW. Autophagy in immunity and inflammation. Nature. 2011;469 (7330): 323 - 35.. Doi: nature09782 [pii] 10.1038/nature09782.
35. Young AR, Narita M, Ferreira M, Kirschner K, Sadaie M, Darot JF, Tavare S, Arakawa S, Shimizu S, Watt FM. Autophagy mediates the mitotic senescence transition. Genes Dev. 2009;23 (7): 798 - 803.. Doi: gad.519709 [pii] 10.1101/gad.519709.
36. Sasaki M, Miyakoshi M, Sato Y, Nakanuma Y. Autophagy mediates the process of cellular senescence characterizing bile duct damages in primary biliary cirrhosis. Lab Invest. 2010;90(6): 835 - 43. Doi: labinvest201056 [pii] 10.1038/labinvest.2010.56.
37. Lunz 3rd JG, Contrucci S, Ruppert K, Murase N, Fung JJ, Starzl TE, Demetris AJ. Replicative senescence of biliary epithelial cells precedes bile duct loss in chronic liver allograft rejection: increased expression of p21 (WAF1 /Cip1) as a disease marker and the influence of immunosuppressive drugs. Am J Pathol. 2001;158(4): 1379 - 90.
38. Sanada Y, Kawano Y, Miki A, Aida J, Nakamura K, Shimomura N, Ishikawa N, Arai T, Hirata Y, Yamada N, Okada N, Wakiya T, Ihara Y, Urahashi T, Yasuda Y, Takubo K, Mizuta K. Maternal grafts protect daughter recipients from acute cellular rejection after pediatric living donor liver transplantation for biliary atresia. Transpl Int. 2014;27(4): 383 - 90. doi: 10.1111/tri.12273.
39. Yamaguchi J, Sasaki M, Harada K, Zen Y, Sato Y, Ikeda H, Itatsu K, Yokoyama Y, Ando H, Ohta T, Kubota A, Shimizu K, Nimura Y, Nagino M, Nakanuma Y. Papillary hyperplasia of the gallbladder in pancreaticobiliary maljunction represents a senescence-related lesion induced by lysolecithin. Lab Invest. 2009;89(9): 1018 - 31. doi: 10.1038/labinvest.2009.65.
40. Sasaki M, Ikeda H, Yamaguchi J, Miyakoshi M, Sato Y, Nakanuma Y. Bile ductular cells undergoing cellular senescence increase in chronic liver diseases along with fibrous progression. Am J Clin Pathol. 2010;133(2): 212 - 23. doi: 10.1309/AJCPWMX47TREYWZG.
41. Chiba M, Sasaki M, Kitamura S, Ikeda H, Sato Y, Nakanuma Y. Participation of bile ductular cells in the pathological progression of non-alcoholic fatty liver disease. J Clin Pathol. 2011;64(7): 564 - 70. doi: 10.1136/jcp.2011.090175.
42. Portmann B, Nakanuma Y. Diseases of the bile ducts. In: Burt A, Portman BC, Ferrell LD, eds. Pathology of the liver. 5th ed. London: Churchill Livingstone; 2007. p.517 - 81.
43. Nakanuma Y, Ohta G. Histometric and serial section observations of the intrahepatic bile ducts in primary biliary cirrhosis. Gastroenterology. 1979;76(6): 1326 - 32.
44. Beuers U, Gershwin ME, Gish RG, Invernizzi P, Jones DE, Lindor K, Ma X, Mackay IR, Pares A, Tanaka A, Vierling JM, Poupon R. Changing nomenclature for PBC: from 'cirrhosis' to 'cholangitis'. Hepatology. 2015;62(5): 1620 - 2. doi: 10.1002/hep.28140.
45. Beuers U, Gershwin ME, Gish RG, Invernizzi P, Jones DE, Lindor K, Ma X, Mackay IR, Pares A, Tanaka A, Vierling JM, Poupon R. Changing nomenclature for PBC: from 'cirrhosis' to 'cholangitis'. J Hepatol. 2015;63(5): 1285 - 7. doi: 10.1016/j.jhep.2015.06.031.
46. Sasaki M, Ikeda H, Nakanuma Y. Activation of ATM signaling pathway is involved in oxidative stress-induced expression of mito-inhibitory p21(WAF1/Cip1) in chronic non-suppurative destructive cholangitis in primary biliary cirrhosis: an immunohistochemical study. J Autoimmun. 2008;31(1): 73 - 8.
47. Sasaki M, Ikeda H, Sato Y, Nakanuma Y. Proinflammatory cytokine-induced cellular senescence of biliary epithelial cells is mediated via oxidative stress and activation of ATM pathway: a culture study. Free Radic Res. 2008;42(7): 625 - 32.

48. Serrano M, Blasco MA. Putting the stress on senescence. Curr Opin Cell Biol. 2001;13(6): 748 - 53.
49. Demetris A. Immunopathology of the human biliary tree. In: Sirica A, Longnecker D, editors. Biliary and Pancreatic ductal epithelia. New York: Marcel Dekker Inc.; 1997. p.127 - 80.
50. Sasaki M, Miyakoshi M, Sato Y, Nakanuma Y. Chemokine-chemokine receptor CCL2 - CCR2 and CX3CL1 - CX3CR1 axis may play a role in the aggravated inflammation in primary biliary cirrhosis. Dig Dis Sci. 2014;59(2): 358 - 64. doi: 10.1007/s10620 - 013 - 2920 - 6.
51. Alvaro D, Mancino MG, Glaser S, Gaudio E, Marzioni M, Francis H, Alpini G. Proliferating cholangiocytes: a neuroendocrine compartment in the diseased liver. Gastroenterology. 2007;132(1): 415 - 31.
52. Shimoda S, Harada K, Niiro H, Yoshizumi T, Soejima Y, Taketomi A, Maehara Y, Tsuneyama K, Nakamura M, Komori A, Migita K, Nakanuma Y, Ishibashi H, Selmi C, Gershwin ME. Biliary epithelial cells and primary biliary cirrhosis: the role of liver-infiltrating mononuclear cells. Hepatology. 2008;47(3): 958 - 65. doi: 10.1002/hep.22102.
53. Tsuneyama K, Harada K, Yasoshima M, Hiramatsu K, Mackay CR, Mackay IR, Gershwin ME, Nakanuma Y. Monocyte chemotactic protein - 1, - 2, and - 3 are distinctively expressed in portal tracts and granulomata in primary biliary cirrhosis: implications for pathogenesis. J Pathol. 2001;193(1): 102 - 9.. Doi: 10.1002/1096 - 9896(2000)
54. Isse K, Harada K, Zen Y, Kamihira T, Shimoda S, Harada M, Nakanuma Y. Fractalkine and CX3CR1 are involved in the recruitment of intraepithelial lymphocytes of intrahepatic bile ducts. Hepatology. 2005;41(3): 506 - 16. doi: 10.1002/hep.20582.
55. Sasaki M, Miyakoshi M, Sato Y, Nakanuma Y. Autophagy may precede cellular senescence of bile ductular cells in ductular reaction in primary biliary cirrhosis. Dig Dis Sci. 2012;57(3): 660 - 6. doi: 10.1007/s10620 - 011 - 1929 - y.
56. Sasaki M, Miyakoshi M, Sato Y, Nakanuma Y. A possible involvement of p62/sequestosome - 1 in the process of biliary epithelial autophagy and senescence in primary biliary cirrhosis. Liver Int. 2012; 32(3): 487 - 99. doi: 10.1111/j.1478 - 3231.2011.02656.x.
57. Sasaki M, Miyakoshi M, Sato Y, Nakanuma Y. Increased expression of mitochondrial proteins associated with autophagy in biliary epithelial lesions in primary biliary cirrhosis. Liver Int. 2013;33(2): 312 - 20. doi: 10.1111/liv.12049.
58. Sasaki M, Yoshimura-Miyakoshi M, Sato Y, Nakanuma Y. A possible involvement of endo-plasmic reticulum stress in biliary epithelial autophagy and senescence in primary biliary cirrhosis. J Gastroenterol. 2015;50(9): 984 - 95. doi: 10.1007/s00535 - 014 - 1033 - 0.
59. Sasaki M, Miyakoshi M, Sato Y, Nakanuma Y. Increased expression of mitochondrial proteins associated with autophagy in biliary epithelial lesions in primary biliary cirrhosis. Liver Int. 2013;33(2): 312 - 20. doi: 10.1111/liv.12049.
60. Tabibian JH, O'Hara SP, Trussoni CE, Tietz PS, Splinter PL, Mounajjed T, Hagey LR, LaRusso NF. Absence of the intestinal microbiota exacerbates hepatobiliary disease in a murine model of primary sclerosing cholangitis. Hepatology. 2016;63(1): 185 - 96. doi: 10.1002/hep.27927.
61. Demetris AJ, Markus BH, Saidman S, Fung JJ, Makowka L, Graner S, Duquesnoy R, Starzl TE. Isolation and primary cultures of human intrahepatic bile ductular epithelium. In Vitro Cell Dev Biol. 1988;24(5): 464 - 70.
62. Blakolmer K, Seaberg EC, Batts K, Ferrell L, Markin R, Wiesner R, Detre K, Demetris A. Analysis of the reversibility of chronic liver allograft rejection implications for a staging schema. Am J Surg Pathol. 1999;23(11): 1328 - 39.
63. Zen Y, Sasaki M, Fujii T, Chen TC, Chen MF, Yeh TS, Jan YY, Huang SF, Nimura Y, Nakanuma Y. Different expression patterns of mucin core proteins and cytokeratins during intrahepatic cholangiocarcinogenesis from biliary intraepithelial neoplasia and intraductal papillary neoplasm of the bile duct - an immunohistochemical study of 110 cases of hepatolithiasis. J Hepatol. 2006;44(2): 350 - 8.
64. Nakanuma Y, Curado MP, Franceschi S, Gores GJ, Paradis V, Sripa B, Tsui WMS, Wee A. Intrahepatic cholangiocarcinoma. In: Bosman FT, Carneiro F, Hruban RH, Theise ND, editors. WHO classification of tumours of the digenstive system. 4th ed. Lyon: IARC Press; 2010. p.217 - 24.

65. Nakanuma Y, Sasaki M, Terada T, Harada K. Intrahepatic peribiliary glands of humans. II Pathological spectrum. J Gastroenterol Hepatol. 1994;9: 80 - 6.
66. Terada T, Nakanuma Y. Cell kinetics analyses and expression of carcinoembryonic antigen, carbohydrate antigen 19 - 9 and DU - Pan - 2 in hyperplastic, preneoplastic and neoplastic lesions of intrahepatic bile ducts in hepatolithiasis. Virshow Arch A Pathol Anat Histopathol. 1992;420(4): 327 - 35.
67. Sasaki M, Nakanuma Y, Kim Y. Characterization of apomicin expression in intrahepatic cholangiocarcinomas ans their precursor lesions: an immunohistochemical study. Hepatology. 1996; 24: 1074 - 8.
68. Hsu M, Sasaki M, Igarashi S, Sato Y, Nakanuma Y. KRAS and GNAS mutations and p53 overexpression in biliary intraepithelial neoplasia and intrahepatic cholangiocarcinomas. Cancer. 2013; 119(9): 1669 - 74. doi: 10.1002/cncr.27955.

5 胆管的血液供应和缺血性胆管病变

Yasuni Nakanuma，Naoko Miyata

摘 要：胆道树完全由肝动脉供血，当肝动脉供血不足，或因肝动脉及其分支，包括胆管周围血管丛（PVP）的损伤，均可导致缺血性胆管损伤（即缺血性胆管病变）。缺血性胆管病变由胆管坏死、胆漏和胆汁瘤、胆管狭窄以及胆道铸型等临床病理类型组成。尽管缺血性胆管病变会自发或在其他治疗过程中发生，但与肝移植相关的缺血性胆管病变通常包括非吻合性胆道狭窄和胆道铸型综合征，以及肝动脉化疗栓塞术后相关的胆管坏死和胆汁瘤等。包括胆管周围血管丛在内的肝动脉分支和胆管上皮细胞缺氧性损伤在发病过程中起核心作用。此外，随着缺血性胆管病变的进展，在胆管周围血管丛的内皮细胞以及大胆管的胆管上皮细胞表达的ABH血型和HLA抗原，可能会被作为免疫攻击的靶点。进一步针对PVP供血胆管独特解剖学结构的研究表明，这两种移植物特异性抗原的表达，对缺血性胆管疾病的评估和治疗至关重要。

关键词：胆管周围血管丛；胆道；胆汁瘤；胆管坏死；硬化性胆管炎

缩 略 词

AS	anastomotic biliary stricture	吻合口相关的胆管狭窄
BCS	biliary cast syndrome	胆管铸型综合征
BDN	bile duct necrosis	胆管坏死
BECs	biliary epithelial cells	胆管上皮细胞
DSA	donor-specific antibodies	供体特异性抗体
HR	hypoxia/reperfusion	缺氧/再灌注
IA	isoagglutinin	同族凝集素
ITBL	ischemic-type biliary stricture	缺血性胆管狭窄

续 表

LPS	lipopolysaccharides	脂多糖类
LT	liver transplantation	肝移植
NAS	nonanastomotic biliary strictures	非吻合口相关性胆管狭窄
PAMPs	pathogen-associated molecular patterns	病原相关分子模式
PCP	peribiliary capillary plexus	胆管周围毛细血管丛
PRR	pathogen recognition receptors	模式识别受体
PVP	peribiliary vascular plexus	胆管周围血管丛
ROS	reactive oxygen species	活性氧
TACE	transarterial chemoembolization	经肝动脉化疗栓塞
TLRs	toll-like receptors	Toll 样受体

5.1 概述

胆道系统是肝细胞和胆管上皮细胞分泌的胆汁的排泄通道，被覆单层胆管上皮细胞或胆管细胞[1,2]。与肝实质由门静脉和肝动脉双重供血不同，胆道系统完全由肝动脉供血。因此，肝动脉功能不全以及肝动脉及其分支(包括胆管周围血管丛)的损伤都可能导致不同形式的缺血性胆道损伤(缺血性胆管病)[1,3]。

近年来，肝移植和介入治疗(如动脉化疗栓塞)越来越多开展，临床上也出现了各种各样的胆道并发症，其中一些具有较高的发病率和死亡率[4-6]。大部分的胆道并发症与胆道缺血相关[4]。尤其是非吻合口缺血性胆管狭窄是肝移植术后最常见、最棘手的并发症之一[4,7,8]。缺血性胆道损伤，如胆管狭窄和胆管炎也会自发性产生[4]。本文主要讨论胆道系统特有的血供，以及胆道系统血供异常相关的胆管病病理学及发病机制。

5.2 胆道系统血供

5.2.1 胆道系统解剖

胆管系统一般分为远端胆管、肝门部胆管、肝内胆管和胆囊。左、右肝管近端的肝内胆管可分为肝内大胆管和肝内小胆管。前者与双侧肝管的第一级到第三级分支相对应，而后者在显微镜下可辨识，由分隔胆管和小叶间胆管组成。有趣的是，肝内的大胆管、肝门部胆管和远端胆管周围均有管周腺体[2]。胆管被覆单层立方或高柱状上皮细胞(BECs)。

5.2.2 胆管的血供系统

从肝外胆管到肝内小胆管，以及管周腺体均是由肝动脉供血[1,3]。来自肝动脉的小动脉分支吻合呈鸡爪样(胆管周围交通小动脉)在胆管壁内密布于胆管周围，然后这些小动脉末梢在胆道上皮细胞层下方形成胆管周围毛细血管丛(PCP)。然后回流至管壁周围及壁内的静脉分支，进而回流至门脉分支或直接回流入肝血窦。由胆管周围动脉、PCP 和回流静脉组成的血管结构，称为 PVP[3]。超微结构上，大量毛细血管是由带隔膜的多孔内皮构成的，内皮胞质稀薄，而在胆管腔面胞质致密，这种结构有利于胆管内外物质的高效转运[9]。

在组织结构上，PVP 在肝内大胆管、肝门部胆管和远端胆管(图 5.1 和图 5.2a)均有发育良好的三层结构，内层对应 PCP、中层对应胆管内外流入小动脉、外层则对应管壁内外的回流静脉分支。这三层组织存在于远端胆管、肝门部胆管、肝内大胆管和分隔胆管，但是否存在于肝内小叶间胆管周围，证据尚不足。

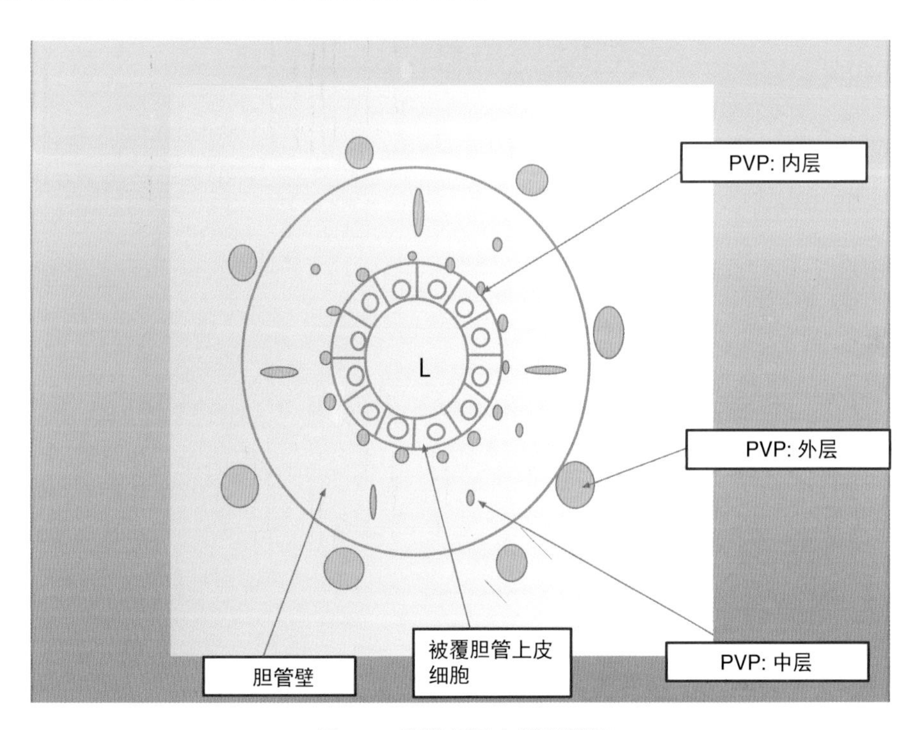

图 5.1 胆管周围血管丛图解

胆管内腔旁有一个点状的内层，管壁(外层)外有脉管系统。管壁内有小血管(中层)。L：胆管腔。

5.3 缺血性胆管上皮损伤和胆管病变

在胆管系统不同的缺血条件下，胆管表现出不同的胆道上皮损伤和胆管病变(缺血性

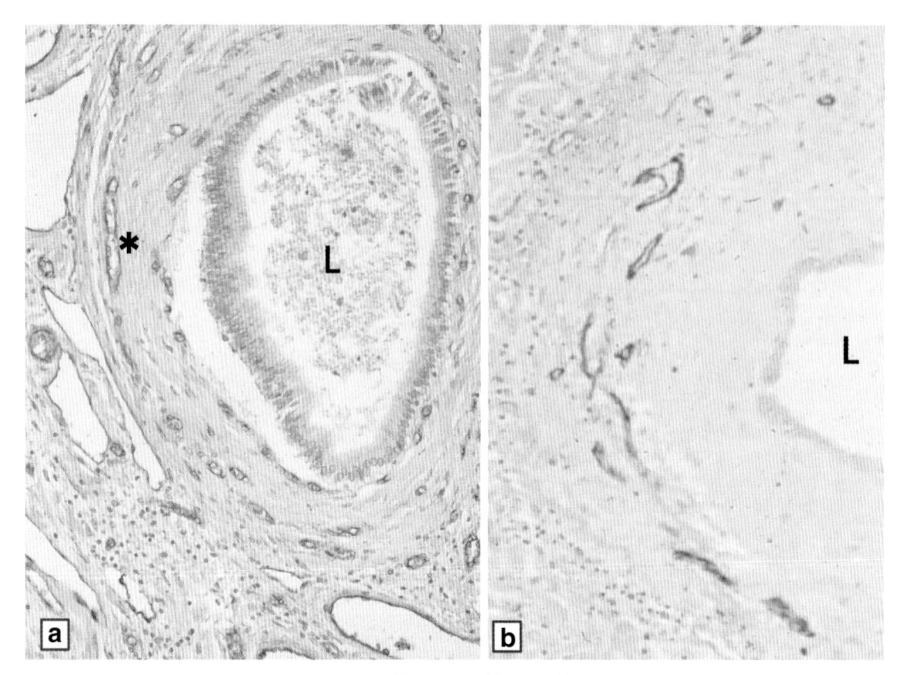

图 5.2 胆管周围血管丛及其变异

(a) 胆管腔(L)缘面有点状的内层，管壁外有脉管系统(箭头)(外层)。管壁内(＊)有小血管(中层)。L 胆管腔。IIIV 因子免疫染色，×100(原始放大)。(b) 经动脉化疗栓塞引起的胆管硬化。间隔胆管内层减少或缺失。L 胆管腔。IIIV 因子免疫染色，×130(原始放大)。

胆管病)[10]。

5.3.1 胆管缺血机制

以下所述肝血管或肝循环的弥漫性或局部缺血条件是导致胆管上皮细胞发生缺血性损伤的原因，进而可导致良性胆管狭窄及其他病变。

5.3.1.1 休克或肝动脉灌注不足

休克和肝动脉功能不全或低灌注可以导致胆管缺血。

5.3.1.2 肝动脉和 PVP 的血管损伤

肝动脉分支或 PVP 局部或节段性损伤可能导致胆管的局灶性、多灶性、节段性或不连续性缺血。

5.3.1.2.1 血栓形成、栓塞或其他机械性损伤

血栓、栓塞、血管狭窄或肝动脉折曲均可影响肝动脉血流，进而导致胆管缺血损伤，造成胆管狭窄或缺失。

5.3.1.2.2 动脉炎或动脉病或血管炎

排斥反应相关的动脉病(泡沫细胞动脉病)：排斥反应相关的动脉病主要由泡沫巨噬细胞构成，通常位于血管内膜下，可能存在于动脉壁的任何一层。这些细胞会对受累动脉

造成不同程度的管腔阻塞，进而导致缺血性胆管损伤或胆管缺失，也可能与胆汁淤积和胆管损伤有关。

其他血管损伤：肝动脉分支坏死性动脉炎（结节性多动脉炎）是引起缺血性胆管损伤的罕见原因。与管腔狭窄相关的肝动脉及其分支的夹层动脉瘤也可导致胆管缺血。

5.3.1.2.3 PVP 内皮损伤

抗体介导性攻击 PVP：循环系统中的供体特异性抗体（DSA）和新生 DASs 可对 PVP 的血管内皮细胞造成免疫性破坏（图 5.3）[5,11]。表达在 PVP 内皮细胞上的血型及 HLA 抗原都可作为 DSA 的靶点[1,12]。

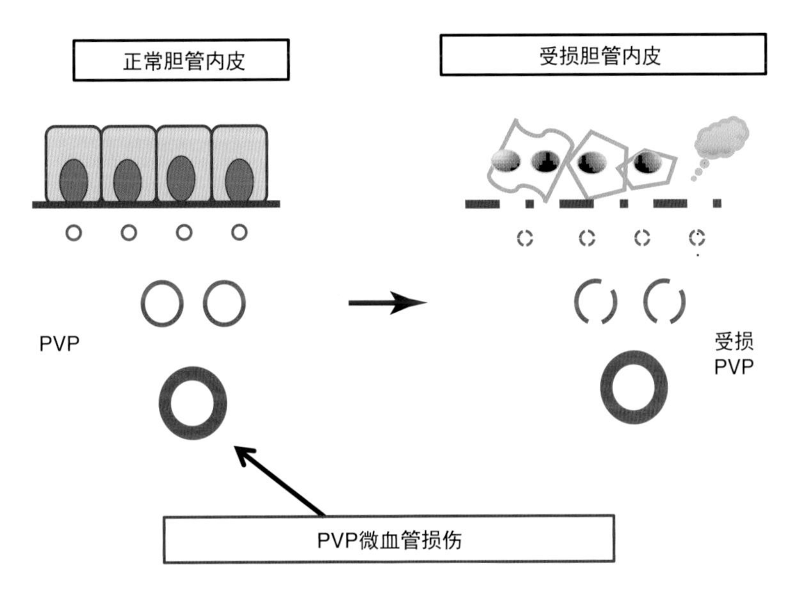

图 5.3 PVP（胆管周围血管丛）微血管损伤和由其导致的胆管内皮损伤的图示。PVP 内皮的细胞毒素损伤（如细胞毒素抗体、内毒素和活性氧）会导致 PVP（尤其是内层和中层）破坏，胆管上皮损伤和缺血性胆管病相继出现。

PVP 的微血管病变损伤包括许多细胞毒性损伤，如缺氧损伤；活性氧；细菌毒素，特别是内毒素；器官保存诱导损伤；冷热缺血性损伤诱导直接损伤或 PVP 内皮细胞破坏，尤其是内层和中层。

5.3.2 胆管上皮细胞（BECs）的缺血性损伤

胆管缺血可导致下列胆管上皮损伤。

5.3.2.1 缺氧和缺氧/再灌注（H/R）

由于缺氧，BECs 失去细胞间连接，与基底膜分离，导致胆管腔被覆上皮脱落和胆管腔面裸露[13]。然而，与缺氧相比，BECs 更容易受到再灌注损伤的影响。这支持了缺氧的

BECs 再灌注增加了对 BECs 细胞杀伤以及肝移植时再灌注损伤导致移植后胆管损伤的假说[6,13]。H/R 损伤可能会诱导 BECs 凋亡、坏死和细胞衰老。

5.3.2.2 胆汁酸的毒性

BECs 分泌的 HCO_3^- 在其腔面维持正常的碱性 pH，以防止有害的疏水胆汁酸过度渗透造成细胞损伤[13,14]。在肝移植后，BEC 分泌“保护者”HCO_3^- 异常，因为 H/R 可影响阴离子交换剂 2 和囊性纤维横跨膜调节因子蛋白质的表达，而它们具有调节胆管分泌 HCO_3^- 的功能[13,14]。在缺血条件下，胆管 HCO_3^- 的形成会被破坏，这样就使得 BEC 容易受到疏水胆汁酸的攻击(见第二章)[12]。

5.3.2.3 胆管固有免疫调节异常

无论在生理状态还是病理状态下，胆管上皮细胞都持续暴露于胆汁刺激下，胆汁中含有大量内源性和外源性成分，包括病原体相关分子模式(PAMPs)和外源性物质，它们一般都具有促炎性、趋化性和细胞毒性[15]。为了保护 BECs，胆管有数个细胞防御系统，包括独特的固有免疫应答(胆管固有免疫)。BECs 具有病原体识别受体，特别是 Toll 样受体，能够识别 PAMPs 且在固有免疫应答中起到重要作用。在调控异常的状态下，固有免疫会被激活，并分泌促炎细胞因子、趋化因子和其他活性物质，导致炎症发生和管周纤维化的细胞因子环境形成，并可诱导缺血性胆管病中的胆管细胞凋亡(见第三章和第四章)。实验中，再灌注诱导组织损伤是由固有免疫为主导的炎性反应来调节(主导的炎症反应介导)的，至少在某种程度上，是通过 TLR-4 激活或者可能是表达 TLR-2 的细胞激化而实现[16]。

5.3.2.4 氧化应激和抗氧化剂

胆道系统缺血状态和氧化应激有关。在再氧化过程中，由 BECs 形成 ROS 的速度是肝细胞的 5 倍。此外，BECs 中的谷胱甘肽基础水平低于肝细胞，因此，和缺氧相比，BEC 更容易受到再氧化损伤的影响，这也解释了为何肝移植肝脏保存过程中的再氧化损伤可导致胆管损伤。内源性细胞保护分子，如抗氧化剂，能够保护 BEC。然而，缺血条件下细胞水平抗氧化剂，如谷胱甘肽 1(GSH)的细胞水平降低，会导致 Bcl-2 蛋白质降解加剧，进而促进 BEC 凋亡和胆管病发生[17]。

5.3.2.5 其他

LT 期间延长的冷缺血时间与膜相关 MUC-1、MUC-3A 和 MUC-5B 的表达下调有关[16]。黏蛋白在胆管上皮细胞顶部细胞膜上表达，能够润滑和保护这些细胞免受各种损伤，包括来自细胞毒性胆汁盐的损伤。LT 后 MUC1 和 MUC3A 表达下降可能导致缺血性胆管狭窄的发生。

5.3.3 胆道缺血病理改变

胆管缺血常与下列胆管病变的发生有关，尤其常见于肝移植和肝动脉化疗栓塞术后。但是，这些病变也可发生于非缺血性胆道中。

5.3.3.1 胆管坏死(BDN)

胆管坏死时,胆管壁间质中的活性细胞减少[8]。虽然胆管坏死常伴随着黏膜缺失,导致上皮下间质裸露,但单纯上皮层缺失不能等同于 BDN。典型的 BDN 更多地出现于内壁层,失活区域可见散在的核溶解细胞或无细胞残留。BDN 有不同的程度,通常与坏死区胆汁与胆色素浸透有关(图 5.4)。胆管壁坏死最可能是由小动脉闭塞及与 PVP 局部微环境破坏有关,进而导致 PCP 内层破坏。

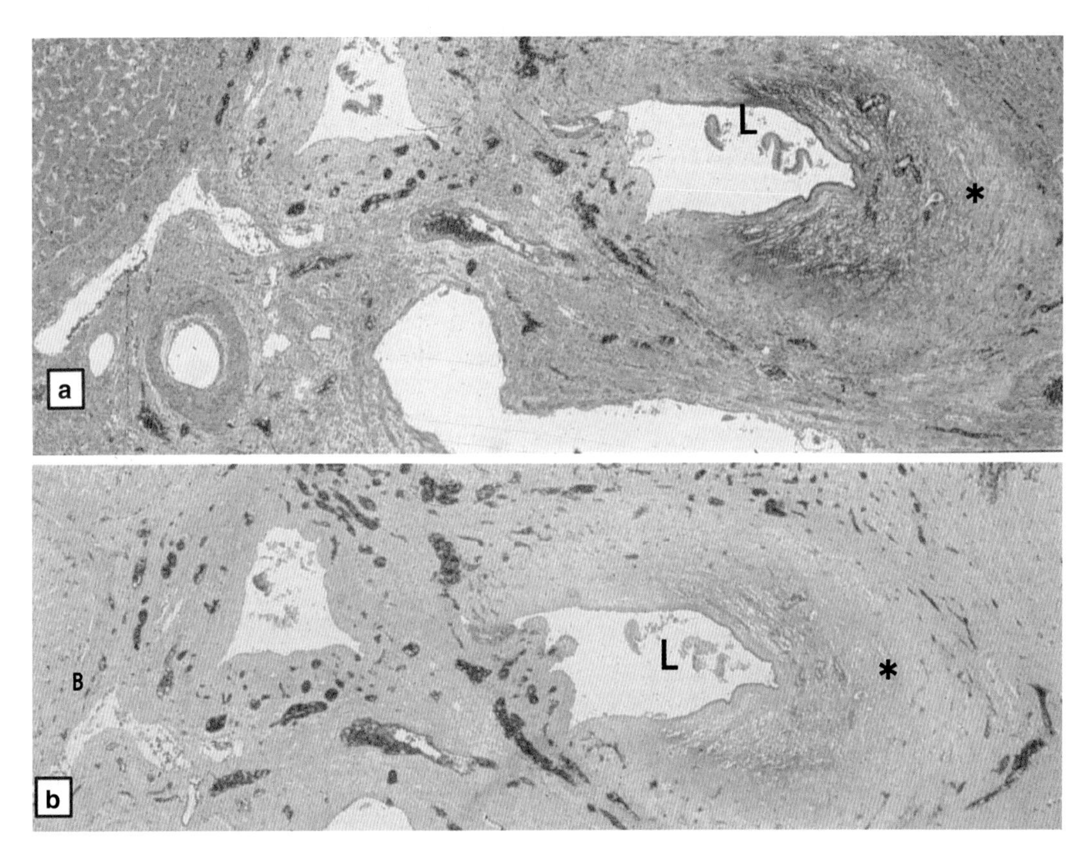

图 5.4 动脉化疗栓塞导致的胆管坏死

(a) 超过一半的胆管具有坏死和胆汁浸透。H&E,×70(原始放大)。(b) 图 a 的连续切片。在坏死区域,胆管周围血管丛的内层和中层缺失。IIIV 因子免疫染色,×70(原始放大)。

5.3.3.2 胆漏和胆汁瘤

胆汁瘤是由胆汁在胆管外区域继发包裹形成的。它一般是由于胆道系统在外伤或手术中受到损伤造成的(图 5.5a)[18]。然而,自发胆汁瘤可能与其他胆管疾病有关,如急性胆囊炎。TACE 诱导的胆汁瘤似乎是由碘油阻塞小的肝周动脉引起的,之后出现 BDN,胆漏后出现胆汁瘤。随后肉芽组织生长,形成的纤维组织限制了胆汁瘤的大小(图 5.5b)。

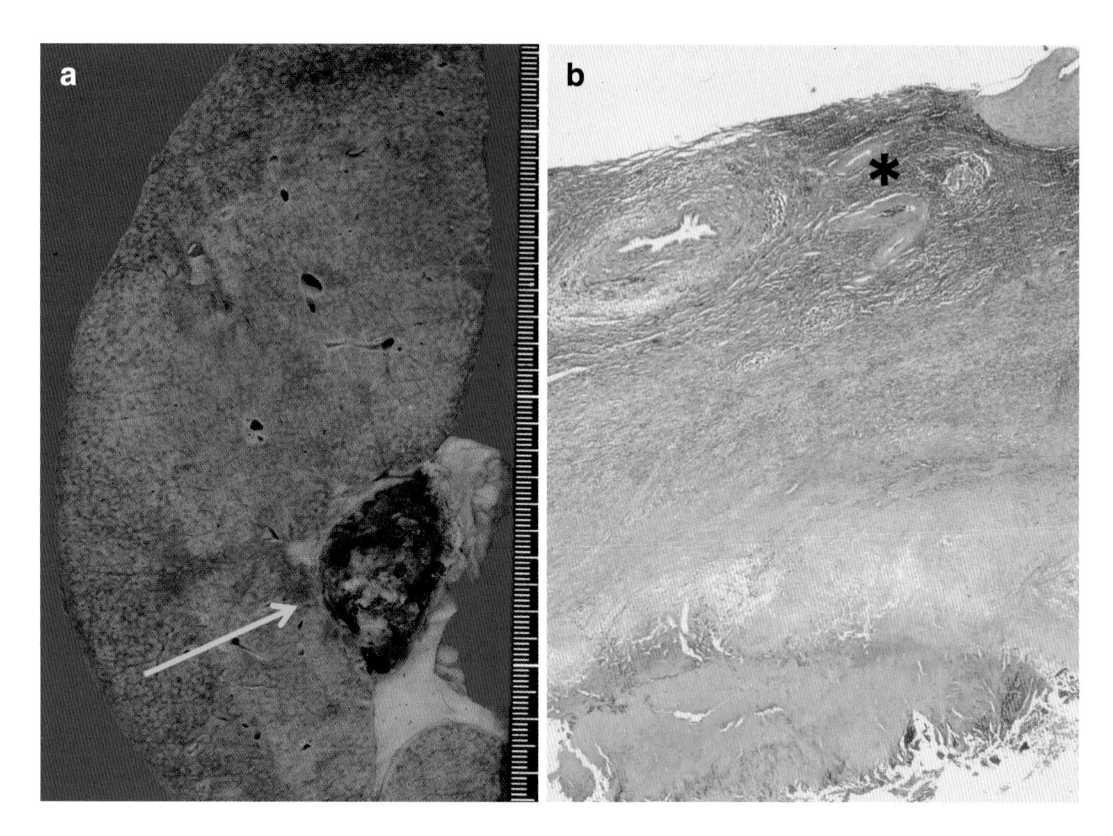

图 5.5 胆汁瘤

(a) 肝门区胆汁形成包裹性积液。(b) 外渗的胆汁被肉芽组织及周围的肝实质包绕。H&E，×60(原始放大)。

5.3.3.3 胆道狭窄(包括硬化性胆管炎)

胆道系统良性狭窄和硬化性胆管炎是胆道缺血的并发症，如 LT 和 TACE(图 5.2b)。后者有多处狭窄，胆道系统呈串珠状[6,18]。狭窄胆管的病理特征是重度纤维化和与上皮层脱落相关的肉芽组织；然而，胆管炎症相对轻微。

5.3.3.4 胆管缺失

胆管缺失，尤其是小胆管缺失，通常出现在胆管缺血，如慢性排斥反应。慢性排异反应可造成中等大小的动脉狭窄，该动脉病变是胆管丢失的主要机制。伴随小胆管周围 PVP 密度下降导致的 PVP 血流量下降是慢性排异反应后小胆管缺失的主要原因。

5.3.3.5 胆管铸型

胆管铸型出现在胆管铸型综合征中，胆管缺氧起主要作用(图 5.6)。附着于胆管壁的软或硬的铸型物质是由肝内和肝外胆管的坏死组织构成。

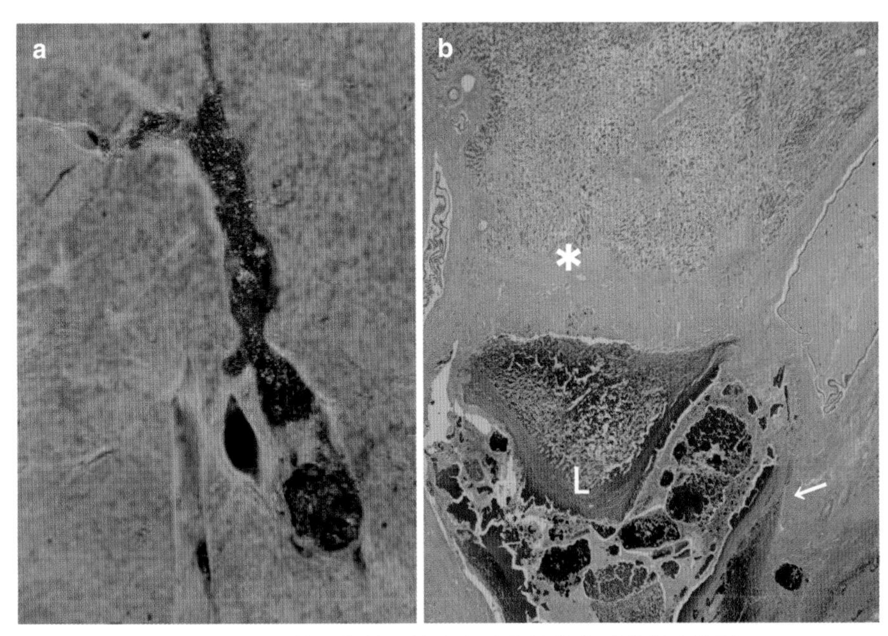

图 5.6 进行性硬化性胆管炎和败血性休克后的胆道铸型

(a) 肝内大胆管扩张，它们的壁纤维组织加厚，吸收胆汁。胆管腔深棕色铸型吸附于胆管壁。背景肝胆汁淤积。尸体解剖肝脏。(b) 大胆管存在胆管纤维化、伴随胆汁浸透的坏死、铸型和淤胆。L 胆管腔。H&E，×70。

5.4 缺血性胆管病

以下是具有代表性的缺血性胆管病，常见于 LT 和介入手术(如 TACE)。

5.4.1 LT 术后的缺血性胆管病

LT 后会出现各种各样棘手的病变，其中最常见的是胆管狭窄和胆管铸型综合征。

5.4.1.1 胆管狭窄

胆管狭窄可分为吻合口相关的胆管狭窄(AS)和非吻合相关的胆管狭窄(NAS)。其中，肝移植后吻合口相关的胆管狭窄发生率是 1%～15%，而非吻合相关的胆管狭窄发生率为 5%～30%[7,13]。

5.4.1.1.1 吻合口相关的胆管狭窄

AS 是位于胆管吻合口的孤立性狭窄，它们是由手术技术和局部缺血造成的，会导致吻合口纤维化瘢痕形成[1,4]。

5.4.1.1.2 非吻合相关的缺血性胆管病变(ITBLs)

虽然，NASs 最初是在肝移植术后肝动脉血栓形成中被描述的，但肝动脉血流正常时 NASs 发生的频率亦很高，在胆管造影常表现为一支或多支胆管狭窄和扩张[1,4]。目前，这个无肝动脉血栓形成的并发症已经被定义为非吻合相关的缺血性胆管病变(ITBLs)。虽然NAS可能会出现在移植物的肝外或肝内胆道系统,但大肝内胆管和肝门胆管是常见的病变部位。PVP的三层组织在这些胆管段中发育得较为良好,因此容易受到缺血性损伤的累及[3,5,19],大多数ITBLs出现在肝移植后的一年内[4]。胆管由PVP供血是其独特解剖学特征,PVP表达的移植物特异抗原可能会被供体特异性抗体结合,进而在ITBLs的发病过程中起着重要作用。

5.4.1.1.3 ITBLs发病机制

虽然ITBLs发病机制受到多个因素的影响,但相互关联的因素主要包括缺血性损伤、胆汁盐诱导的细胞毒素损伤和免疫介导损伤。

5.4.1.1.4 PVP的微血管损伤

PVP上皮细胞遭受的微血管损伤(保存诱导的损伤,延长的冷热缺血时间)是造成胆管上皮缺血性损伤的一个原因,进而可出现ITBLs(图5.3)。冷热缺血损伤可直接导致BECs的损伤,从而导致BECs的凋亡与坏死。特别是LT期间的H/R伤害可能会导致上皮细胞激活,并引发级联反应,导致胆管微血管栓塞、微循环障碍和缺血[13,20]。

PVP上皮细胞缺氧损伤导致血管内膜下水肿,进而导致小动脉坏死,而小动脉坏死可能参与了PVP的缺血性损伤[7]。

5.4.1.1.5 PVP免疫病理损伤和胆管上皮损伤

免疫病理损伤被认为是ITBL发生的一个危险因素。

ABO血型不相容性:据报道,肝移植后,ABO血型不相容的ITBLs发生率高于ABO血型相容的患者[4,11]。ABO血型不相容LT后,BEC上的ABH抗原持续表达是出现ITBLs的原因,因为移植物胆管的BEC是同族凝集素的攻击目标[4]。此外,同族凝集素可攻击移植物血管内皮表达ABH抗原的上皮细胞,进而导致移植物胆管的微血管内皮破坏,引起缺血性胆管上皮损伤和ITLBs的发生[16]。

Ⅰ类和Ⅱ类HLA抗体:PVP和BEC上皮细胞的Ⅰ类和Ⅱ类HLA表达是正常和病理条件下共同的免疫特征。PVP是Ⅰ类和Ⅱ类HLA抗体破坏的靶点。最近的研究表明,作用于PVP胆管上皮细胞的HLA Ⅰ类和Ⅱ类DSAs可能是PVP上皮损伤和ITLBs的原因,进而出现了BEC缺血[21]。Kaneku等人发现,8.1%的LT患者在LT一年后出现DSAs,并证明,肝脏移植后的DSA发展是患者死亡和移植物失功能的一个独立危险因素[20]。

5.4.1.1.6 胆汁酸毒性

在ITBLs中,由PVP微血管损伤导致的缺血可能是导致BEC胆管HCO_3^-分泌受损的一个原因,之后不可控制的疏水性细胞毒性胆汁酸的渗透和破坏,进而损伤胆管上皮[14,16]。

5.4.1.1.7 管周腺体损伤的作用

据观察,胆管损伤在移植中是普遍存在的,但是胆管狭窄只存在于少数移植患者。因此，除了单纯的损伤，胆管壁和上皮的增殖和再生也在胆管狭窄发病过程中起着重要决定因素[8]。大胆管周围的腺体被视为胆管干细胞的储备，有助于损伤后胆管上皮的再生，胆管周围的腺体是由 PVP 供血[8,22]。LT 后，胆管上皮和缺血有关的有限再生和修复能力可能参与了 ITBLs 的发生发展[2,13,14]。Op den Dries 等人[8]发现，在肝脏中壁外管周腺体的损伤更加常见和严重，之后发展成了 ITBLs。同时，肝脏 PVP 损伤更加严重，促进了 ITBLs 的发展。LT 前的 PVP 损伤与 ITBLs 的发生率密切相关。这些发现表明，上述微血管病损伤和免疫病理损伤导致管周腺体供血的 PVP 内皮细胞损伤而发生缺血，进而导致管周腺体缺失，无法充分再生，最后导致了 ITBLs 的发生。

5.4.1.2 胆管铸型综合征

胆管铸型综合征是指胆道系统内存在很多铸型，通过典型的胆管造影发现，与胆管铸型相对应的造影剂充盈缺损[4,22]。纤维胆管镜检查表明，胆道里有很多固体物质。据报道，BCS 是 LT 的一个胆管并发症，发生率 3%～18%[4,22]。胆管铸型通常在 LT 两年后形成，它会导致胆管阻塞、胆管感染以及伴有严重肝损伤的严重黄疸。BCS 也可发生在非肝移植患者的身上。

胆管铸型可软可硬，可能附着在胆管壁上，铸型可以是柱状、鹿角状、无叶树状或树枝状。胆管铸型是由肝内和肝外胆管坏死成分构成的(图 5.6)[18]。立即切除的胆管铸型颜色各异(黑色、深棕色、浅棕色)。胆管铸型的病理变化包括胆红素或结晶的沉积、伴有纤维组织增生(胆管壁)、BEC 和铸型表面的炎细胞浸润。胆管铸型内的小血管和胶原纤维与胆管黏膜和管壁损伤相关。

据报道，从病因学角度，BCS 可继发于肝脏/胆管缺血和胆管狭窄。事实上，ITBL 和 ASs 常与 LT 后的 BCS 有关[18]。此外，BCS 的出现与胆管阻塞、胆汁黏滞度增加、急性/慢性排斥、感染、胆汁淤积、胆汁代谢变化、冷热缺血及再灌注损伤存在因果关系[4,[illegible]] PVP 微血管损伤导致的缺血引起 BEC 分泌 HCO_3^- 受损，之后出现胆管上皮损伤和 BCS[14]。

5.4.2 TACE 相关的缺血性胆管病

缺血性胆管并发症(如胆汁瘤、BDN、大胆管局灶性狭窄)在 TACE 治疗的患者中比较常见[5,6]。TACE 后肝内胆管弥漫扩张可能继发于缺血性胆管损伤。TACE 后的胆管缺血性损伤可能与多种机制相关。在这个过程中，明胶海绵、碘油、化学制剂或机械血管损伤可能会诱导动脉和其分支的栓塞，包括 PVP 炎症反应和胆管血供受阻，引起上述缺血性胆管损伤的发生[6]。明胶海绵能够堵塞较大的动脉，然而小的碘油颗粒可能阻塞更小的动脉分支。CBD 终端和远端有一些来自胃与十二指肠动脉和后十二指肠动脉的侧支循环，因此，肝门胆管更易受到肝动脉栓塞造成的缺血损伤。

5.4.2.1 局灶性胆管狭窄和硬化性胆管炎

大胆管局灶性狭窄是在明胶海绵栓塞时间延长造成再缺血以及导管所致的血管

壁重复直接机械损伤后出现的。使用明胶海绵重复实施TACE后的狭窄胆管具病理特征为严重纤维化，而胆管炎症轻微。TACE后，出现具有多处狭窄的胆道系统串珠状外观，它通常与血栓性闭塞和PVP的大量减少有关。据报道，具有多处狭窄的胆道系统串珠状外观是在采用化疗药物（如氟尿嘧啶或博来霉素）肝动脉灌注TACE后发生的。

5.4.2.2 胆汁瘤和胆管坏死

TACE术后的BDN，尤其是周围性BDN，是非常常见的。肝脏胆管扩张行超声检查能够确诊BDN。此外，胆管造影能够显示出肝管明显狭窄，也提示BDN。据报道，胆汁瘤是在TACE或胆道系统直接损伤（手术或外伤造成）后出现的。TACE后，碘油可造成小外周肝动脉阻塞，引起BDN和胆漏，进而可能导致胆汁瘤形成。在一项对肝癌行TACE治疗的患者尸检研究中发现，坏死胆管旁约一半的未坏死胆管，其PVP内层血管明显减少[5]。

5.4.3 败血性休克后进行性硬化性胆管炎

这种胆管炎和烧伤、多发伤、大手术或败血症有关，近年来发病率升高[23]。硬化性胆管炎的诊断是基于胆管造影术。胆管内部分填充了产黑色素或坏死物质（胆管铸型）（图5.6）。临床病程有很大的差异；大多数情况下，肝病迅速发展成肝硬化，而少数情况出现缓慢的进展和胆管炎的反复发作。

对于发病机制，败血症和内毒素血症时，微血管内皮细胞表面的细菌内毒素和脂多糖，可对上皮产生直接的毒素效应。此外，LPS诱导PVP释放大量促炎细胞因子，从而导致胆管黏膜和管壁阻塞。上皮表面的中性粒细胞可增加微血管通透性和水肿。肠屏障衰竭可能诱导肠腔内的细菌和内毒素转运到门脉静或胆管的微血管系统。胆管炎后，可能会出现炎性的胆管狭窄。此外，热损伤可导致肝动脉血流的选择性收缩。额外的肝缺血和肝氧输送的明显减少可能是出现硬化性胆管炎的原因。

5.5 结论

缺血性胆管病由于发病机制的不同，包括多种临床病理类别，但是具有共同的病理特征，如胆管硬化或狭窄以及BDN。肝移植以及TACE相关的缺血性胆管病是缺血性胆管病（如胆管狭窄和坏死）的常见病因，然而缺血性胆管病也可以自发发生或发生在其他医疗处理中。抗体介导的攻击微血管病损伤导致的PVP的上皮损伤可能导致缺血性胆管病。此外，在胆管PVP与BEC上皮细胞内表达的ABH血型和HLA抗原可能是免疫攻击的靶标。未来需对PVP和胆管解剖和免疫等多个方面进一步研究，以评估缺血性胆管疾病的治疗靶点。

参考文献

1. Demetris AJ, Bellamy CO, Gandhi CR, Prost S, Nakanuma Y, Stolz DB. Functional immune anatomy of the liver - as an allograft. Am J Transplant. 2016;16(6): 1653 - 80.
2. Nakanuma Y, Hoso M, Sanzen T, Sasaki M. Microstructure and development of the normal and pathologic biliary tract in humans, including blood supply. Microsc Res Tech. 1997;38(6): 552 - 70.
3. Kobayashi S, Nakanuma Y, Matsui O. Intrahepatic peribiliary vascular plexus in various hepatobiliary diseases: a histological survey. Hum Pathol. 1994;25(9): 940 - 6.
4. Kienlein S, Schoening W, Andert A, Kroy D, Neumann UP, Schmeding M. Biliary complications in liver transplantation: Impact of anastomotic technique and ischemic time on shortand long-term outcome. World J Transplant. 2015;5(4): 300 - 9.
5. Kobayashi S, Nakanuma Y, Terada T, Matsui O. Postmortem survey of bile duct necrosis and biloma in hepatocellular carcinoma after transcatheter arterial chemoembolization therapy: relevance to microvascular damages of peribiliary capillary plexus. Am J Gastroenterol. 1993;88(9): 1410 - 5.
6. Sun Z, Li G, Ai X, et al. Hepatic and biliary damage after transarterial chemoembolization for malignant hepatic tumors: incidence, diagnosis, treatment, outcome and mechanism. Crit Rev Oncol Hematol. 2011;79(2): 164 - 74.
7. Hansen T, Hollemann D, Pitton MB, et al. Histological examination and evaluation of donor bile ducts received during orthotopic liver transplantation — a morphological clue to ischemictype biliary lesion? Virchows Arch. 2012;461(1): 41 - 8.
8. op den Dries S, Westerkamp AC, Karimian N, et al. Injury to peribiliary glands and vascular plexus before liver transplantation predicts formation of non-anastomotic biliary strictures. J Hepatol. 2014; 60(6): 1172 - 9117.
9. Kono N, Nakanuma Y. Ultrastructural and immunohistochemical studies of the intrahepatic peribiliary capillary plexus in normal livers and extrahepatic biliary obstruction in human beings. Hepatology. 1992;15(3): 411 - 8.
10. Lazaridis KN, LaRusso NF. The cholangiopathies. Mayo Clin Proc. 2015;90(6): 791 - 800.
11. Celli A, Que FG, Gores GJ, et al. Glutathione depletion is associated with decreased Bcl - 2 expression and increased apoptosis in cholangiocytes. Am J Phys. 1998;275(4Pt1): G749 - 57.
12. Dechêne A, Kodde C, Kathemann S, et al. Endoscopic treatment of pediatric post-transplant biliary complications is safe and effective. Dig Endosc. 2015;27(4): 505 - 11.
13. Feng L, Pang L, Guo Y, et al. Hypoxia/reoxygenation up-regulates death receptor expression and enhances apoptosis in human biliary epithelial cells. Life Sci. 2009;85(9 - 10): 401 - 7.
14. Beuers U, Hohenester S, de Buy Wenniger LJ, Kremer AE, Jansen PL, Elferink RP. The biliary HCO(3)(—) umbrella: a unifying hypothesis on pathogenetic and therapeutic aspects of fibrosing cholangiopathies. Hepatology. 2010;52(4): 1489 - 96.
15. Nakanuma Y, Sasaki M, Harada K. Autophagy and senescence in fibrosing cholangiopathies. J Hepatol. 2015;62(4): 934 - 45.
16. Land WG. Innate immunity-mediated allograft rejection and strategies to prevent it. Transplant Proc. 2007;39(3): 667 - 72.
17. Jin S, Shi XJ, Sun XD, Wang SY, Wang GY. Sclerosing cholangitis secondary to bleomyciniodinated embolization for liver hemangioma. World J Gastroenterol. 2014;20(46): 17680 - 5.
18. Zhu XD, Shen ZY, Chen XG, Zang Y. Pathotyping and clinical manifestations of biliary cast syndrome in patients after an orthotopic liver transplant. Exp Clin Transplant. 2013;11(2): 142 - 9.
19. Song GW, Lee SG, Hwang S, et al. Biliary stricture is the only concern in ABO-incompatible adult living donor liver transplantation in the rituximab era. J Hepatol. 2014;61(3): 575 - 82.
20. Kaneku H, O'Leary JG, Banuelos N, et al. De novo donor-specific HLA antibodies decrease patient and graft survival in liver transplant recipients. Am J Transplant. 2013;13(6): 1541 - 8.
21. Iacob S, Cicinnati VR, Dechêne A, et al. Genetic, immunological and clinical risk factors for biliary strictures following liver transplantation. Liver Int. 2012;32(8): 1253 - 61.
22. Cardinale V, Wang Y, Carpino G, et al. The biliary tree - a reservoir of multipotent stem cells. Nat Rev Gastroenterol Hepatol. 2012;9(4): 231 - 40.
23. Kulaksiz H, Heuberger D, Engler S, Stielhl A. Poor outcome in progressive sclerosing cholangitis after septic shock. Endoscopy. 2008;40(3): 214 - 8.

第二部分

胆道病理实践篇

6　原发性胆汁性肝硬化胆管病变的免疫病理学研究

Hayato Baba, Ayumi Sugitani, Ryusei Takahashi, Kouki Kai,
Yuki Moritoki, Kentaro Kikuchi, and Koichi Tsuneyama

摘　要：原发性胆汁性肝硬化(PBC)是一种器官特异性自身免疫性疾病，女性多发，其特征是肝内小胆管慢性渐进性破坏并伴有门静脉炎症，最终形成纤维化。PBC 的血清学标志是抗线粒体自身抗体(AMA)的出现。目前在 PBC 相关研究中发现了几种免疫介导的胆管损伤机制，包括 T 细胞、B 细胞、AMA 和其他细胞表型的可能作用。最近，人们还注意到胆管上皮细胞的弱化与凋亡、衰老和自噬有关。在 PBC 的发生发展过程中，多种复杂的步骤和机制可能诱导胆管炎的发生从而促进胆管的变性，最后导致胆管功能及结构缺失。
关键词：自身免疫性线粒体抗体；免疫介导的胆管损伤；胆管上皮变性

6.1　概述

原发性胆汁性肝硬化(PBC)是一种自身免疫性肝病，其特征为慢性非化脓性破坏性胆管炎(CNSDC)，由炎性细胞(主要是淋巴细胞和浆细胞)选择性地破坏肝内小胆管(小叶间胆管和间隔胆管)所致。抗线粒体自身免疫性抗体(AMA)(90%～95%)和高滴度 IgM 的出现是 PBC 患者血清的特征[1,2]。渐进性胆管损伤最终导致胆管缺失和纤维化。这种抗体导致肝组织损伤的机制尚不清楚；然而，在 PBC 发生发展起始期，感染性微生物和/或异物的刺激可能会触发与个体遗传易感性和固有免疫相关的一系列免疫应答。

胆道上皮细胞与周围炎症细胞的免疫相互作用是胆管损伤的重要机制。目前认为 PBC 患者的胆管上皮细胞表达多种细胞因子和趋化因子，以触发胆管周围的免疫反应并维持特定的炎症状态。受损的胆管上皮细胞异常表达 HLA Ⅱ类分子和其他共刺激分子，并具有抗原提呈能力[3,4]。各种迁移性炎症细胞成为攻击胆管上皮细胞的效应细胞，在原有基础上产生更多的细胞因子和趋化因子，从而诱导随后的炎症反应并维持炎症状态，进而促进胆道进行性纤维化的发生。胆管细胞功能障碍(表现为细胞衰老和自噬障碍)加速了胆管损伤过程。本文报道了在 PBC 发生发展过程中，损伤性胆管和浸润性效应细胞(包括 T 细胞、自然杀伤细胞和 B 细胞)的免疫病理学特征。

6.2 PBC 中胆管上皮细胞损伤及周围炎性细胞的免疫病理学特征

小胆管是 PBC 的特定靶点，而不是大胆管[5]。慢性非化脓性破坏性胆管炎(CNSDC)是 PBC 患者汇管区的典型影像之一(图 6.1a)。浸润炎性细胞侵入上皮，引起上皮中断和导管腔不规则。胆管上皮细胞碎裂，最终消失(胆管狭窄，胆管缺失)。淋巴细胞、浆细胞、通常还包括嗜酸性粒细胞浸润受损胆管周围区域。肝门区和肝实质中通常出现各种大小不一、由巨噬细胞聚集而成的上皮状肉芽肿(图 6.1b)。

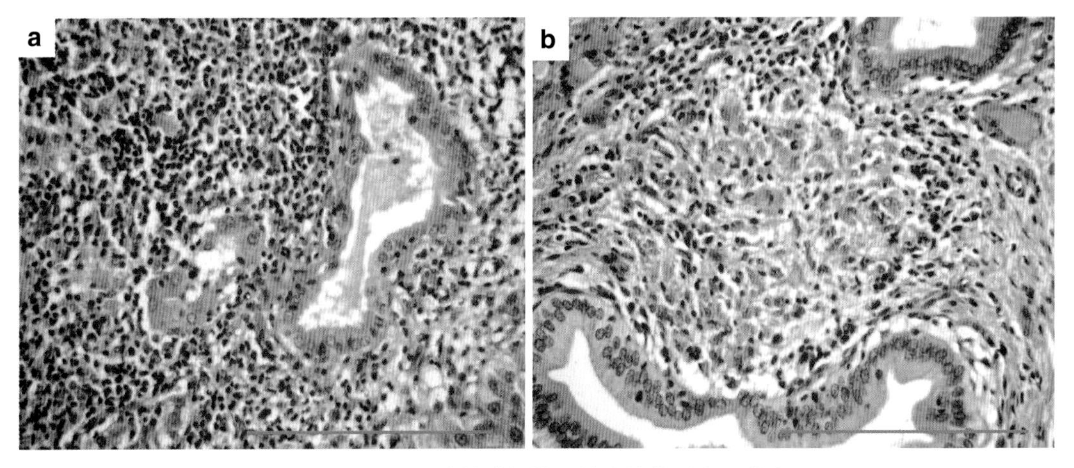

图 6.1 慢性非化脓性破坏性胆管炎的典型病理学表现

(a) 受损胆管附近上皮样肉芽肿。(b) 原发性胆汁性肝硬化的患者(刻度尺 100 μm)。

PBC 患者的胆管上皮细胞异常表达多种共刺激因子和黏附分子以及主要组织相容性复合体(MHC)Ⅱ类分子，并可能表达靶分子[3,4,6]。胆管上皮细胞本身也可表达多种细胞因子或趋化因子，如肿瘤坏死因子- α(TNF - α)、白细胞介素- 6(IL - 6)、单核细胞趋化蛋白- 1(MCP - 1)、RANTES(调节激活正常 T -细胞表达分泌因子)、Fractalkine，以促进并维持胆管周围特定的免疫微环境[7-12]。胆管上皮细胞还能表达多种细胞因子受体以响应 IL - 4、IL - 6、干扰素- γ(IFN - γ)和 TNF - α 的刺激作用，因此这些细胞因子具有自分泌和旁分泌作用[13]。

多个研究已经报道了 PBC 患者胆管周围炎性细胞的分布情况[9,14-17]。目前认为，免疫细胞分布可能会根据胆道炎症的发展过程而发生改变。在相同肝组织切片的不同汇管区域经常观察到不同的免疫细胞分布。然而，普遍认为 T 细胞介导的细胞免疫是 CNSDC 的发病机制。事实上，在 PBC 的发生发展过程中发现汇管区炎症细胞主要由 $CD8^+$ 和 $CD4^+$ T 淋巴细胞组成[18,19]。绝大多数 $CD8^+$ 淋巴细胞是细胞毒性 T 细胞，通过穿孔素/颗粒酶胞吐途径影响靶细胞[20,21]。$CD4^+$ 淋巴细胞，尤其是致病性自身反应性 T 细胞，在 PBC 的发生发展过程中调节胆管周围的自身免疫。在疾病早期，大量 Th1 细胞因子富集是 CNSDC 的特征，但随着病情的发展，在病灶周围均有不同程度的 IL－12/Th1 细胞和 IL－23/Th17 细胞浸润。在 PBC 发展晚期过程中，浸润的炎症细胞组成从 Th1 细胞向 Th17 细胞转变[16]。门静脉浸润的调节性 T 细胞数量减少和细胞毒性 T 细胞比例失衡可能与疾病进展相关[23,15]。

在浸润性炎细胞中，T 细胞占 55%，巨噬细胞占约 30%[24]，B 细胞/浆细胞大约占 10%[19,25]。嗜酸性粒细胞可占炎性细胞的一部分比例[26,27,9]，自然杀伤(NK)细胞和 NK T 细胞占浸润细胞的约 5%，在启动免疫耐受崩溃过程中起重要作用[28]。在胆管上皮细胞之间发现并指状的树突状细胞，这些树突状细胞经常出现在破裂的基底膜附近并参与导管周围肉芽肿反应[4,29,30]。

无论是在 PBC 早期还是晚期，淋巴滤泡经常出现在门静脉束中[31](图 6.2)。在免疫组化分析中，PBC 的淋巴滤泡被认为是第三淋巴器官(TLOs)(图 6.3)；简单地说，表达 MECA－79 的高内皮微静脉(HEV)位于淋巴滤泡中心。在 HEV 周围观察到表达 CD21 的滤泡树突状细胞(FDC)网络，组化分析通常可以看到沿着 FDC 网络 B 细胞规则性聚集并位于淋巴滤泡的中央，而 T 淋巴细胞则位于 B 细胞周围。在我们未发表的数据中，78%的 PBC 患者炎性细胞浸润有 MECA－79 阳性的 HEV。持续的炎症过程可诱导 MCEA 79 阳性的 HEV，并导致随后的 TLOs 在汇管区形成。这些 TLOs 通常包括损伤

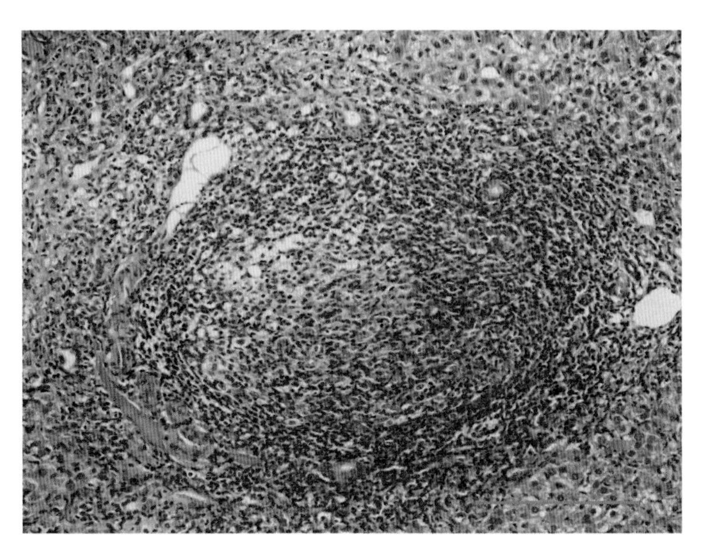

图 6.2 淋巴滤泡形成的生发中心在原发性胆汁性肝硬化患者汇管区的表现(刻度尺 100 μm)

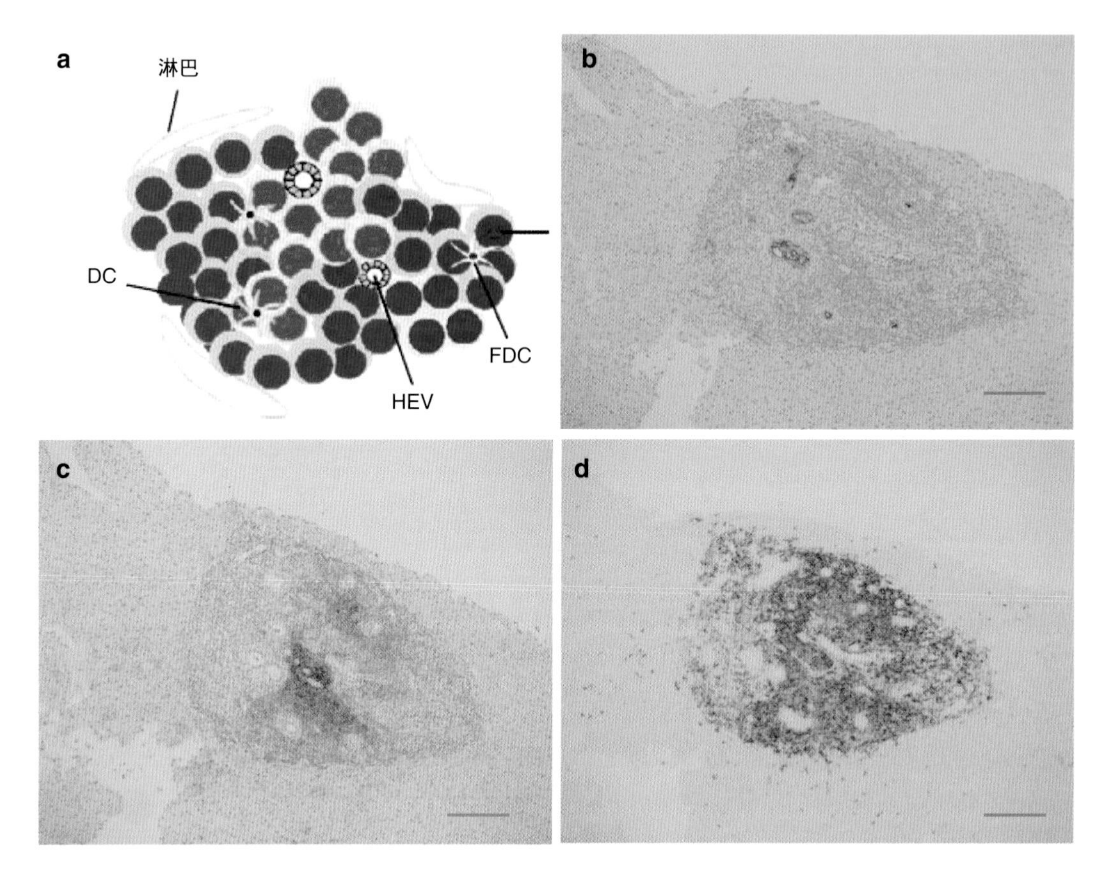

图 6.3 (a) PBC(DC：并指状树突状细胞；HEV：高内皮微静脉；FDC：滤泡树突状细胞)门静脉系中的第三淋巴器官(TLOs)的图示。(b) MECA-79 的免疫染色，MECA-79 是高内皮微静脉(HEV)的标记物(棕色，阳性；苏木精进行反染色)。(c) CD21 的免疫染色，CD21 是滤泡树突状细胞的标志物(棕色，阳性；苏木精进行反染色)。(d) CD3 的双重免疫染色，CD3 既是 T 细胞和 CD20 的标记物，也是 B 细胞的标志物(棕色、CD3、蓝色、CD20)(刻度尺 100 μm)。

的胆管；然而，还可以观察到远离损伤胆管形成的 TLOs。TLOs 与胆管损伤是否存在相关性尚不清楚。Takahashi 等人报道称导管周围浸润的 CD38 阳性浆细胞与胆管损伤高度相关，而不是 CD20 阳性的 B 细胞滤泡样聚集现象[32]。TLOs 可通过影响效应细胞的成熟而间接与胆管损伤相关。

6.3 PBC 胆管损伤机制的探讨

现今有多种关于 PBC 胆管损伤的发病机制。胆管上皮细胞选择性损伤的一个可能猜想是，通常位于线粒体内膜的丙酮酸脱氢酶复合体(PDC)E2 亚基在胆管上皮细胞表面异常表达[3]。不仅 PDC-E2 本身还包括其突变形式和组织特异性变体也可能引起相同的现象。Leo 等人报道，PBC 细胞凋亡过程中完整的免疫反应性 PDC-E2 出现在胆管细胞凋亡小泡中，自身免疫应答可能加速对固有 PDC - E2 或相关分子的修饰过程[33,34]。

另一个假设是机体对位于胆管上皮的外源性抗原发生免疫反应。而这个假说强有力的前提是一个称为“分子拟态”的微生物机制，用于解释机体对线粒体抗原的免疫耐受性的崩溃。

流行病学研究也表明传染性病原体可以引发甚至加重病情[35]。革兰阳性菌和革兰阴性菌都可能有关，尤其是大肠杆菌和 Noopyngigbimi 芳香菌，这是迄今为止报道的最相关的两种微生物[36-38]。异物（化学品）可能是另外一个能发挥外源性抗原作用的物质。许多化学物质，包括药物和家用洗涤剂，有可能形成类似 PDC - E2 分子的代谢产物[39,40]。Amano 等报道了 2 -辛炔酸在构效关系定量分析和反应性方面的独特性。有相关研究证实 PBC 患者的血清对 2 -辛基- PDC - E2 肽具有高度的 Ig 反应性。2 -辛炔酸不仅具有体内修饰 PDC - E2 的潜力，更重要的是，它被广泛地应用于各种物质中，包括香水、口红和许多常见的食品调味料等[41]。2 -辛炔酸免疫小鼠是一种典型的构建 PBC 动物模型，其表现为自身免疫性胆管炎，典型的抗线粒体自身抗体的存在，肝脏淋巴样细胞数量增加以及肝脏中 $CD8^+$ 细胞数量增加[42]。然而，由于 2 -辛炔酸的分子量小，一直以来定位它在肝脏中的分布十分困难。我们最近开发了一种新的技术通过使用纳米颗粒辅助激光解吸/离子化（nano-PALDI）成像质谱（IMS）而无需对冷冻肝脏进行任何标记来检测低分子量小分子的表达[43]。同时我们利用 2 -辛炔酸诱导的 PBC 模型小鼠研究了 2 -辛炔酸在肝脏中的定位（图 6.4）。有趣的是，2 -辛炔酸不仅位于肝实质，而且在汇管区也能检测到。由于胆汁中也含有 2 -辛炔酸，我们推测 2 -辛炔酸可能在胆道上皮细胞蓄积。这些结果意味着异常沉积的外源性宾主共栖生物（化学品）或它们的代谢物可以作为病原体从而触发 PBC 的胆管周围免疫反应。我们计划检测 PBC 患者的冷冻肝脏样本，以阐明各种外源性物质的致病作用。

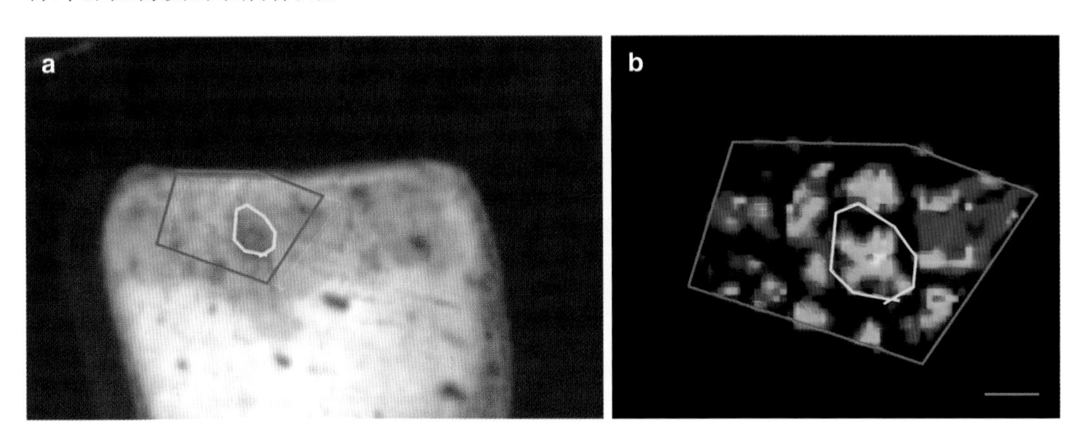

图 6.4　2 -辛炔酸在 PBC 小鼠模型肝脏中的定位（频繁腹腔注射 2 -辛炔酸）

(a) 冰冻切片的图像。采用纳米颗粒辅助激光解吸电离方法，通过成像质谱分析蓝色圆形区域。黄色的圆形区域是汇管区。(b) 蓝色圆形区域是 nano-PALDI 质谱的放大图像。肝实质和门脉区域均有 2 -辛炔酸阳性信号（刻度尺，100 μm）。

先大免疫反应的激活导致肝内小胆管自身免疫损伤，这似乎是 PBC 发生早期中的另一个关键事件。胆道上皮细胞表达 Toll 样受体(TLR)家族，故其能识别病原相关模式识别分子(PAMPs)，具有触发固有免疫应答的潜能。在 PBC 发生发展过程中，胆道先天免疫应答的功能紊乱，即胆管细胞对 PAMPs 的高反应性，与胆管疾病的发病机制有关。此外，受损的胆管上皮细胞可能通过促进趋化因子的分泌来趋化免疫细胞，从而在自身免疫的持续进展过程中发挥促进作用。胆道本身免疫反应促进两种趋化因子、Fractalkine 和多种 Th1 移位趋化因子的产生，从而导致炎症细胞迁移，包括 NK 细胞。TLR4 配体刺激 NK 细胞在 IFN-α(主要由 TLR3 配体刺激后的单核细胞合成分泌)的作用下破坏自体胆道上皮细胞。这些发现为 PBC 的发病机制提供了新的见解[44,45]。

PBC 患者中受损的胆管和毛细胆管表明胆管细胞的衰老。衰老的胆管上皮细胞可通过表达衰老相关分泌表型(SASPs)来调节胆管周围的微环境，并有助于维持 PBC 中胆管病变周围的炎症状态并促进纤维化。胆道上皮细胞的衰老会引起胆管细胞自噬功能紊乱，这可能与 PBC 中线粒体抗原的异常表达和之后的自身免疫发病机制密切相关[46,47]。PBC 的胆管上皮细胞由于抗氧化能力降低而遭受强氧化应激[48]。氧化应激可能加速细胞衰老和自噬功能紊乱，进而导致复杂的胆道损伤。

6.4 AMA 表现与胆管损伤的关系

关于 AMA 在胆管损伤中的作用尚存在分歧。最近有相关研究提出 AMA 对胆管损伤具有保护作用[31]，中国 PBC 患者肝活检结果中发现，AMA(+)患者胆管周围的损伤程度明显低于 AMA(−)患者[31]。相反地，Lleo 等人发现 AMA(+)PBC 患者胆道上皮细胞凋亡过程中出现大量炎性细胞因子分泌和巨噬细胞聚集现象，表明 AMA 促进炎症反应。在抗 CD16 抗体的作用下，细胞因子分泌受到抑制，而不受凋亡细胞摄取差异的影响。此外，将 PBC 患者单核细胞来源的成熟巨噬细胞与胆管上皮细胞凋亡小体共培养时，在 AMA 的作用下，能显著诱导巨噬细胞表达肿瘤坏死因子相关诱导凋亡配体[33]。

目前已经有部分关于研究 AMA 与胆管损伤的动物模型的报道[23]。在 CD4 启动子的控制下，转化生长因子 β 受体 II(dnTGFβRII)的表达被显著抑制的独特小鼠构建 PBC 模型发现该小鼠同时表现为结肠炎(伴有血清 IL-6 水平升高)和自身免疫性胆管炎。基于此观察基础，我们制备具有 dnTGFβRII 背景[dnTGFβRII IL-6 (−/−)]的 IL-6 缺陷小鼠，构建相应模型后检测 AMA、细胞因子水平、病理组织学和肝免疫组织化学。dnTGFβRII IL-6(−/−)小鼠血清 AMA 水平降低，但自身免疫性胆管炎明显加重，表现为炎性细胞因子水平升高、活化 T 细胞数量增加和肝脏病理中炎症反应加剧。这些结果均表明 AMA 的炎性抑制作用。

在构建 PBC 小鼠模型过程中敲除具有自身免疫性的 B 细胞来抑制 AMA 的分泌，以便更好地阐明 AMA 与胆管损伤的关系。Moritoki 等人用抗 CD20 检测 B 细胞衰竭后

PBC 的治疗效果[49]。在 4～6 周龄(早期治疗组)开始治疗的小鼠中,抗 CD20 治疗显示小鼠肝脏炎症反应的发生率显著降低,与之相关的活化的肝 $CD8^{+}$ T 细胞数量减少。相反,在 20～22 周龄(晚期治疗组)治疗的小鼠中,抗 CD20 对肝脏几乎没有治疗效应。而所有治疗的小鼠体内均表现为 B 细胞水平的降低,无 AMA 表达,血清中炎性细胞因子如 TNF-α 的分泌水平升高。在该模型中 AMA 可能在疾病的发生过程中发挥一定的作用,但对疾病的进展不起作用[49]。然而,利用另一 B 细胞耗竭[遗传 B 细胞缺陷的 IGmu(-/-)NOD.c3c4 小鼠]小鼠构建 PBC 模型,发现 B 细胞水平的降低,小鼠体内检测不到 AMA,在肝脏中非 B 细胞数量的减少同时伴有活化的 NK 细胞数量的减少。由于肝脏炎症明显减弱,该模型结果表明 B 细胞和 AMA 可能在 PBC 的发生发展过程中起重要作用[31]。考虑到这些结果的差异,我们认为 B 细胞和 AMA 的作用可能取决于疾病的不同阶段和多种其他因素。

6.5 超 IgM 生产与免疫病理学

IgM 水平升高和 AMA 的存在是 PBC 患者血清的特征。血清 IgM 分泌水平升高被认为是 TLR 信号通路活化后诱导的长期的 B 细胞活化的结果。事实上,PBC 患者外周血单核细胞(PBMC)相比于 CpG(CpG 是 TLR9 的天然配体)刺激的阳性对照组产生更高水平的多克隆 IgM 和 AMA[50,51]。

PBC 患者 IgM 生成的主要部位尚不清楚。Takahashi 等报道 PBC 患者胆管周围有 CD38 阳性浆细胞聚集[32]。这些导管周围浆细胞产生 IgM 和 IgG,而不是 IgA,因此它们可能是血清 IgM 的来源。Kikuchi 等重点研究了 PBC 患者脾脏,因为 B 细胞成熟和分化发生在脾脏白髓中,B 细胞在肺炎球菌荚膜多糖的自然免疫刺激下产生 IgM。对手术切除的脾脏和解剖的脾脏进行免疫组织化学分析发现产生 IgM 的浆细胞先聚集在 CD21 阳性 FDC 网络附近,再进入 PBC 患者脾脏的生发中心(图 6.5)。对 B 细胞具有趋化功能的

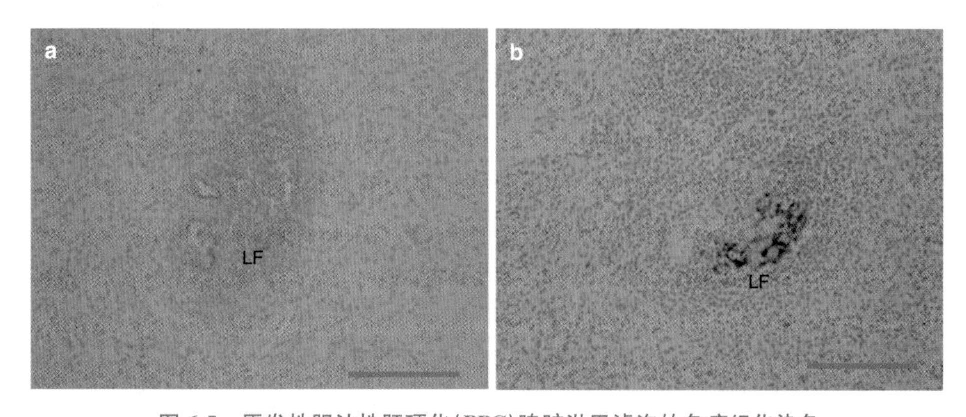

图 6.5 原发性胆汁性肝硬化(PBC)脾脏淋巴滤泡的免疫组化染色

(a) CD21 免疫染色显示滤泡树突状细胞(FDC)网络。(b) IgM 免疫染色显示聚集于生发中心(LF 淋巴滤泡;刻度尺,100 μm)。

趋化因子 CXCL13，趋化附近的 IgM PBC 患者脾脏的淋巴滤泡。PBC 患者中不仅门静脉浸润的 B 细胞能产生 IgM，脾脏中 B 细胞也可以产生 IgM。在 PBC 患者中，IgM 的产生可能是系统性的，而不是肝脏中的局部事件。

6.6 针对拮抗 B 细胞作用治疗 PBC 新方法的建立

最近在 PBC 患者中，临床上已经实施了针对拮抗 B 细胞作用的一种新的治疗方法。针对熊去氧胆酸（UDCA）治疗效果较差的 PBC 患者，Tsuda 等人报道了用抗 CD20 单克隆抗体利妥昔单抗拮抗 B 细胞，评估了治疗 PBC 患者的安全性和潜在疗效[52]。在治疗后 16 周时，血清总 IgG、IgM 和 IgA 以及 AMA IgA 和 AMA IgM 显著低于基线水平，并在 36 周时恢复到基线水平。治疗后观察到记忆 B 细胞和 T 细胞的短暂下降，CD25（高表达）$CD4^+$ T 细胞的增加。这些变化与 $CD4^+$ T 细胞中 FoxP3 和 TGF - βmRNA 水平显著升高以及 TNF - α 的减少有关。值得注意的是，利妥昔单抗治疗 36 周后，血清碱性磷酸酶水平显著降低。从以上结果来看，Tsuda 等人认为 B 细胞沉默后影响 B 细胞和 T 细胞的诱导、维持和激活，并为 UDCA 治疗效果差的 PBC 患者提供了可能的治疗方案。然而，在一些服用利妥昔单抗的 PBC 患者中发现带状疱疹和上呼吸道感染的发病率升高。这提示在 B 细胞去除治疗过程中，控制感染是必须克服的重大问题。此外，我们还遇到了一例 PBC 患者，在应用包括利妥昔单抗治疗后，仍然迅速发展为肝硬化[53]。一个 66 岁的老年日本女性 PBC 患者，在应用含利妥昔单抗方案治疗后，出现了偶发的恶性淋巴瘤，表现为胃部淋巴瘤。在该患者中，相关检测结果表明生化和免疫学病理情况得到改善，并且利妥昔单抗治疗前后肝脏组织学检测结果也证实了治疗后肝脏炎症反应显著减少。然而，她在接受利妥昔单抗治疗后不久就发生肝硬化，但是没有出现生化或免疫学恶化情况。

总之，自身免疫性 B 细胞去除治疗有望成为治疗 PBC 新的治疗方案，但在治疗过程中应谨慎，并需要仔细观察病人的病情变化。

参考文献

1. Gershwin ME, Ansari AA, Mackay IR, et al. Primary biliary cirrhosis: an orchestrated immune response against epithelial cells. Immunol Rev. 2000;174: 210 - 25.
2. Mackay IR, Gershwin ME. Primary biliary cirrhosis: current knowledge, perspectives, and future directions. Semin Liver Dis. 1989;9(2): 149 - 57.
3. Tsuneyama K, Van de Water J, Leung PS, et al. Abnormal expression of the E2 component of the pyruvate dehydrogenase complex on the luminal surface of biliary epithelium occurs before major histocompatibility complex class II and BB1/B7 expression. Hepatology. 1995;21(4): 1031 - 7.
4. Tsuneyama K, Harada K, Yasoshima M, Kaji K, Gershwin ME, Nakanuma Y. Expression of co-stimulatory factor B7 - 2 on the intrahepatic bile ducts in primary biliary cirrhosis and primary sclerosing cholangitis: an immunohistochemical study. J Pathol. 1998;186(2): 126 - 30.
5. Nakanuma Y, Ohta G. Histometric and serial section observations of the intrahepatic bile ducts in primary biliary cirrhosis. Gastroenterology. 1979;76(6): 1326 - 32.

6. Yasoshima M, NakanumaY, Tsuneyama K, Van de Water J, Gershwin ME. Immunohistochemical analysis of adhesion molecules in the micro-environment of portal tracts in relation to aberrant expression of PDC - E2 and HLA - DR on the bile ducts in primary biliary cirrhosis. J Pathol. 1995; 175(3): 319 - 25.
7. Chuang YH, Lian ZX, Cheng CM, et al. Increased levels of chemokine receptor CXCR3 and chemokines IP - 10 and MIG in patients with primary biliary cirrhosis and their first degree relatives. J Autoimmun. 2005;25(2): 126 - 32.
8. Tsuneyama K, Harada K, Yasoshima M, et al. Monocyte chemotactic protein - 1, - 2, and - 3 are distinctively expressed in portal tracts and granulomata in primary biliary cirrhosis: implications for pathogenesis. J Pathol. 2001;193(1): 102 - 9.
9. Tsuneyama K, Yasoshima M, Hiramatsu K, Harada K, Gershwin ME, Nakanuma Y. A putative role for eotaxin and RANTES in primary biliary cirrhosis: eosinophilic infiltration and damaged bile ducts. Hepatol Res. 1999;16(1): 68 - 77.
10. Shimoda S, Harada K, Niiro H, et al. CX3CL1 (fractalkine): a signpost for biliary inflammation in primary biliary cirrhosis. Hepatology. 2010;51(2): 567 - 75.
11. Isse K, Harada K, Zen Y, et al. Fractalkine and CX3CR1 are involved in the recruitment of intraepithelial lymphocytes of intrahepatic bile ducts. Hepatology. 2005;41(3): 506 - 16.
12. Sugawara H, Yasoshima M, Katayanagi K, et al. Relationship between interleukin - 6 and proliferation and differentiation in cholangiocarcinoma. Histopathology. 1998;33(2): 145 - 53.
13. Harada K, Isse K, Nakanuma Y. Interferon gamma accelerates NF-kappaB activation of biliary epithelial cells induced by Toll-like receptor and ligand interaction. J Clin Pathol. 2006; 59(2): 184 - 90.
14. Harada K, Nakanuma Y. Molecular mechanisms of cholangiopathy in primary biliary cirrhosis. Med Mol Morphol. 2006;39(2): 55 - 61.
15. Lan RY, Cheng C, Lian ZX, et al. Liver-targeted and peripheral blood alterations of regulatory T cells in primary biliary cirrhosis. Hepatology. 2006;43(4): 729 - 37.
16. Yang CY, Ma X, Tsuneyama K, et al. IL - 12/Th1 and IL - 23/Th17 biliary microenvironment in primary biliary cirrhosis: implications for therapy. Hepatology. 2014;59(5): 1944 - 53.
17. Tsuneyama K, Yasoshima M, Harada K, Hiramatsu K, Gershwin ME, Nakanuma Y. Increased CD1d expression on small bile duct epithelium and epithelioid granuloma in livers in primary biliary cirrhosis. Hepatology. 1998;28(3): 620 - 3.
18. van den Oord JJ, Fevery J, de Groote J, Desmet VJ. Immunohistochemical characterization of inflammatory infiltrates in primary biliary cirrhosis. Liver. 1984;4(4): 264 - 74.
19. Krams SM, Van de Water J, Coppel RL, et al. Analysis of hepatic T lymphocyte and immunoglobulin deposits in patients with primary biliary cirrhosis. Hepatology. 1990; 12(2): 306 - 13.
20. Yamada G, Hyodo I, Tobe K, et al. Ultrastructural immunocytochemical analysis of lymphocytes infiltrating bile duct epithelia in primary biliary cirrhosis. Hepatology. 1986;6(3): 385 - 91.
21. Harada K, Ozaki S, Gershwin ME, Nakanuma Y. Enhanced apoptosis relates to bile duct loss in primary biliary cirrhosis. Hepatology. 1997;26(6): 1399 - 405.
22. Harada K, Isse K, Kamihira T, Shimoda S, Nakanuma Y. Th1 cytokine-induced downregulation of PPARgamma in human biliary cells relates to cholangitis in primary biliary cirrhosis. Hepatology. 2005;41(6): 1329 - 38.
23. Wang D, Zhang H, Liang J, et al. CD4+ CD25+ but not CD4+ Foxp3+ T cells as a regulatory subset in primary biliary cirrhosis. Cell Mol Immunol. 2010;7(6): 485 - 90.
24. Colucci G, Schaffner F, Paronetto F. In situ characterization of the cell-surface antigens of the mononuclear cell infiltrate and bile duct epithelium in primary biliary cirrhosis. Clin Immunol Immunopathol. 1986;41(1): 35 - 42.
25. Hashimoto E, Lindor KD, Homburger HA, et al. Immunohistochemical characterization of hepatic lymphocytes in primary biliary cirrhosis in comparison with primary sclerosing cholangitis and autoimmune chronic active hepatitis. Mayo Clin Proc. 1993;68(11): 1049 - 55.
26. Yamazaki K, Suzuki K, Nakamura A, et al. Ursodeoxycholic acid inhibits eosinophil degranulation in patients with primary biliary cirrhosis. Hepatology. 1999;30(1): 71 - 8.

27. Terasaki S, Nakanuma Y, Yamazaki M, Unoura M. Eosinophilic infiltration of the liver in primary biliary cirrhosis: a morphological study. Hepatology. 1993;17(2): 206 - 12.
28. Shimoda S, Tsuneyama K, Kikuchi K, et al. The role of natural killer (NK) and NK T cells in the loss of tolerance in murine primary biliary cirrhosis. Clin Exp Immunol. 2012;168(3): 279 - 84.
29. Demetris AJ, Sever C, Kakizoe S, Oguma S, Starzl TE, Jaffe R. S100 protein positive dendritic cells in primary biliary cirrhosis and other chronic inflammatory liver diseases. Relevance to pathogenesis? Am J Pathol. 1989;134(4): 741 - 7.
30. Rontogianni D, Gerber H, Zimmermann A. Primary biliary cirrhosis (PBC): antigen-presenting cells differ in their distribution in early and late stage PBC and involve the ductal, but not the ductular compartment. Histol Histopathol. 1994;9(2): 211 - 20.
31. Jin Q, Moritoki Y, Lleo A, et al. Comparative analysis of portal cell infiltrates in antimitochondrial autoantibody-positive versus antimitochondrial autoantibody-negative primary biliary cirrhosis. Hepatology. 2012;55(5): 1495 - 506.
32. Takahashi T, Miura T, Nakamura J, et al. Plasma cells and the chronic nonsuppurative destructive cholangitis of primary biliary cirrhosis. Hepatology. 2012;55(3): 846 - 55.
33. Lleo A, Bowlus CL, Yang GX, et al. Biliary apotopes and anti-mitochondrial antibodies activate innate immune responses in primary biliary cirrhosis. Hepatology. 2010;52(3): 987 - 98.
34. Lleo A, Selmi C, Invernizzi P, et al. Apotopes and the biliary specificity of primary biliary cirrhosis. Hepatology. 2009;49(3): 871 - 9.
35. Parikh-Patel A, Gold EB, Worman H, Krivy KE, Gershwin ME. Risk factors for primary biliary cirrhosis in a cohort of patients from the united states. Hepatology. 2001;33(1): 16 - 21.
36. Wang JJ, Yang GX, Zhang WC, et al. *Escherichia coli* infection induces autoimmune cholangitis and anti-mitochondrial antibodies in non-obese diabetic (NOD). B6 (Idd10 /Idd18) mice. Clin Exp Immunol. 2014;175(2): 192 - 201.
37. Ortega-Hernandez OD, Levin NA, Altman A, Shoenfeld Y. Infectious agents in the pathogenesis of primary biliary cirrhosis. Dis Markers. 2010;29(6): 277 - 86.
38. Kaplan MM. Novosphingobium aromaticivorans: a potential initiator of primary biliary cirrhosis. Am J Gastroenterol. 2004;99(11): 2147 - 9.
39. Long SA, Quan C, Van de Water J, et al. Immunoreactivity of organic mimeotopes of the E2 component of pyruvate dehydrogenase: connecting xenobiotics with primary biliary cirrhosis. J Immunol. 2001;167(5): 2956 - 63.
40. Long SA, Van de Water J, Gershwin ME. Antimitochondrial antibodies in primary biliary cirrhosis: the role of xenobiotics. Autoimmun Rev. 2002;1(1 - 2): 37 - 42.
41. Amano K, Leung PS, Rieger R, et al. Chemical xenobiotics and mitochondrial autoantigens in primary biliary cirrhosis: identification of antibodies against a common environmental, cosmetic, and food additive, 2-octynoic acid. J Immunol. 2005;174(9): 5874 - 83.
42. Wakabayashi K, Lian ZX, Leung PS, et al. Loss of tolerance in C57BL/6 mice to the autoantigen E2 subunit of pyruvate dehydrogenase by a xenobiotic with ensuing biliary ductular disease. Hepatology. 2008;48(2): 531 - 40.
43. Taira S, Kaneko D, Kawamura-Konishi Y, Ichiyanagi Y. Application of functionalized nanoparticle for mass spectrometry. J Nanosci Nanotechnol. 2014;14(4): 3155 - 62.
44. Ishibashi H, Shimoda S. Pathogenesis of biliary tract injury in primary biliary cirrhosis. Nihon Rinsho Meneki Gakkai Kaishi. 2012;35(6): 455 - 62.
45. Shimoda S, Harada K, Niiro H, et al. Interaction between Toll-like receptors and natural killer cells in the destruction of bile ducts in primary biliary cirrhosis. Hepatology. 2011;53(4): 1270 - 81.
46. Sasaki M, Miyakoshi M, Sato Y, Nakanuma Y. Modulation of the microenvironment by senescent biliary epithelial cells may be involved in the pathogenesis of primary biliary cirrhosis. J Hepatol. 2010;53(2): 318 - 25.
47. Nakanuma Y, Sasaki M, Harada K. Autophagy and senescence in fibrosing cholangiopathies. J Hepatol. 2015;62(4): 934 - 45.
48. Salunga TL, Cui ZG, Shimoda S, et al. Oxidative stress-induced apoptosis of bile duct cells in primary biliary cirrhosis. J Autoimmun. 2007;29(2 - 3): 78 - 86.
49. Moritoki Y, Lian ZX, Lindor K, et al. B-cell depletion with anti-CD20 ameliorates autoimmune

cholangitis but exacerbates colitis in transforming growth factor-beta receptor II dominant negative mice. Hepatology. 2009;50(6): 1893 - 903.
50. Kikuchi K, Lian ZX, Yang GX, et al. Bacterial CpG induces hyper-IgM production in CD27(+) memory B cells in primary biliary cirrhosis. Gastroenterology. 2005;128(2): 304 - 12.
51. Moritoki Y, Lian ZX, Wulff H, et al. AMA production in primary biliary cirrhosis is promoted by the TLR9 ligand CpG and suppressed by potassium channel blockers. Hepatology. 2007;45(2): 314 - 22.
52. Tsuda M, Moritoki Y, Lian ZX, et al. Biochemical and immunologic effects of rituximab in patients with primary biliary cirrhosis and an incomplete response to ursodeoxycholic acid. Hepatology. 2012; 55(2): 512 - 21.
53. Tajiri K, Tsuneyama K, Miyazono T, Kawai K, Minemura M, Sugiyama T. A case of primary biliary cirrhosis that progressed rapidly after treatment involving rituximab. Case Rep Gastroenterol. 2013;7(1): 195 - 201.

7　复发性与初发性原发性硬化性胆管炎的比较

Aya Miyagawa-Hayashino，Hironori Haga

摘　要：本章讨论原发性硬化性胆管炎（PSC）、自身免疫性肝炎与 PSC 重叠、PSC 的肝移植。在 PSC 同种异体移植肝中，能发现类似于 PSC 的组织学病变，被认为是 PSC 的复发。我们着重讨论肝移植后发生复发性 PSC 组织学特征，活动性肝炎和肝门黄色肉芽肿性胆管炎重叠是讨论的重点。对移植后复发性 PSC 进展为肝硬化及其进行性恶化，既往我们对其原因所知甚少，而以上所述的组织学发现可能解释了重要的原因。
关键词：肝移植；原发疾病的复发；复发性 PSC；自身免疫性肝炎；重叠综合征

7.1　原发性硬化性胆管炎

原发性硬化性胆管炎（PSC）是以胆管树慢性炎症和胆管周围纤维化为特征的一种慢性胆汁淤积性肝病。典型的 PSC 发现于患有炎性肠病、30～40 岁男性患者中，但随着影像诊断学的进步，PSC 可发现于任何年龄段，包括儿童。通常，PSC 累及大的肝内和（或）肝外胆管，但在 5%的病例中，只有小胆管受累，此种病情称作为小胆管型 PSC[1]。肝活检对于大胆管型 PSC 的诊断是不必要的，因为其胆管成像的表现很典型。有着典型临床表现、肝活检显示 PSC 的患者，但胆管成像正常，可被分型为小胆管型 PSC。

肝功能检查提示胆汁淤积。血清碱性磷酸酶（ALP）升高是生化的特征性表现。在大约 80%的 PSC 患者中发现抗中性粒细胞胞质抗体（pANCA），但这项检测缺乏敏感性和特异性[1]。尽管临床演变差异很大，胆管树的逐渐闭合最终都导致胆汁性肝硬化，肝移植仍是 PSC 终末期患者的唯一治疗选择[2]。

PSC 典型组织学表现为胆管纤维闭塞性病变，其特征是中、大胆管周围“洋葱皮”样胆管周围纤维化。上皮细胞可见萎缩和变性。纤维闭塞性病变最终以纤维瘢痕组织和不明显的炎症代替正常胆管。除大胆管累及外，小叶间胆管也可受累并被瘢痕组织代替。仅累及小叶间胆管可以诊断为小胆管型 PSC[1]。在肝门胆管和肝内胆管，淋巴浆细胞性炎症可轻可重。胆管淤泥或者微结石沉积在一些受累胆管。通常，黄色肉芽肿病变或伴随严重实质坏死性界面性肝炎并不明显[3]。

7.2 原发性硬化性胆管炎/自身免疫性肝病重叠综合征

活动性肝炎是以淋巴浆细胞浸润，明显小叶性、实质细胞坏死为特征的显著的界面性肝炎，这也是自身免疫性肝炎(AIH)的特征性表现，在单独 PSC 中并不常见。活动性肝炎的存在被认为是 PSC 与 AIH 的重叠。相较于未行移植治疗的成人，PSC 与 AIH 的重叠更多发现于儿童和青少年中[1,4-7]。PSC 与 AIH 的重叠常表现为自身免疫特征，除了 AIH 的组织学特征，还包括自身抗体阳性和免疫球蛋白 G(IgG)升高，因此常常被认为是 AIH。而 PSC 的诊断在随访期间可能才得到明确[8]。因此，所有患有 AIH 的儿童都应考虑 PSC 的可能性[9]。

患者同时具有两种疾病特征被称为"PSC/AIH 重叠"，已得到越来越多的认同。国际自身免疫性肝病小组(IAIHG)[10]评分系统广泛应用于"重叠综合征"的诊断，虽说该评分系统最初实际上并不是为此建立。在有限的病例中，被确认有临床重叠的患者仅达到 AIH 的诊断评分，因而 IAIHG 评分系统不能用来定义重叠综合征。目前，日益达成共识，此种重叠的特征只是原发性疾病的一种变异，而不是如 IAIHG 所宣称的一个独立病种。尽管还没有建立"重叠综合征"的标准化定义，仍把具有如下表现的病人称为"具备 AIH 特征的 PSC"：血清转氨酶和/或 IgG 水平不成比例地升高(ALT 至少达到 5 倍正常最高上限值)，且 IgG 至少达到 2 倍正常上限值，组织学具备 AIH 特征(交界性肝炎)[9,11]。

由于一些有重叠症状的患者似乎从熊去氧胆酸和免疫抑制剂联合治疗中获益，IAIHG 建议具备 AIH 特征的 PSC 患者，可以采用免疫抑制治疗。由于重叠综合征的发病率低，这些治疗策略的有效性没有证据基础[9]。

7.3 肝移植后复发性 PSC

7.3.1 临床特征

肝移植术后吻合狭窄是最常见的胆道并发症。各种可能导致移植物损害的因素都可能引起缺血性非吻合口狭窄的胆管病变。导致胆管缺血的原因包括冷缺血时间过长、肝动脉血栓或狭窄、小移植物、抗体介导的排斥反应(如预先形成的供体抗体和血型抗体)[12]。供体胆管末端部分易受缺血损伤影响，因为它仅由肝固有动脉三个末端分支其中一支供血[13]。胆道感染也可引起胆道结构改变。吻合口狭窄与非吻合口狭窄鉴别具有重要意义。吻合口狭窄局限于吻合口部分，长度短，可能是由于手术技术不佳而导致的缺血或纤维化所致的环形狭窄[12]。而非吻合口狭窄位于吻合口的近端，往往多发，也更长[12]。这些已知的胆道并发症病因在 PSC 组和对照组无差异[14]。然而，不同的研究发现，PSC 肝移植后非吻合口胆管狭窄发生率远高于对照组。由于没有其他原因解释如此高的发生率，该现象被认为是原发疾病 PSC 在移植物中的复发[15-17]。复发性疾病是影响 PSC 肝移植后远期预后的一个主要因素。在尸肝肝移植患者中，移植后 PSC 的复发发生率为 5%～20%[14,15,17]；尽管如此，对终末期 PSC 患者来说，尸肝肝移植可提供很好的移植远期存活率(5 年存活率为 86%；10 年存活率为 70%)[18]。然而，在日本广泛实施的活体肝移植(LDLT)中，东京和京都单中心组中，PSC 的复发率高达近 50%[19-21]。活体肝移植后出现复发性 PSC 的患者预后不佳，5 年和 10 年移植肝存活率分别为 69%和 40%[19,21]。供体相关性是 PSC 复发的危险因素之一[22]。

白种人中的 HLA－DRB1＊08[23]和日本人群中的 HLA－DR15 与复发相关[19,20]。

7.3.2 肝移植后复发性 PSC 的定义

Graziadei 等对复发性 PSC 的定义被广泛接受，其标准如下[14,17,18]：① 肝移植前确诊 PSC；② 胆管成像示肝内胆管树和/或肝外胆管非吻合口处串珠样、不规则性狭窄，且出现在肝移植 90 天后(图 7.1)；③ 肝活检查示纤维化胆管炎和/或纤维闭塞性病变，不管有无胆管减少、胆道纤维化、胆汁性肝硬化。同时应排除以下病因引起的胆道狭窄：肝动脉血栓/缺血，慢性胆管减少性排斥反应，ABO 血型不合，以及与手术重建导致的吻合口胆管狭窄等[17]。

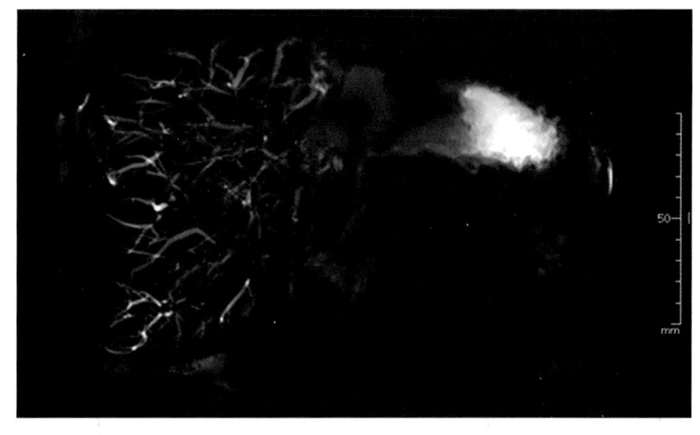

图 7.1 肝移植后 PSC 的复发主要诊断依据包括胆管影像表现为肝内和/或肝外多灶性狭窄性和串珠样改变；胆汁淤积相应的生化改变；排除继发病因。

7.3.3 复发性 PSC 组织学特征

复发性 PSC 的组织学标准已被严格界定：纤维化胆管炎和/或纤维闭塞性病变是诊

断必备条件[14,15,17]。这些组织学表现与非移植性 PSC 是一致的，几乎所有复发性 PSC 的报道，组织学描述都符合这一特征[18]。临床上，放射学特征性表现即可诊断 PSC[1,18]，因此与肝移植后复发性 PSC 预后相关的组织学细节并没有被很好地描述[19,24,25]。我们鉴别了活体肝移植术后移植肝更多的组织学特征，后面将对其进行描述[3]。

复发性 PSC 中的活动性肝炎详细组织学描述已有少量报道。Demetris 等人指出伴随活动性肝炎并不常见[26]，Khettry 等人在 6 例复发性 PSC 中观察到 1 例有淋巴浆细胞性小叶性肝炎[24]。在没有复发性 PSC 移植肝活检中，Khettry 等人描述了与移植肝功能障碍相关的轻度坏死炎症改变，并称之为自身免疫性肝病。虽然这种情况也出现在新发 AIH，但这种自身免疫性肝炎样病变出现在非自身免疫性肝病的终末期肝病行肝移植的移植肝中[27]，其确切的临床病理学特征及分类仍不明确[24]。

在没有行肝移植的 PSC 中，其病理学表现为小叶间胆管纤维闭塞性病变且导管周围纤维化呈同中心（洋葱皮样外观）（图 7.2a、b），复发性 PSC 病理学表现与这相似。

随着疾病的发展，纤维闭塞性病变会导致胆管被纤维瘢痕所代替，并伴有轻微的炎症

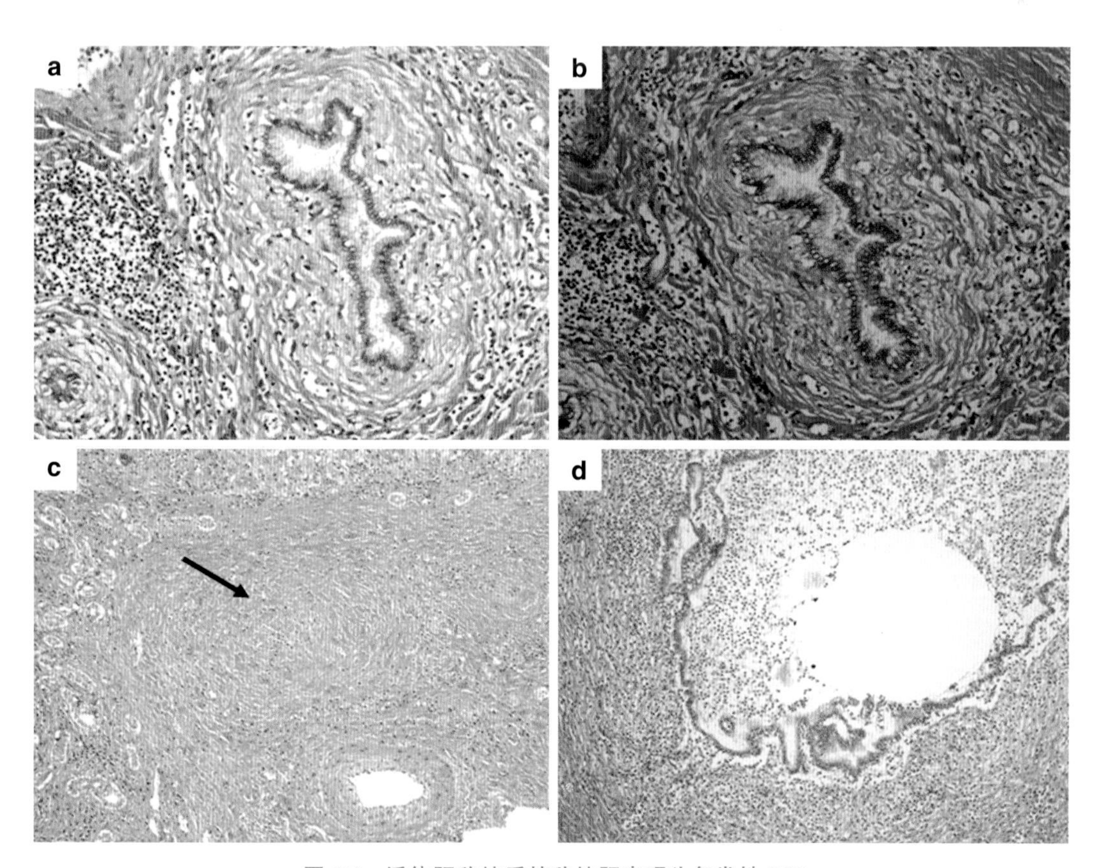

图 7.2 活体肝移植后的移植肝表现为复发性 PSC

(a) 小叶间胆管呈现管周纤维化。(b) 图 a 的 Masson 染色。(c) 肝内大胆管（箭头所示）呈现伴轻微炎症的纤维瘢痕组织代替纤维闭塞性病变。(d) 肝内大胆管呈现伴胆汁滴的黄色肉芽肿样病变。

(图 7.2c)。然而,相对移植前肝脏,这种特征性纤维闭塞性病变在复发性 PSC 中少见[3]。

而复发性 PSC 患者通常具有中度到明显活动性肝炎的特征。极端病例中,曾有一位复发性 PSC 伴活动性肝炎的患者,行再次肝移植后,移植肝出现中度直至大面积的肝坏死[3]。据报道,在合并有 AIH 和 PSC 患者的原始肝脏中,胆管减少相对较轻,而肝实质的坏死较单纯 PSC 明显[21]。

跟原发性 PSC 相比,在复发性 PSC 肝门和肝内大胆管中,淋巴浆细胞性胆管炎更为明显。此外,在复发性 PSC 接受再次肝移植的切除肝中,一半的肝脏有明确的黄色肉芽肿性胆管炎,尽管在移植前肝脏中没有发现这种病理病变(图 7.2d)[3]。根据 Keaveny 等研究,51 例原发性 PSC 中 16 例在肝移植后出现了这种黄色肉芽肿性胆管炎,合并黄色肉芽肿性胆管炎的 PSC 患者肝移植后早期死亡率或再移植率较高[25]。这些发现提示,在 LDLT 后复发性 PSC 的黄色肉芽肿性胆管炎频繁发生,可能至少部分地导致了复发性 PSC 相对于初发性 PSC 的病程较快进展。虽然,在 PSC 复发时肝门、肝内的大胆管炎,肝实质和间质的坏死性炎症及汇管区炎症的确切原因仍属推测,但 Roux 袢的重建和逆行性胆道感染可能在肝门、肝内胆管炎症形成中起重要作用,也可能与这类患者的免疫抑制治疗有关[11]。

7.3.4 京都大学医院复发性 PSC 病人的预后

从 1990 年 6 月—2016 年 5 月,在京都大学医院进行的一系列研究中,47 例患者因终末期 PSC 行初次活体肝移植,9 例患者因复发性 PSC 接受了第 2 次移植,其中 1 例为尸体肝移植,2 例因复发性 PSC 接受了第 3 次移植(尸体供肝)。表 7.1 显示了 10 例 PSC 病人接受肝移植和因复发性 PSC 接受再次肝移植的临床细节。这 10 例患者包括 2 例在外院行初次肝移植而转入京都大学医院行第 2 次移植患者,以及 1 例在外院接受再次肝移植的患者。在以前的报道中,我们提供了这些患者的部分随访资料[3]。

从诊断 PSC 到行 LDLT 平均时间为 7.6 年(1.2～20 年)。相比之下,从诊断 PSC 复发到再次移植的时间为 3.4 年(0.7～7.7 年)。随着移植次数增加,复发间隔时间递减[第 1 次移植后复发平均时间为 3.4 年(n=10),第 2 次移植后复发平均时间为 3.2 年(n=3),第 3 次移植后复发平均时间为 2.8 年(n=2)];这一发现与之前 DCD 肝移植系列报道数据一致[23]。之前系列报道中,第 1 次肝移植后复发中位时间为 4.5 年(n=50),第 2 次移植为 4.87 年(n=8),第 3 次移植为 2.85 年(n=2),第 4 次移植为 0.56 年(n=1)[23]。

在表 7.1 列出的病例中,在再次移植时,有 6 例移植肝(第 1 次移植肝)除了单纯 PSC,还出现活动性肝炎病变。再次移植前,6 例中仅 2 例在同种异体肝移植活检中发现了界面性肝炎(图 7.3a、b)。有趣的是,这两个患者在 LDLT 后最初是单纯性 PSC 复发,在诊断为 PSC 复发后出现 AIH 样组织学特征。在二次移植前,10 例患者中 2 例活检发现 PSC/AIH 重叠,三次移植前,2 例患者中 1 例发现 PSC/AIH 重叠。有两例患者的第 2 次或第 3 次移植肝出现 PSC/AIH 重叠,而且在其上次移植肝上也有证据示 PSC/AIH 重叠(图 7.3c、d)。

表 7.1　复发性 PSC 行再移植临床病理资料

患者编号	性别	肝移植时的年龄(岁)	移植次数	供肝种类	LT 后 PSC 复发时间(年)	PSC 至行 LT 时间(年)	是否重叠 AIH	最后一次活检/组织学检查时间(年)	随　访
1	女		移植前		—	3.6	—	第 1 次 LT	
		5	第 1 次	BRD	3.3	0.7	是	第 2 次 LT	
		9	第 2 次	BRD	2.1	8.1	—	第 3 次 LT	
		19	第 3 次(尸肝)	NBRD	4.4			轻度纤维化(4.4 年)	存活 5.3 年
2	女		移植前		—	4.4	—	第 1 次	
		19	第 1 次	BRD	2.1	3.6	是	第 2 次	
		25	第 2 次	BRD	0.9			桥接性纤维化(1.4 年)	存活 13 年
3	女		移植前		—	1.2	—	第 1 次	
		20	第 1 次	BRD	1.9(PSC) 8.4(AIH 重叠)	7.7	是	第 2 次	
		30	第 2 次	NBRD	2.2			桥接性纤维化(8 年)	8.3 年后死亡 (结肠癌)
4	女		移植前		—	9	—	第 1 次	
		34	第 1 次	BRD	5.2	4.1	是	第 2 次	
		42	第 2 次	BRD	1.1(AIH 重叠)			桥接性纤维化(6.1 年)	存活 8 年
5	男		移植前		—	20	—	第 1 次	
		24	第 1 次	BRD	5.3	2.7	—	第 2 次	
		32	第 2 次	BRD	4.9			肝硬化早期(6.1 年)	存活 8.4 年
6	男		移植前	BRD	—	3	—	第 1 次	
		25	第 1 次	BRD	4	2	—	第 2 次	
		31	第 2 次	BRD	5.9			轻度纤维化(8.5 年)	存活 9.2 年

续 表

患者	性别	肝移植年龄(岁)	移植次数[a]	供肝部位	LT后PSC复发时间(年)	PSC至行LT时间(年)	移植肝组织学是否重叠AIH	最后一次活检结果/组织学(年)	最后移植随访
7	女		移植前		—	8	NA	[b](第1次LT)	
		47	第1次	NA	1.7	1.3	是	第2次LT	
		50	第2次(尸肝)	NBRD					2周后死亡(脓毒血症，无PSC复发)
8	男		移植前		—	8	NA	[b](第1次LT)	
		21	第1次	BRD	3(PSC) 5.6(AIH重叠)	4	是	第2次LT	
		28	第2次	BRD	4.7	4.5	—	第3次LT	
		37	第3次(尸肝)	NBRD	0.9(AIH重叠)			轻度纤维化(0.9年)	3.8年后死亡(PSCT复发)
9	女		移植前		—	12	—	第1次LT	
		14	第1次	BRD	2.2	2.2	NA	[b](第2次LT)	
		19	第2次(尸肝)	NBRD	3.1			轻度纤维化(3.1年)	存活9年
10	男		移植前		—	7	—	第1次LT	
		30	第1次	BRD	5.5	6	—	第2次LT	
		42	第2次	NBRD	4.5			桥接性纤维化(4.5年)	存活5.7年

AIH：自身免疫性肝病；BRD：血缘关系供体 NBRD 非血缘关系供体；NA：无法获得资料；LT：肝移植；PSC：原发性硬化性胆管炎；[a]未特别说明，移植肝来自活体捐赠者；[b]其他医院LT。

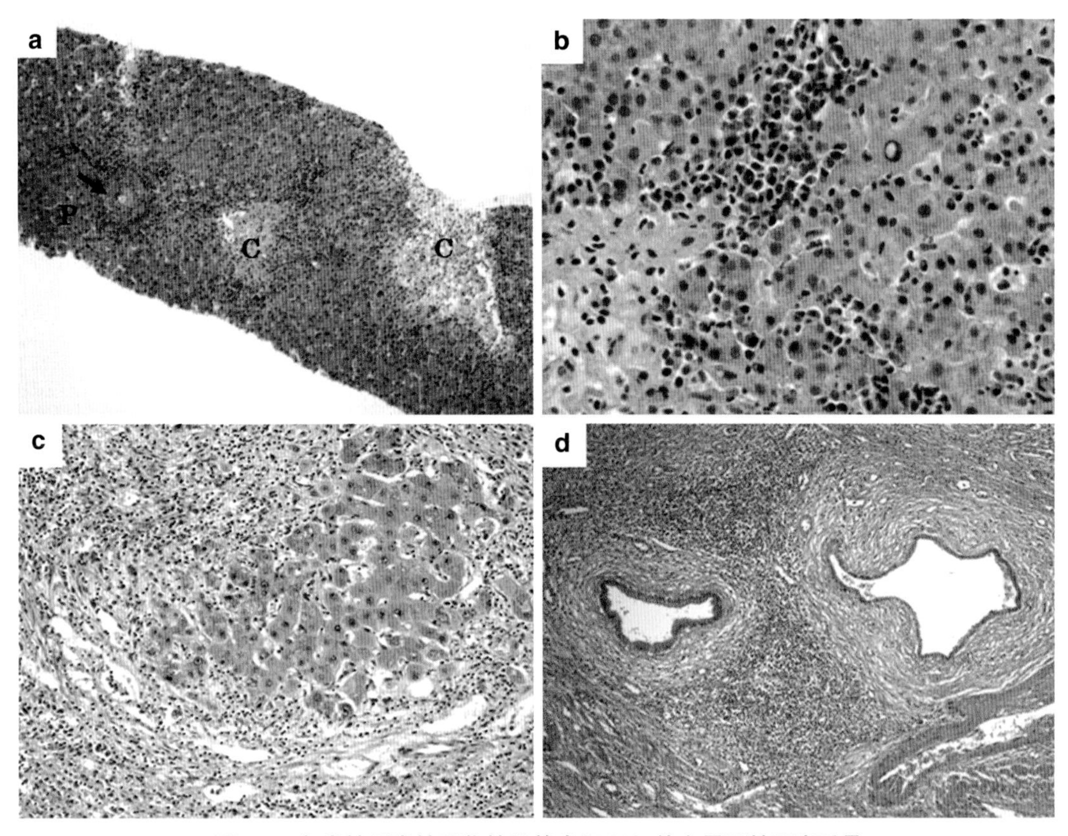

图 7.3 复发性原发性硬化性胆管炎(PSC),伴有界面性肝炎重叠

(a) 活体肝移植后复发性 PSC 重叠界面性肝炎活检表现,在门静脉(P)和小叶中央(C)可见致密淋巴浆细胞浸润,并具备界面活性。肝内小胆管消失(箭头所示)。注意未累及邻近肝内小叶间动脉。(b) 图 a 高倍镜下示,浆细胞明显浸润。(c) 同种异体肝移植切除的病肝示复发性 PSC 重叠界面性肝炎。胆汁性肝硬化中存在着显著的淋巴浆细胞浸润和界面性肝炎。(d) 图 c 中的小叶间胆管周围纤维化伴淋巴细胞浸润,提示 PSC 复发。

儿童比成人更容易出现 AIH 与 PSC 重叠[4-7]。我们的患者在第 1 次肝移植时,70% 年龄在 30 岁以下。我们的病例中,女性患者更多且年龄偏小,可能是频发复发性 PSC 重叠活动性肝炎的原因之一。只有 1 例患者本就存在 AIH/PSC 重叠(先表现为 AIH,过了 7 年在胆管影像学检查上才出现了 PSC 的特征改变)。其余 9 例患者原发病为单纯的 PSC,并没有 AIH 的组织学或者血清学证据,表明这些患者在 LDLT 后新出现 AIH/PSC 重叠[3]。

7.3.5 复发性 PSC 的治疗

复发性 PSC 患者的免疫抑制方案是熊去氧胆酸(UDCA)加上他克莫司和泼尼松龙的联合治疗。三联免疫疗法[即钙调神经磷酸酶抑制剂(环孢霉素或他克莫司)、硫唑嘌呤和皮质类固醇]可能有效[22,23]。然而,在京都系列病例中,尽管类固醇治疗可改善生化指标,但大多数患者最终发展为肝硬化而接受再次移植[3]。

7.4 结论

在 LDLT 后复发性 PSC 患者中，LDLT 后 PSC 的病程发展比 LDLT 前快；与活动性肝炎（AIH）重叠，相对原发性 PSC 更普遍；肝门黄色肉芽肿和淋巴浆细胞炎较原发性 PSC 明显。与活动性肝炎的高重叠及肝门和肝内大胆管黄色肉芽肿性胆管炎的高发，也许解释了一些患者在连续的移植肝中具有更快的疾病进程。

参考文献

1. Nakanuma Y, Zen Y, Portmann B. Diseases of the bile ducts. In: Burt A, Portmann B, Ferrell L, editors. MacSween's pathology of the liver. 6th ed. New York: Churchill Livingstone ELSEVIER; 2012. p.491 – 562.
2. Tischendorf JJ, Geier A, Trautwein C. Current diagnosis and management of primary sclerosing cholangitis. Liver Transpl. 2008;14: 735 – 46.
3. Miyagawa-Hayashino A, Egawa H, Yoshizawa A, Ueda Y, Ichida T, Ueno Y, Uemoto S, Harada K, Nakanuma Y. Frequent overlap of active hepatitis in recurrent primary sclerosing cholangitis after living-donor liver transplantation relates to its rapidly progressive course. Hum Pathol. 2011;42: 1329 – 36.
4. van Buuren HR, van Hoogstraten HJE, Terkivatan T, Schalm SW, Vleggaar FP. High prevalence of autoimmune hepatitis among patients with primary sclerosing cholangitis. J Hepatol. 2000;33: 543 – 8.
5. Gregorio GV, Portmann B, Karani J, Harrison P, Donaldson PT, Vergani D, Mieli-Vergani G. Autoimmune hepatitis/sclerosing cholangitis overlap syndrome in childhood: a 16-year prospective study. Hepatology. 2001;33: 544 – 53.
6. Abdo AA, Bain VG, Kichian K, Lee SS. Evolution of autoimmune hepatitis to primary sclerosing cholangitis: a sequential syndrome. Hepatology. 2002;36: 1393 – 9.
7. Abdalian R, Dhar P, Jhaveri K, Haider M, Guindi M, Heathcote EJ. Prevalence of sclerosing cholangitis in adults with autoimmune hepatitis: evaluating the role of routine magnetic resonance imaging. Hepatology. 2008;47: 949 – 57.
8. Mieli-Vergani G, Vergani D. Unique features of primary sclerosing cholangitis in children. Curr Opin Gastroenterol. 2010;26: 265 – 8.
9. Boberg KM, Chapman RW, Hirschfield GM, Lohse AW, Manns MP, Schrumpf E. Overlap syndromes: the International Autoimmune Hepatitis Group (IAIHG) position statement on a controversial issue. J Hepatol. 2011;54: 374 – 85.
10. Alvarez F, Berg PA, Bianchi FB, Bianchi L, Burroughs AK, Cancado EL, Chapman RW, et al. International Autoimmune Hepatitis Group Report: review of criteria for diagnosis of autoimmune hepatitis. J Hepatol. 1999;31: 929 – 38.
11. Zenouzi R, Lohse AW. Long-term outcome in PSC /AIH "overlap syndrome": does immunosuppression also treat the PSC component? J Hepatol. 2014;61: 1189 – 91.
12. Hildebrand T, Pannicke N, Dechene A, Gotthardt DN, Kirchner G, Reiter FP, Sterneck M, Herzer K, Lenzen H, Rupp C, Barg-Hock H, de Leuw P, Teufel A, Zimmer V, Lammert F, Sarrazin C, Spengler U, Rust C, Manns MP, Strassburg CP, Schramm C. Weismüller TJ; German PSC Study Group. German PSC Study Group. Biliary strictures and recurrence after liver transplantation for primary sclerosing cholangitis: a retrospective multicenter analysis. Liver Transpl. 2016;22: 42 – 52.
13. Demetris AJ, Minervini M, Nalesnik M, Ochoa E, Randhawa P, Sasatomi E, Wu T. Diseases of the bile ducts. In: Ruiz P, editor. Transplantation pathology. New York: Cambridge University Press; 2009. p.111 – 84.
14. Graziadei IW. Recurrence of primary sclerosing cholangitis after liver transplantation. Liver Transpl.

2002;8: 575 - 81.
15. Harrison RF, Davies MH, Neuberger JM, Hubscher SG. Fibrous and obliterative cholangitis in liver allografts: evidence of recurrent primary sclerosing cholangitis? Hepatology. 1994;20: 356 - 61.
16. Sheng R, Campbell WL, Zajko AB, Baron RL. Cholangiographic features of biliary strictures after liver transplantation for primary sclerosing cholangitis: evidence of recurrent disease. AJR Am J Roentgenol. 1996;166: 1109 - 13.
17. Graziadei IW, Wiesner RH, Batts KP, Marotta PJ, LaRusso NF, Porayko MK, Hay JE, Gores GJ, Charlton MR, Ludwig J, Poterucha JJ, Steers JL, Krom RA. Recurrence of primary sclerosing cholangitis following liver transplantation. Hepatology. 1999;29: 1050 - 6.
18. Graziadei IW, Wiesner RH, Marotta PJ, Porayko MK, Hay JE, Charlton MR, Poterucha JJ, Rosen CB, Gores GJ, LaRusso NF, Krom RA. Long-term results of patients undergoing liver transplantation for primary sclerosing cholangitis. Hepatology. 1999;30: 1121 - 7.
19. Haga H, Miyagawa-Hayashino A, Taira K, Morioka D, Egawa H, Takada Y, Manabe T, Uemoto S. Histological recurrence of autoimmune liver diseases after living-donor liver transplantation. Hepatol Res. 2007;37(Suppl 3): S463 - 9.
20. Tamura S, Sugawara Y, Kaneko J, Matsui Y, Togashi J, Makuuchi M. Recurrence of primary sclerosing cholangitis after living donor liver transplantation. Liver Int. 2007;27: 86 - 94.
21. Egawa H, Taira K, Teramukai S, Haga H, Ueda Y, Yonezawa A, Masuda S, Tsuji H, Ashihara E, Takada Y, Uemoto S. Risk factors for recurrence of primary sclerosing cholangitis after living donor liver transplantation: a single center experience. Dig Dis Sci. 2009;54: 1347 - 54.
22. Egawa H, Ueda Y, Ichida T, Teramukai S, Nakanuma Y, Onishi S, Tsubouchi H. Risk factors for recurrence of primary sclerosing cholangitis after living donor liver transplantation in Japanese registry. Am J Transplant. 2011;11: 518 - 27.
23. Alabraba E, Nightingale P, Gunson B, Hubscher S, Olliff S, Mirza D, Neuberger J. A reevaluation of the risk factors for the recurrence of PSC in liver allografts. Liver Transpl. 2009;15: 330 - 40.
24. Khettry U, Keaveny A, Goldar-Najafi A, Lewis WD, Pomfret EA, Pomposelli JJ, Jenkins RL, Gordon FD. Liver transplantation for primary sclerosing cholangitis: a long-term clinicopathologic study. Hum Pathol. 2003;34: 1127 - 36.
25. Keaveny AP, Gordon FD, Goldar-Najafi A, Lewis WD, Pomfret EA, Pomposelli JJ, Jenkins RL, Khettry U. Native liver xanthogranulomatous cholangiopathy in primary sclerosing cholangitis: impact on posttransplant outcome. Liver Transpl. 2004;10: 115 - 22.
26. Demetris AJ. Distinguishing between recurrent primary sclerosing cholangitis and chronic rejection. Liver Transpl. 2006;12: S68 - 72.
27. Kerkar N, Yanni G. De novo and 'recurrent' autoimmune hepatitis after liver transplantation: a comprehensive review. J Autoimmun. 2016;66: 17 - 24.

8　IgG4 相关硬化性胆管炎及其相关疾病的病理和发病机制研究进展

Yasuni Nakanuma

摘　要：IgG4 相关硬化性胆管炎（IgG4－SC）是 IgG4 相关疾病在肝胆系统表现之一，其病理改变与以 IgG4 阳性浆细胞为主的许多淋巴浆细胞浸润和纤维化有关。在肝胆假瘤中，包括 IgG4 相关硬化性胆管炎在内的大多数淋巴浆细胞型病变表现为炎症反应过度。IgG4 相关自身免疫性肝炎除汇管区和汇管区周围肝炎外，还具有广泛的实质坏死，其中有许多 IgG4 阳性的浆细胞浸润。IgG4 型肝病的主要病理改变可能是由 IgG4 相关硬化性胆管炎和/或Ⅰ型自身免疫性胰腺炎（AIP）所致。Th2 占主导地位的显性 IgG4 阳性 B 细胞受体克隆特异性反应和 Treg 活化可能是与 IgG4 相关硬化性胆管炎相关的重要免疫过程。此外，IgG4 相关硬化性胆管炎和Ⅰ型自身免疫性胰腺炎在相同的患者中有许多共同的组织病理学特征，这也可能因为这些疾病的主要靶点是胆管周围腺体和胰腺外分泌组织等相同或相似的组织内。虽然其病理组织学易识别，但这些疾病可在临床症状上与各种肝胆系统炎症和肿瘤相似，特别是胆管癌。胆管癌细胞可能作为非专门性的抗原提呈细胞发挥作用，通过产生 IL－10，发挥类似 Treg 细胞的免疫抑制作用，并可能诱导胆管癌中 IgG4 阳性浆细胞（IgG4 组织反应）的分化。鉴别 IgG4 相关硬化性胆管炎和原发性硬化性胆管炎的方法是未来另一个具有挑战性的问题。
关键词：IgG4 相关疾病硬化性胆管炎；自身免疫性胰腺炎；自身免疫性肝炎；胆管癌

缩　略　词

AIH	autoimmune hepatitis	自身免疫性肝炎
AIP	autoimmune pancreatitis	自身免疫性胰腺炎
ANAs	antinuclear antibodies	抗核抗体
APC	antigen-presenting cell	抗原提呈细胞

续 表

BCR	B cell receptor	B 细胞受体
CA - Ⅱ	carbonic anhydrase - Ⅱ	碳酸酐酶-Ⅱ
CCA	cholangiocarcinoma	胆管癌
IgG4 - RD	IgG4 - related disease	IgG4 相关疾病
IgG4 - SC	IgG4 - related sclerosing cholangitis	IgG4 相关性硬化性胆管炎
LF	lactoferrin	乳铁蛋白
PSC	primary sclerosing cholangitis	原发性硬化性胆管炎
SC	sclerosing cholangitis	硬化性胆管炎
Treg	regulatory T cell	调节性 T 细胞

8.1 概述

自从 Hamano 等[1]首次将自身免疫性胰腺炎(AIP)(现在称为Ⅰ型自身免疫性胰腺炎)与血清 IgG4 水平升高联系起来以来，几乎在身体的每个器官都发现了类似于Ⅰ型自身免疫性胰腺炎的病理和临床疾病[2-4]。这些疾病主要影响中老年男性，而儿童和青少年则不受影响，其特点是血清 IgG4 升高(通常为≥135 mg/dl)，受累器官中 IgG4 阳性细胞明显浸润，类固醇治疗效果显著。这些疾病统称为 IgG4 相关疾病(IgG4 - RD)[2-4]。经病理证实的淋巴浆细胞浸润，包括大量的 IgG4 阳性浆细胞，以及通常导致肿瘤类病变和闭塞性静脉炎是这类疾病常见的特征。无论两种疾病是否同时发生，特定器官中的 IgG4 相关性疾病偶尔可与其他器官中的另一种与 IgG4 相关的疾病[2,3]。

肝胆系统中，IgG4 - SC 主要累及肝外胆管和肝内大胆管[2,5-8]。此外，IgG4 相关炎性假瘤、IgG4 相关肝病和 IgG4 相关性自身免疫性肝炎也被描述为 IgG4 相关疾病。值得注意的是，Ⅰ型自身免疫性胰腺炎和 IgG4 相关硬化性胆管炎经常发生于同一个病人。

本文就 IgG4 相关硬化性胆管炎及其相关肝胆疾病的研究进展进行综述，重点介绍其病理和发病机制。我们还将讨论 IgG4 相关硬化性胆管炎是否与胆管恶性肿瘤有关，并探讨 IgG4 反应在胆管癌(CCA)中的作用。

8.2 IgG4 相关硬化性胆管炎及其相关疾病

8.2.1 IgG4 相关硬化性胆管炎

IgG4 相关硬化性胆管炎影响大胆管，包括肝外和肝门部的大胆管，并导致胆管炎性胆道狭窄和阻塞性黄疸[2,5]。IgG4 相关硬化性胆管炎被认为是一种“良性”疾病，其肝衰竭风险较低，对类固醇治疗反应良好。

8.2.1.1 病理学

大体而言，受影响的胆管通常表现为弥漫性和均匀的胆管壁增厚，尽管有时也会遇到胆管壁不均匀增厚的情况[2,5]。受影响的胆管腔体狭窄，黏膜表面相对光滑，没有溃疡。肝外胆管，尤其是胰腺段胆管，经常受到影响，肝门或肝内大胆管也偶尔受到影响。

在组织学上，IgG4 相关硬化性胆管炎诱导跨壁纤维炎症，从黏膜表面到浆膜下均匀分布，尽管管壁有严重的纤维炎症，但其表面上皮细胞仍然相对完整(图 8.1)。除了胆管壁外，胆管周围的腺体通常也受到严重的影响，并且腺体导向的坏死炎症经常被清楚地识别(图 8.2，图 8.3)。可见浸润细胞的密集浸润，主要由淋巴细胞和浆细胞组成(图 8.1b)。嗜酸性粒细胞浸润在大多数情况下也可观察到，在某些病例中嗜酸性粒细胞浸润明显，而中性粒细胞很少。硬化性炎症伴淋巴浆细胞浸润，也偶尔沿着神经纤维延伸到胆管周围的纤维脂肪结缔组织(图 8.1a)。这种典型的纤维化模式被称为"轮辐状纤维化"，胶原纤维以不规则的旋状结构排列(图 8.1c)。纤维炎症累及静脉，导致部分或完全的管腔闭塞(闭塞性静脉炎)，这是典型的 IgG4 相关性疾病的特征，可通过 EVG 染色方便的识别(图 8.1d)。

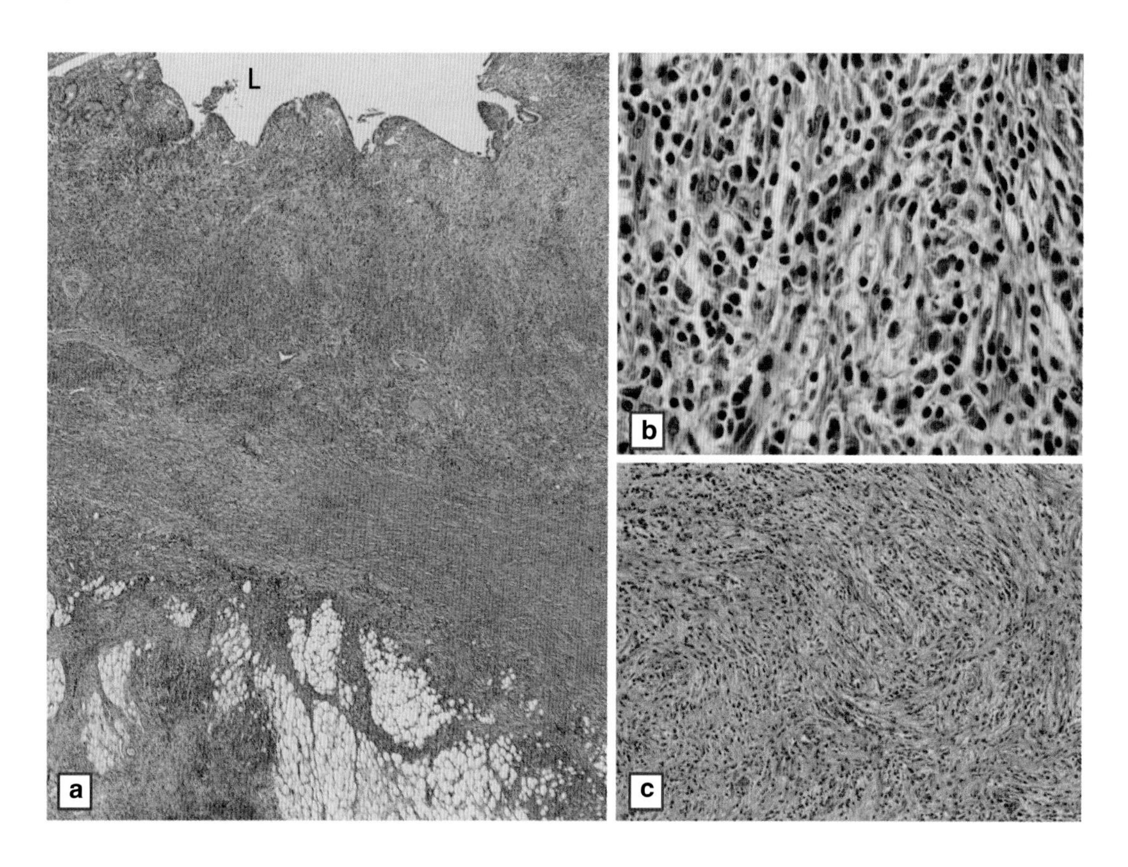

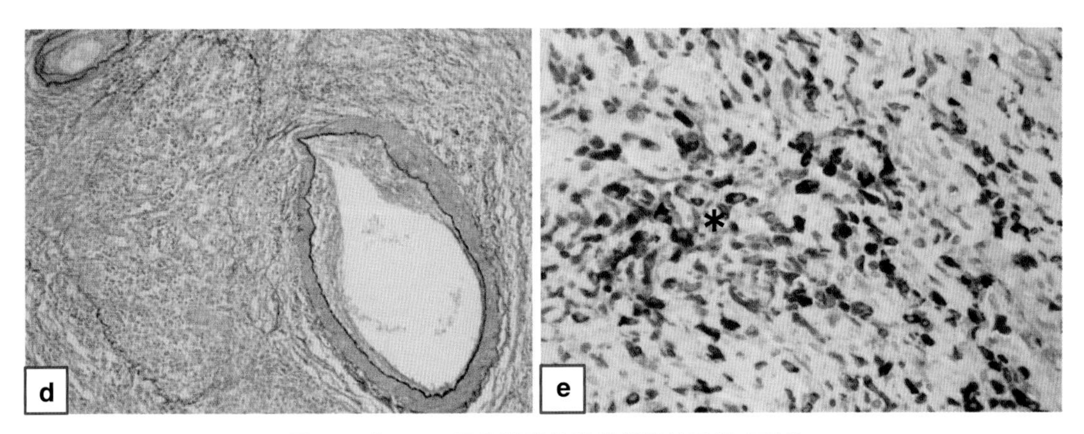

图 8.1 与 IgG4 相关的硬化性胆管炎的组织病理学

(a) 胆管壁增厚,纤维增生,淋巴浆细胞浸润广泛。纤维炎症改变延伸至胆管前脂肪组织。L,胆管管腔;H&E,×80(原始放大倍数)。(b) 淋巴浆细胞伴嗜酸性粒细胞的浸润。H&E,×300(原始放大倍数)。(c) 轮辐状纤维化伴淋巴浆细胞浸润在纤维化的胆管壁表现明显。H&E,×150(原始放大倍数)。(d) 静脉(*)被纤维炎性改变闭塞(闭塞性静脉炎)。EVG 染色,×120(原始放大倍数)。(e) 许多 IgG4 阳性浆细胞已经浸润了组织。IgG4,×300 的免疫染色。

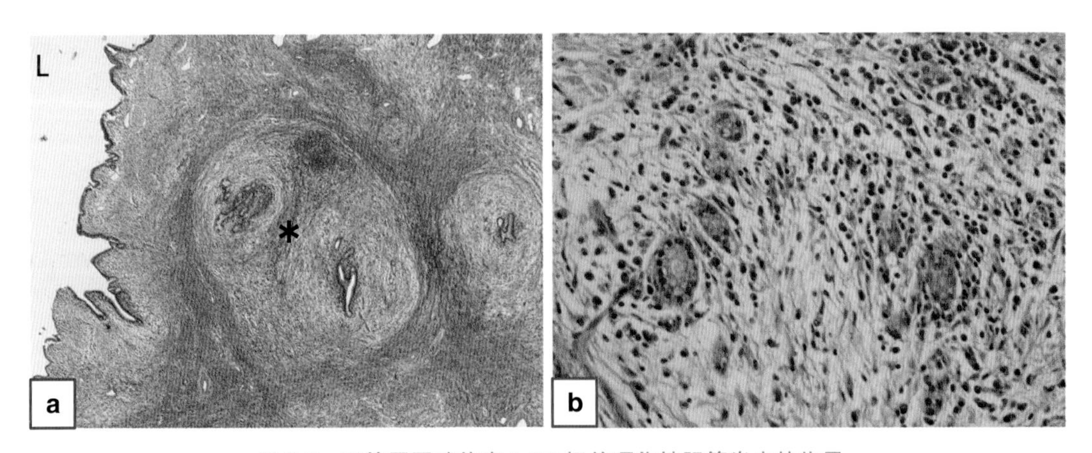

图 8.2 胆管周围腺体在 IgG4 相关硬化性胆管炎中的作用

(a) 纤维炎性改变位于胆管周围腺体(*)。H&E,×80(原始放大倍数)。(b) 受影响的胆管周围腺体显示有一定程度的破坏。H&E,×250(原始放大倍数)。

IgG4 免疫染色显示 IgG4 阳性浆细胞大量浸润(图 8.1e),虽然它们的密度和分布在受影响的胆管和胆管周围组织之间有所不同。诊断 IgG4 相关硬化性胆管炎的 IgG4 浆细胞浓度的临界值:手术标本为 50 个细胞/HPF,活检标本为 10 个细胞/HPF。此外,IgG4 阳性与总 IgG 阳性浆细胞的比例超过 40%[2]。在 IgG4 相关硬化性胆管炎与其他肝胆疾病的鉴别诊断中,这种半定量评估是有帮助的,但不是绝对的。

8.2.1.2 IgG4 相关硬化性胆管炎的发病机制

IgG4 相关疾病的发病机制是多因素的,可能在多个器官之间有相似之处[2,3]。此外,环境因素和遗传背景也通常参与 IgG4 相关疾病的发展。

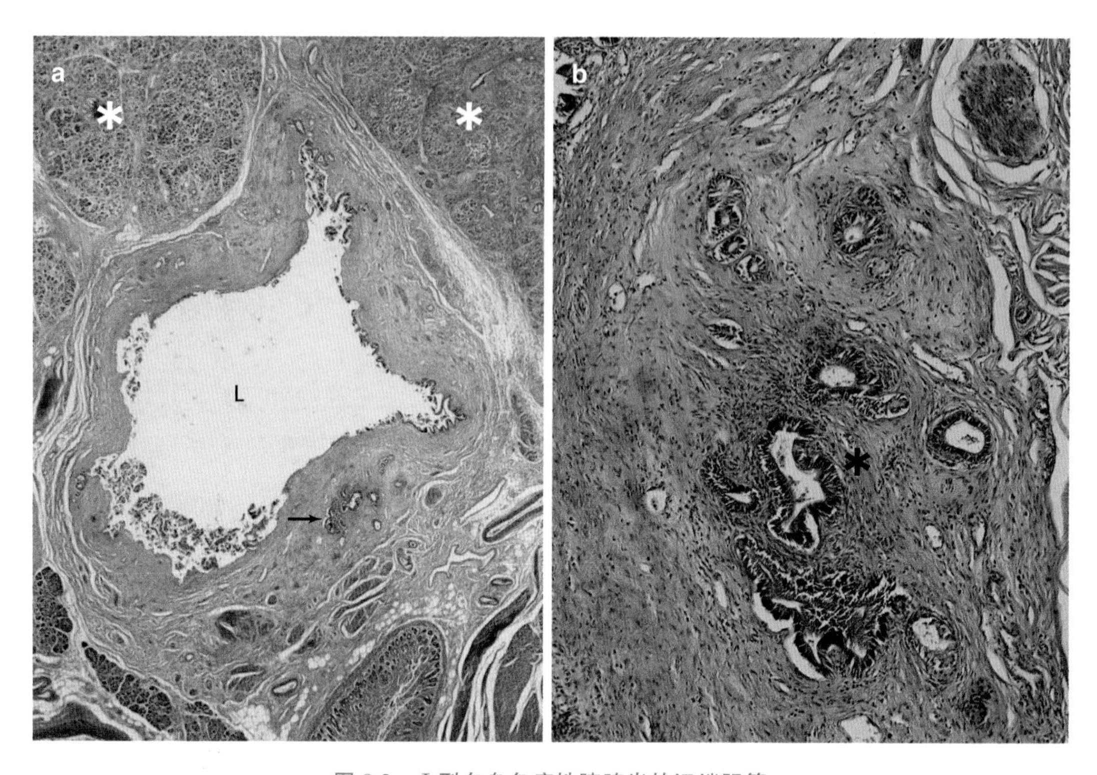

图 8.3 Ⅰ型自身免疫性胰腺炎的远端胆管

(a) 明显正常的胆管某些部位(→)出现炎性改变。周围胰腺(＊)显示广泛的炎症变化,腺体破坏。H&E,×80(原始放大倍数)。(b) 图 a 的高倍率,胆管周围腺体(＊)显示淋巴浆细胞浸润。H&E,×150(原始放大倍数)。

8.2.1.2.1 免疫发病机制

天然免疫和获得性免疫、Th2 占优势的免疫反应、调节性 T(Treg)细胞和 B 细胞活化都可能在一定程度上参与 IgG4 相关疾病的发展[3,9,10]。

8.2.1.2.2 体液免疫反应

抗核抗体(ANAs)和其他自身抗体并不少见,γ-球蛋白和 IgG,特别是 IgG4 水平升高,表明体液免疫系统异常[3]。虽然 IgG4 在 IgG4 相关疾病中的作用尚不清楚,但血清 IgG4 水平升高与疾病活动有关,Treg 细胞 IL-10 和 B 细胞激活因子可促进 IgG4 的产生。然而,IgG4 显然是与 IgG4-相关性疾病有关的关键免疫球蛋白,但在 IgG4 相关性疾病患者中未检测到 IgG4 型自身抗体,包括 IgG4 相关硬化性胆管炎。

8.2.1.2.3 T 细胞免疫应答

辅助 T 淋巴细胞 2 和调节性 T 细胞(Tregs)在 IgG4 相关疾病中表达上调[10]。Th2 细胞因子如 IL-4、IL-5、IL-13 明显过度表达,Th2 细胞因子可能参与疾病的发展,尤其是 B 细胞和浆细胞的成熟和增殖。Th2 为主的免疫反应似乎是血清嗜酸性粒细胞增多和 IgE 升高的合理解释。在 IgG4 相关硬化性胆管炎患者胆管组织中观察到大量 FOXP 3^{+}/$CD4^{+}$/CD 25^{+} Tregs 细胞,以及两种调节性细胞因子(IL-10 和 TGF-β)的过度表达。IL－10 和 IL－4 被怀疑参与 B 细胞的 IgG4 类型转换，然后增加 IgG4 的产生。转化生长因子-β可能与受累胆管纤维化有关。

8.2.1.2.4 B 细胞免疫应答

最近的研究结果表明，特定的 B 细胞反应可能在 IgG4 相关硬化性胆管炎的发病机制中起重要作用[9]。除类固醇和免疫调节剂外，利妥昔单抗（Rituximab）作为一种抗 CD20 的单克隆抗体可以耗减 B 细胞，被认为是一种有效和有前途的治疗策略。有趣的是，利妥昔单抗只减少 IgG4 亚类，而对 IgG1、IgG2 或 IgG3 的亚类没有影响[1]。

最近，在活动性 IgG4 相关硬化性胆管炎患者的外周血中用新一代测序技术鉴定出了主要的 IgG4B 细胞受体（Bcr）克隆，但在健康或疾病对照者中没有发现这些克隆[9]。值得注意的是，在十二指肠乳头等发炎组织中发现了相同的克隆，并与配对外周血标本中具有相同的显性 IgG4 克隆组成。活动期 IgG4 相关硬化性胆管炎患者这种将 IgG4 BCR 克隆扩展到血液和组织中的现象可以被糖皮质激素治疗终止[9]。综上所述，这些先前的发现提示克隆扩增，IgG4 阳性 B 细胞和浆细胞转换可能是 IgG4 相关硬化性胆管炎免疫病理机制。此外，这些 BCR 克隆的检测或鉴定可能有助于鉴别 IgG4 相关硬化性胆管炎和其他未检测到 BCR 克隆的慢性胆道疾病，如原发性硬化性胆管炎（PSC）和胆管癌。

8.2.1.2.5 目标组织或抗原

IgG4 相关疾病已经在全身的许多器官中被发现，且常常呈现多器官受累。IgG4－RD 患者可根据受影响器官的位置分为头颈部、胸、肝胆胰、腹膜后组[4]。据报道，头颈部组女性患者的患病比例和血清 IgG4 浓度均显著高于其他组。这些特征可反映各组间某种疾病的不同表现，或提示不同的潜在病因，但具有相似的临床病理特征或独特的靶抗原。

IgG4 相关硬化性胆管炎与Ⅰ型自身免疫性胰腺炎在受累组成上的相似性。

在 IgG4 相关疾病中，IgG4 相关硬化性胆管炎和自身免疫性胰腺炎在同一个体中的检出率高于其他 IgG4 相关疾病。IgG4 相关硬化性胆管炎和Ⅰ型自身免疫性胰腺炎具有典型的病理组织学特征，如淋巴浆细胞浸润密度大、纤维化程度高、呈车辐状，提示肝胆和胰腺系统中具有的相同的解剖成分或抗原，这两种疾病具有相同的靶向性和侵袭机制[11]（图 8.4）。

的确，在Ⅰ型自身免疫性胰腺炎中，可持续观察到胰腺外分泌腺体典型的坏死性炎症，而在 IgG4 相关硬化性胆管炎中，可在胆管周围腺体观察到类似的改变，位于 IgG4 相关硬化性胆管炎容易影响的大胆管。值得注意的是，少量的胰腺外分泌腺体与这些胆管周围腺体混合在一起，从生理角度来看，胆道实际上可以看作是一个不完整的胰腺[11]，这就使得位于胰腺外分泌腺体和胆管周围腺体中的一些抗原可能成为Ⅰ型自身免疫性胰腺炎和 IgG4 相关硬化性胆管炎免疫攻击的共同靶点（图 8.4）。这可能解释病理解剖学上为什么肝外和肝内大胆管与外分泌胰腺比其他器官受到这些疾病的影响更严重。

如上所述，几乎每一例 IgG4 相关硬化性胆管炎合并Ⅰ型自身免疫性胰腺炎（图 8.2a、b）都会出现胆管周围腺体的改变。然而，在一些没有胆管受累的Ⅰ型自身免疫性胰腺炎病例的大体和放射学检查中，肝外胆管的胆管周围腺体表现出轻微的炎症，有淋巴浆细胞

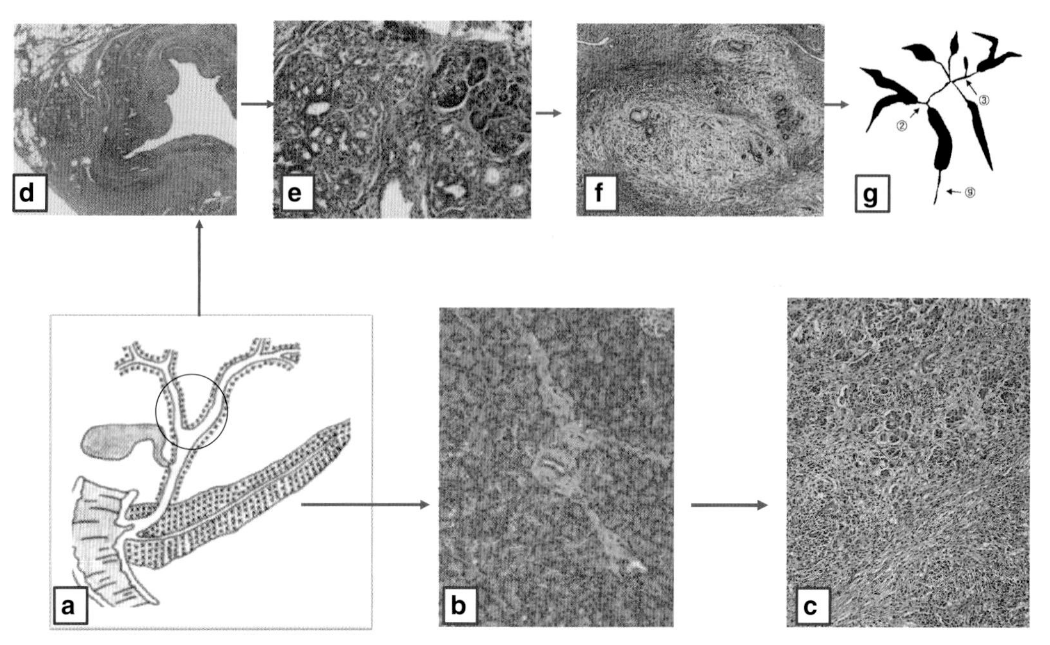

图 8.4 IgG4－SC 和Ⅰ型 AIP 在同一患者中的发展情况

(a) 胰腺、胆道树和十二指肠的示意图。胆管周围腺体位于胆管树周围(沿胆管树的点)。胰腺外分泌腺体(b)是Ⅰ型自身免疫性胰腺炎的靶点，并表现出广泛的破坏，由炎症和纤维组织代之。b、c，H&E 染色。胆管周围的腺体(＊)(d)由浆液性和黏液性腺体和少量胰腺外分泌腺体(e)组成。IgG4 相关硬化性胆管炎以胆管周围腺体为靶点，表现为炎症和破坏(f)。(g) IgG4 相关硬化性胆管炎胆管树示意图显示由 IgG4 相关硬化性胆管炎引起的纤维炎症所致的远端和肝门部胆管狭窄。

浸润，而其他胆管和胆管周围成分似乎不受坏死性炎症的影响(图 8.3a、b)。虽然 IgG4 相关硬化性胆管炎通常会引起跨壁纤维炎症，但这些病例提示胆管周围腺体更早的受到影响，并且可能是 IgG4 相关硬化性胆管炎进展过程中最初病理损害的部位(图 8.3)。

8.2.1.2.6 靶抗原

在相当数量的Ⅰ型自身免疫性胰腺炎病例中，已经报道了几种自身抗体。一些是非器官特异性的，如抗核抗体(ANAs)和类风湿因子，而器官特异性抗体，如抗乳铁蛋白(LF)、碳酸氢酶(CA)－Ⅱ、CA－Ⅳ和胰腺分泌型胰蛋白酶抑制剂的自身抗体也可被观察到[3]。有趣的是，器官特异性抗原都分布在胰腺的外分泌腺体和胰管上皮中。因此，这些位于胰腺和胆管周围腺体的抗原很可能是 IgG4 相关硬化性胆管炎和Ⅰ型自身免疫性肝炎的靶点。事实上，在类似于人 IgG4 相关疾病的小鼠模型中，CA－Ⅱ或 LF 免疫诱导的系统病变(如胰腺炎和胆管炎)的结果支持了这一假设。

8.2.2 与 IgG4 相关硬化性胆管炎有关的其他肝胆系统病变

8.2.2.1 肝胆炎性假瘤

肝胆系统有三种类型的炎性假瘤：肌纤维母细胞型、淋巴浆细胞型和纤维组织细胞型，这些病变偶尔会同时发生。最近有报道称淋巴浆细胞型与 IgG4 -相关性胆管炎有关。这种类型的病理表现为闭塞性静脉炎和纤维化，此外还有大量的淋巴浆细胞浸润。有趣的是，IgG4 阳性浆细胞在 IgG 阳性浆细胞中占很大比例。肝脏炎性假瘤本身与慢性胆管炎有关[12]，IgG4 相关硬化性胆管炎表现为肿瘤类病变，有些病例可表现为肿块性病变，主要累及肝门和肝内大胆管。根据临床和病理表现，这些病例应称为 IgG4 相关的炎性淋巴浆细胞性假瘤。因此，大多数(但不是全部)淋巴浆细胞型肝胆炎性假瘤可视为 IgG4 相关硬化性胆管炎的一种表现，并伴有明显的炎性肿块[6]。

8.2.2.2 IgG4 相关性自身免疫肝炎

Umemura 等人提出以慢性活动性肝炎、血清 IgG4 水平高、肝内 IgG4 阳性浆细胞浸润丰富为特征的自身免疫性肝炎为“IgG4 相关自身免疫性肝炎”，认为这类自身免疫性肝炎属于全身性 IgG4 相关疾病的一种表现[7]。有趣的是，IgG4 相关的自身免疫性肝炎常伴发其他 IgG4 相关性疾病；然而，迄今为止只有 3 例病例(54 岁的女性、42 岁的男性和 73 岁的男性)被报道[13]。

上述 3 例均表现出与以肝细胞为靶点的高级别坏死性慢性肝炎相似的组织学特征，包括以淋巴母细胞为主的明显汇管区炎、明显的界面性肝炎和带状至桥接性坏死。汇管区内浆细胞浸润明显，IgG4 阳性浆细胞占 IgG 阳性浆细胞的比例在诊断时超过 40%。肝实质多见坏死灶，多见花环状排列。2 例病例中存在显著的肝细胞向多核巨细胞的转化。有趣的是，没有发现胆道损伤。所有的病例中血清 IgG4 水平超过 1.35 g/L(135 mg/dl)，ANA 阳性。所有 3 个 IgG4 相关的自身免疫性肝炎病例对类固醇治疗反应良好，这在经典的自身免疫性肝炎中是常见的。停用或减少类固醇治疗导致 2 例 IgG4 相关自身免疫性肝炎复发。然而，在迄今报道的 IgG4 相关自身免疫性肝炎病例中，没有一例显示肝内有任何闭塞性静脉炎、车辐状纤维化或肿瘤类病变。

8.2.2.3 IgG4 相关肝病

在伴或不伴 IgG4 相关硬化性胆管炎的Ⅰ型自身免疫性胰腺炎患者中，常出现可逆的肝功能损害。此外，Ⅰ型自身免疫性胰腺炎和 IgG4 相关硬化性胆管炎患者可表现出各种的肝组织的病理学改变，包括 IgG4 阳性浆细胞的浸润，见于细针穿刺活检或者是手术切除的肝脏病理检查。Umemura 等人最近提出将这些病变统称为“IgG4 相关肝病”[8]，他们将“IgG4 相关肝病”的病理改变分为以下 5 种类型：① 汇管区炎症；② 大胆管病变；③ 汇管区硬化；④ 小叶性肝炎；⑤ 胆汁淤积。

有趣的是，在同一病例中，多种组织学改变可以共存。汇管区炎的特点是含有浆细胞的单核细胞浸润到小的汇管区血管内，偶尔伴界面性肝炎。汇管区炎症可能是 IgG4 相关硬化性胆管炎的一部分。大胆管损伤主要表现为胆管增生、中性粒细胞浸润及汇管区水肿性改变。此外，汇管区纤维化可能与肝内外大胆管的硬化性胆管炎有关。小叶性肝炎类似于轻度病毒性肝炎，可表现为实质性炎症合并肝局灶性坏死。最后，胆汁淤积型是一种以小叶中心区为主的小管型胆汁淤积症，与肝外胆管(包括远端胆管)的广泛狭窄和阻塞后的表现一致。虽然IgG4相关性肝病的组织学病变是多种多样的，但这些病变中有些可能仅仅是由于IgG4相关硬化性胆管炎或Ⅰ型自身免疫性胰腺炎引起的胆道病变所致，另一些则可能是全身IgG4相关疾病所固有的肝脏病变。

8.2.2.4 其他病变

在IgG4相关硬化性胆管炎或Ⅰ型自身免疫性胰腺炎患者中，胆囊常常受累(IgG4相关硬化性胆囊炎)，而IgG4相关硬化性胆囊炎表现出与IgG4相关硬化性胆管炎相似的形态学改变[2,14]。在Ⅰ型自身免疫性胰腺炎患者中，44%和38%的患者十二指肠大乳头和十二指肠小乳头的内镜表现异常，十二指肠大乳头异常的患者中存在的IgG4阳性浆细胞浸润明显多于十二指肠大乳头正常的患者[2,15]。

8.2.3 IgG4相关硬化性胆管炎与其他肝胆疾病的鉴别诊断

IgG4相关硬化性胆管炎和一些肝胆疾病表现相仿，如PSC、胆管癌和其他伴有淋巴浆细胞浸润的硬化性胆管炎[2]。

8.2.3.1 原发性硬化性胆管炎

PSC和IgG4相关硬化性胆管炎常累及大胆管，如肝门部胆管和肝外胆管。虽然IgG4相关硬化性胆管炎的特点是胆管壁有大量IgG4阳性浆细胞浸润，但这种IgG4反应也见于少部分PSC和肝胆管结石的继发性炎症改变中。临床上，要将无其他器官受累(包括Ⅰ型AIP)的IgG4相关硬化性胆管炎与PSC区分开来可能非常困难。与IgG4相关硬化性胆管炎不同，PSC通常表现出更多的黏膜组织损伤，并伴有频繁的溃疡形成。闭塞性静脉炎和车辐状纤维化有助于IgG4相关硬化性胆管炎的诊断，而中性粒细胞浸润和胆管闭塞则提示PSC。

8.2.3.2 胆管癌

IgG4相关硬化性胆管炎临床症状与肝门部胆管癌和肝外胆管癌非常相似。因此，鉴别肝门部胆管癌和IgG4相关硬化性胆管炎特别困难(不合并Ⅰ型自身免疫性胰腺炎时)。活检标本中超过40%IgG4阳性细胞和10个细胞/HPF是IgG4相关性疾病的组织学诊断标准，并可支持IgG4相关硬化性胆管炎的诊断，但必须在排除恶性肿瘤可能的前提下[2]。

值得注意的是，偶尔在胆管癌中也会有肿块形成和明显的IgG4阳性细胞浸润，其中IgG4阳性浆细胞的浸润和炎症反应是以肿瘤内或周围大量IgG4阳性浆细胞为特征的。Resheq等人最近还发现1/3的肝门部胆管癌患者IgG4阳性(≥20 IgG4阳性浆细胞/HPF)，他们认为IgG4阳性浆细胞在区分肝门部管癌和IgG4相关硬化性胆管炎方面的作用有限，即使结合临床检验结果，也可能产生误导，致使胆管癌的漏诊[16]。

8.3 IgG4相关硬化性胆管炎和胆管癌

IgG4相关硬化性胆管炎的存在是否增加了胆管癌发生的长期风险仍不清楚[17-19]。

然而，一些病例报道已经指出胆管癌或其癌前病变、胆管上皮内瘤样病(BilIN)与 IgG4 相关硬化性胆管炎有关[16]。此外，由 IgG4 相关疾病引起的胆管癌也有报道[19]，虽然目前还没有研究明确二者之间的影响关系。

8.3.1 IgG4 相关疾病和癌症

最近的研究报道表明，Ⅰ型自身免疫性胰腺炎患者偶尔会并发各种类型的癌症，包括胰腺癌和胆管癌。Shiokawa 等人报道了在 108 例Ⅰ型自身免疫性胰腺炎患者中，15 例病人发生 18 个器官的恶性肿瘤。在开始对这些Ⅰ型自身免疫性胰腺炎患者进行皮质类固醇治疗之前，可以在肿瘤间质中观察到大量 IgG4 阳性浆细胞，而在癌症治疗成功后没有发现Ⅰ型自身免疫性胰腺炎的复发。考虑到Ⅰ型自身免疫性胰腺炎确诊后的第一年有较高的癌变风险，同时在肿瘤治愈后Ⅰ型自身免疫性胰腺炎很少复发。作者认为，在一部分Ⅰ型自身免疫性胰腺炎病例中，Ⅰ型 AIP 实为伴癌综合征。然而，Hirano 等人[18]对 113 例 IgG4 相关疾病患者进行了调查，发现在 IgG4 相关疾病发病时如没有同时发生恶性肿瘤，这些病例恶性肿瘤发生率并不显著。这一问题需要进行前瞻性和大规模的研究来最终阐明。

8.3.2 胆管癌和 IgG4 相关性硬化性胆管炎

目前已经有一些 IgG4 相关性硬化性胆管炎与胆管癌或其癌前病变相关的病例报道[17,20]。胆管上皮内瘤变(BilIN)是胆管癌的癌前病变，分为三种亚型：BilIN1、BilIN2 和 BilIN3。在 IgG4 相关性硬化性胆管炎患者中发现 BilIN3(即原位癌)和 BilIN1－2，则提示这些病例有进展为侵袭性胆管癌的危险。BilIN 灶也表达突变型 p53 蛋白，提示 IgG4－硬化性胆管炎可能是胆管癌[20]的癌前病变。

8.3.3 胆管癌和 IgG4 组织反应

8.3.3.1 胆管癌中的 IgG4 阳性浆细胞浸润

在一些报道中，胆管癌组织及癌旁组织中可以发现 IgG4 阳性浆细胞浸润(IgG4 组织反应)，同时血清中 IgG4 水平也发现升高。除了肝内胆管癌外，在胆管系统各个部位发生的胆管癌中均发现了不同程度的 IgG4 反应发生。此外，约三分之一的胆管癌病例镜检中可发现每高倍视野＞10 个 IgG4 阳性浆细胞，这符合 IgG4 相关性硬化性胆管炎的临床和病理诊断标准(图 8.5a、b)[16,21,22]。

8.3.3.2 IgG4 组织反应与 Treg 细胞逃避免疫监视

在胰腺的癌变过程中，Foxp3^{+} Treg 细胞增多，CD8^{+}细胞毒性 T 细胞(CTLs)减少，提示 Treg 细胞参与胰腺癌逃避肿瘤相关免疫监视[23]的免疫应答。Treg 细胞主要通过产生白细胞介素－10、转化生长因子－β 等调节性细胞因子抑制抗癌免疫，高 Treg 细胞水平可能是胰腺癌患者预后不良的标志。Treg 细胞产生的调节性细胞因子 IL－10 可诱导

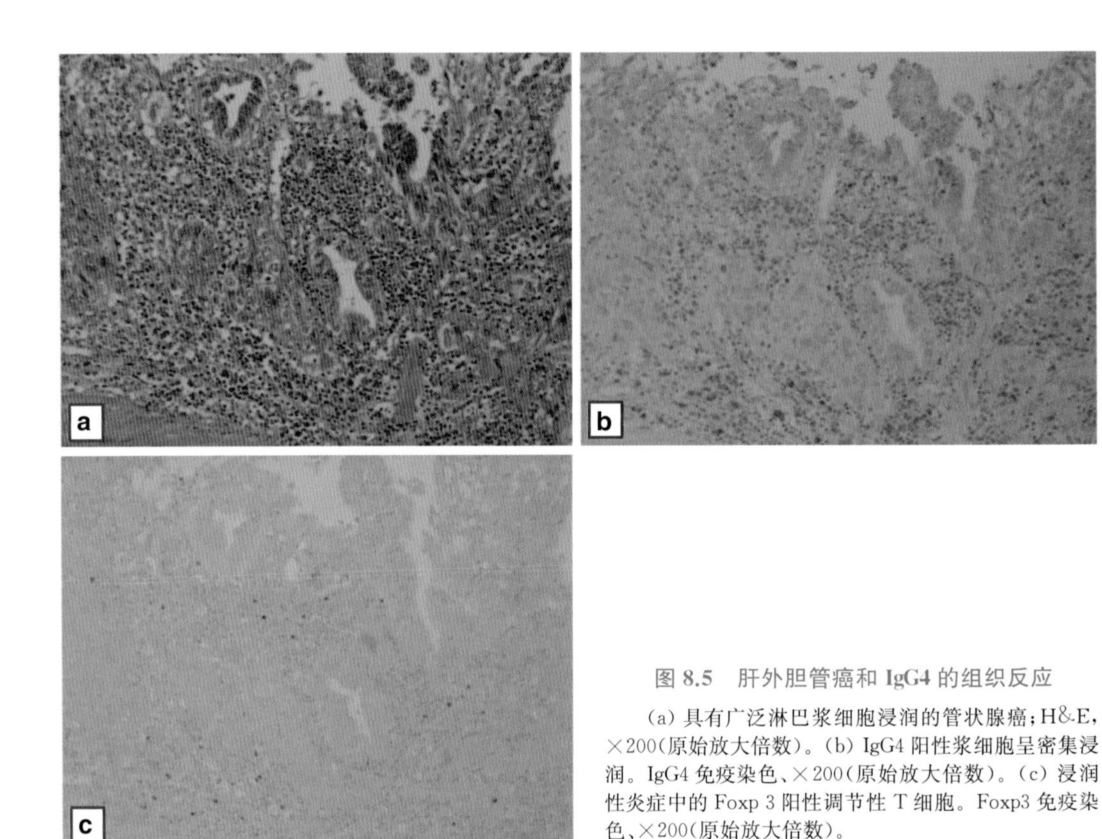

图 8.5 肝外胆管癌和 IgG4 的组织反应

(a) 具有广泛淋巴浆细胞浸润的管状腺癌；H&E，×200(原始放大倍数)。(b) IgG4 阳性浆细胞呈密集浸润。IgG4 免疫染色、×200(原始放大倍数)。(c) 浸润性炎症中的 Foxp 3 阳性调节性 T 细胞。Foxp3 免疫染色、×200(原始放大倍数)。

IgG4 阳性浆细胞分化，或在 IL-4 存在时促进 B 细胞的 IgG4 类别转化。据此推测 Treg 细胞在 IgG4 相关硬化性胆管炎的发病机制和肿瘤的 IgG4 组织反应中具有相似的作用。

在对肝外胆管癌病例的检查中，Kimura 等人通过免疫组化结果表明 $IgG4^{+}$ 细胞与 $Foxp3^{+}/CD4^{+}$ Treg 呈正相关，与 $CD8^{+}$ CTLs 呈负相关，提示其通过 Foxp $3^{+}/CD4^{+}$ Treg 的调节功能逃避与 $CD8^{+}$ 细胞毒性 T 细胞相关的免疫监视(图 8.5c)[21]。$CD8^{+}$ CTLs 具有与上皮内淋巴细胞相似的免疫活性，可以抵抗癌症并攻击癌巢。因此，具有大量 $CD8^{+}$ CTLs 的病人 IgG4 反应少。而 IgG4 含量较高的患者 $CD8^{+}$ CTLs 较少，预后较差。综上所述，这些结果表明，IgG4 反应与 Treg 细胞呈正相关和 CTLs 呈负相关，也就是说 IgG4 组织反应是通过 Treg 的调节功能来逃避与 $CD8^{+}$ CTLs 相关的免疫监视。

8.3.3.3 胆管癌细胞作为非专门性抗原提呈细胞

免疫活性细胞如树突状细胞和非免疫活性细胞如癌细胞和正常上皮细胞可表达 MHC Ⅱ类，并可能抗原提呈。不表达共刺激分子 CD80(B7-1)和 CD86(B7-2)的 MHC Ⅱ类阳性细胞可诱导产生 IL-10 的失能 T 细胞[22,24]。一些研究表明，缺乏共刺激信号的 MHC Ⅱ类阳性上皮细胞的抗原提呈促进了无刺激 T 细胞的产生[24]。在胆管癌中，约有一半的肿瘤细胞表达 MHC Ⅱ类分子，但缺乏共刺激分子[24]。这些胆管癌细胞可通过产生 IL-10 产生的调节性 T 细胞(无反应性 T 细胞)而起到非专门性抗原提呈细胞的作用。此外,以 IL-10 为主的细胞因子环境可诱导 IgG4 阳性细胞的产生[22]。

虽然 Foxp3 是 Treg 细胞的主要转录因子,但 Foxp3 和 IL-10 在多个癌组织和培养的癌细胞株中均有表达,提示癌细胞诱导产生类似 Treg 细胞的免疫调节环境,以逃避免疫监视[23,24]。我们的研究结果表明,胆管癌细胞本身表达 Foxp3,并以类似 Treg 细胞的方式发挥免疫抑制作用[21,22]。

8.4 总结

IgG4 相关硬化性胆管炎及其相关肝胆疾病是一种新发现的肝胆系统疾病。IgG4 相关硬化性胆管炎与许多淋巴浆细胞浸润和纤维化有关,尤其是 IgG4 阳性浆细胞。IgG4 相关自身免疫性肝炎的主要组织学特征是广泛的实质坏死,同时伴有大量 IgG4 浆细胞的慢性肝炎。Th2 细胞主导、特异性 B 细胞反应和特异性 IgG4 受体克隆及 Treg 活化可能参与 IgG4 相关硬化性胆管炎的免疫发病机制。此外,胆管周围腺体和外分泌胰腺似乎是同一患者 IgG4 相关硬化性胆管炎和 1 型自身免疫性胰腺炎的主要靶点。IgG4 相关硬化性胆管炎和肝胆肿瘤的临床表现类似。IgG4 相关硬化性胆管炎和胆管癌之间共有多种免疫病理过程,胆管癌细胞可能是非专门的抗原提呈细胞,可作为 Foxp 3 阳性和产生 IL-10的细胞直接诱导 IgG4 的组织反应。IgG4 相关硬化性胆管炎与胆管癌和原发性硬化性胆管炎的临床和实验室鉴别诊断是一个具有挑战性的课题。

参考文献

1. Hamano H, Kawa S, Horiuchi A, et al. High serum IgG4 concentrations in patients with sclerosing pancreatitis. N Engl J Med. 2001;344(10): 732-8.
2. Deshpande V, Zen Y, Chan JK, et al. Consensus statement on the pathology of IgG4-related disease. Mod Pathol. 2012;25(9): 1181-92.
3. Okazaki K, Uchida K, Koyabu M, Miyoshi H, Ikeura T, Takaoka M. IgG4 cholangiopathy: current concept, diagnosis, and pathogenesis. J Hepatol. 2014;61(3): 690-5.
4. Zen Y, Nakanuma Y. IgG4-related disease: a cross-sectional study of 114 cases. Am J Surg Pathol. 2010;34(12): 1812-9.
5. Zen Y, Harada K, Sasaki M, et al. IgG4-related sclerosing cholangitis with and without hepatic inflammatory pseudotumor, and sclerosing pancreatitis-associated sclerosing cholangitis: do they belong to a spectrum of sclerosing pancreatitis? Am J Surg Pathol. 2004;28(9): 1193-203.
6. Zen Y, Fujii T, Sato Y, Masuda S, Nakanuma Y. Pathological classification of hepatic inflammatory pseudotumor with respect to IgG4-related disease. Mod Pathol. 2007;20(8): 884-94.
7. Umemura T, Zen Y, Hamano H, et al. Clinical significance of immunoglobulin G4-associated autoimmune hepatitis. J Gastroenterol. 2011;46(Suppl 1): 48-55.
8. Umemura T, Zen Y, Hamano H, Kawa S, Nakanuma Y, Kiyosawa K. Immunoglobin G4-hepatopathy: association of immunoglobin G4-bearing plasma cells in liver with autoimmune pancreatitis. Hepatology. 2007;46(2): 463-71.
9. Doorenspleet ME, Hubers LM, Culver EL, et al. IgG4+ B-cell receptor clones distinguish IgG4-related disease from primary sclerosing cholangitis and biliary/pancreatic malignancies. Hepatology. 2016;64(2): 501-7.

10. Zen Y, Fujii T, Harada K, et al. Th2 and regulatory immune reactions are increased in immunoglobin G4-related sclerosing pancreatitis and cholangitis. Hepatology. 2007;45(6): 1538-46.
11. Nakanuma Y. A novel approach to biliary tract pathology based on similarities to pancreatic counterparts: is the biliary tract an incomplete pancreas? Pathol Int. 2010;60(6): 419-29.
12. Nakanuma Y, Tsuneyama K, Masuda S, Tomioka T. Hepatic inflammatory pseudotumor associated with chronic cholangitis: report of three cases. Hum Pathol. 1994;25(1): 86-91.
13. Nakanuma Y, Ishizu Y, Zen Y, Harada K, Umemura T. Histopathology of IgG4-related autoimmune hepatitis and IgG4-related hepatopathy in IgG4-related disease. Semin Liver Dis. 2016; 36(3): 229-41.
14. Leise MD, Smyrk TC, Takahashi N, Sweetser SR, Vege SS, Chari ST. IgG4-associated cholecystitis: another clue in the diagnosis of autoimmune pancreatitis. Dig Dis Sci. 2011;56(5): 1290-4.
15. Chiba K, Kamisawa T, Kuruma S, et al. Major and minor duodenal papillae in autoimmune pancreatitis. Pancreas. 2014;43(8): 1299-302.
16. Resheq YJ, Quaas A, von Renteln D, Schramm C, Lohse AW, Lüth S. Infiltration of peritumoural but tumour-free parenchyma with IgG4-positive plasma cells in hilar cholangiocarcinoma and pancreatic adenocarcinoma. Dig Liver Dis. 2013;45(10): 859-65.
17. Harada K, Nakanuma Y. Cholangiocarcinoma with respect to IgG4 Reaction. Int J Hepatol. 2014; 2014: 803876. doi: 10.1155/2014/803876.
18. Hirano K, Isayama H, Tada M, Koike K. Association between autoimmune pancreatitis and malignancy. Clin J Gastroenterol. 2014;7(3): 200-4.
19. Shiokawa M, Kodama Y, Yoshimura K, et al. Risk of cancer in patients with autoimmune pancreatitis. Am J Gastroenterol. 2013;108(4): 610-7.
20. Oh CH, Kim JG, Kim JW, et al. Early bile duct cancer in a background of sclerosing cholangitis and autoimmune pancreatitis. Internal Medicine. 2008;47(23): 2025-8.
21. Kimura Y, Harada K, Nakanuma Y. Pathologic significance of immunoglobulin G4-positive plasma cells in extrahepatic cholangiocarcinoma. Hum Pathol. 2012;43(12): 2149-56.
22. Harada K, Shimoda S, Kimura Y, et al. Significance of immunoglobulin G4 (IgG4)-positive cells in extrahepatic cholangiocarcinoma: molecular mechanism of IgG4 reaction in cancer tissue. Hepatology. 2012;56(1): 157-64.
23. Ebert LM, Tan BS, Browning J, et al. The regulatory T cell-associated transcription factor FoxP3 is expressed by tumor cells. Cancer Res. 2008;68(8): 3001-9.
24. Hinz S, Pagerols-Raluy L, Oberg HH, et al. Foxp3 expression in pancreatic carcinoma cells as a novel mechanism of immune evasion in cancer. Cancer Res. 2007;67(17): 8344-50.

9 胆管周围囊肿的病理学和影像学进展

Kazuto Kozaka，Osamu Matsui

摘　要：胆管周围囊肿被认为是潴留性囊肿，发生在胆管周围腺体，因自身异常发育或继发于某种病因而形成。前者包括常染色体显性多囊肾病(ADPKD)、多囊肝、胆道错构瘤病等肝囊性疾病，后者则为肝硬化，尤其是酒精性肝硬化、门静脉血栓形成和特发性门脉高压。近年来，随着成像模式和技术的进步，胆管周围囊肿被检出率显著上升。通常直径≤1 mm 的胆管周围囊肿是良性的；然而，当囊肿成簇聚集或体积大到足以压迫邻近的胆管时，可能会引起胆汁潴留，出现由胆管炎引起的发热和黄疸等临床症状，并继发肝胆管结石形成或梗阻性黄疸。此外，较大的胆周囊肿有时很难区别于囊性肝肿瘤，如胆管内乳头状瘤和肝黏液性囊性肿瘤。在本章中，我们将叙述胆管周围囊肿的病理基础、影像学特征和鉴别诊断。

关键词：胆管周围囊肿；超声；计算机断层扫描(CT)；磁共振成像(MRI)；磁共振胰胆管造影(MRCP)

9.1 概述

胆管周围腺由分支管泡状浆液腺体组成，存在于肝内外大胆管周围，在不同年龄段都可见到[1]。这些腺体通过自己的导管与胆管腔相连，在肝门部胆管、胆囊管和壶腹周围区域分布相对致密[1-5]。

胆管周围囊肿首次由 Nakanuma 等人于 1984 年报道[6]。它被认为是胆管周围腺形成的潴留性囊肿，常与多囊肝和慢性肝病，特别是酒精性肝硬化有关[2,7-9]。在肝硬化中，随着疾病的进展，它们的大小和数量逐渐增加。胆管周围囊肿通常没有症状，但若较大的囊肿压迫胆管时，可能会引起梗阻性黄疸。此外，肝门部胆管周围囊肿在影像学上类似于胆管扩张，因此了解这一病变的病理和影像学特征在临床实践中具有重要意义。

9.2 胆管周围腺的解剖、组织病理学和功能

胆管是胆汁从肝脏排泄到胃肠道的管道。为了使胆汁顺利排泄，胆道上皮细胞和胆管周围腺体会分泌浆液和黏液。胆周腺可分为壁内型和壁外型。前者散在分布于胆管壁内，为单管状黏液腺。后者位于胆管周围结缔组织内，为分支管泡状浆液腺(图 9.1)。壁外腺体通过自身的导管流入大胆管腔内，而壁内腺体则直接流入胆管腔。胰岛外的胰腺腺泡在胆管周围腺中很少见，胰腺外分泌酶阳性。慢性胆管炎时，壁内腺体增生，分泌大量黏液。壁外腺体沿胆管纵向分布排列，相互交通[2,3]。胆管周围腺在肝门胆管、胆囊管和壶腹周围区有密集的分布。

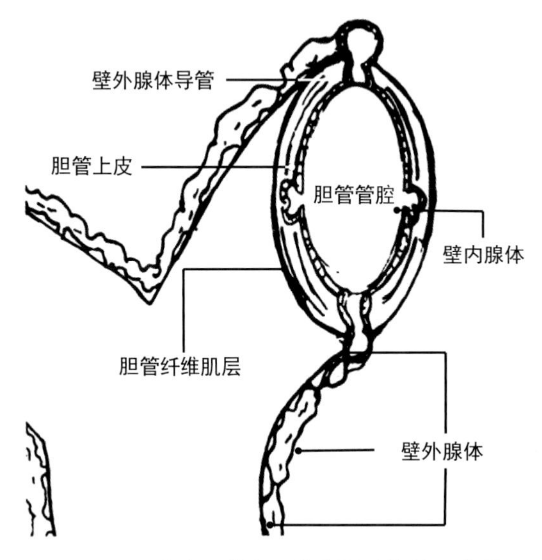

图 9.1 正常大胆管和胆管周围腺体的示意图

较大的胆管，比如肝门胆管、胆囊管和壶腹周围区域胆管，有壁内(箭头)和壁外(箭头)胆管周围腺体。壁外腺体通过自身的导管排入到大胆管腔内，而壁内腺体直接排入胆管腔内。壁外腺沿着胆管分支纵向分支并相互交通。

以下是胆管周围腺的功能：① 分泌多种物质，如乳铁蛋白和溶菌酶；② 形成能够分化成肝胆和胰腺细胞的胆道干细胞龛；③ 分泌免疫球蛋白对胆管黏膜表面起保护作用；④ 其他途径。胆管周围腺的干/祖细胞可能是正常组织转换和损伤修复的中枢，可能在多种胆道疾病的病理生理过程中起关键作用[1,3,5,10-12]。

9.3 胆管周围囊肿的病理生理及临床意义

胆管周围囊肿起源于大的肝内胆管和肝门部胆管的胆管周围腺，因此通常位于肝门和肝门周围区，被认为是胆管周围腺的潴留性囊肿。它们通常是几毫米到 1 cm 大小，很少达到 3 cm 或更大。根据胆管周围腺的分布，胆管周围囊肿沿着并围绕胆管排列(图 9.2)。囊肿内壁为单层柱状或立方上皮(类似于胆管上皮)[1-3,6-9]。

目前认为胆管周围囊肿的发病机制至少有两种类型[2,13-15]。一种是“继发性”，在肝硬化、门静脉血栓形成和特发性门静脉高压中偶然发现[2,8,9]。在肝硬化患者中，胆管周围囊肿的发生率随着病变严重程度的加重而增加。胆管周围囊肿更常见于酒精性肝纤维化[8,9]，可能是由于胆管周围腺内胰腺外分泌组织的炎症导致[3,5,10,11]。另一种是先天性或发育性，常与常染色体显性遗传性多囊性肾病(ADPKD)、多囊肝、胆道错构瘤等疾病有关[2,14,15]。在“先天性或发育性”病因学中，囊肿通常是浆液性的，囊壁很薄。

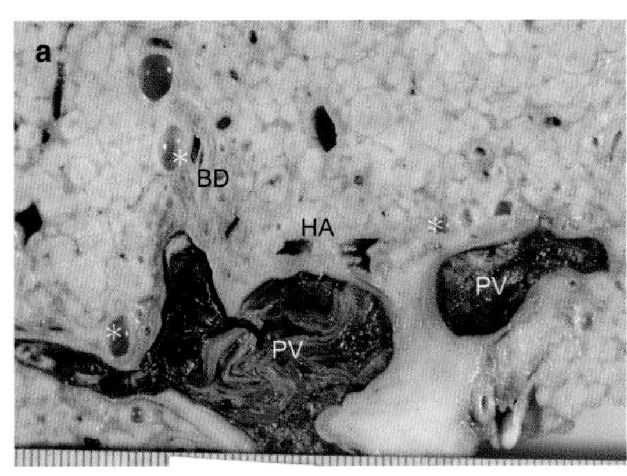

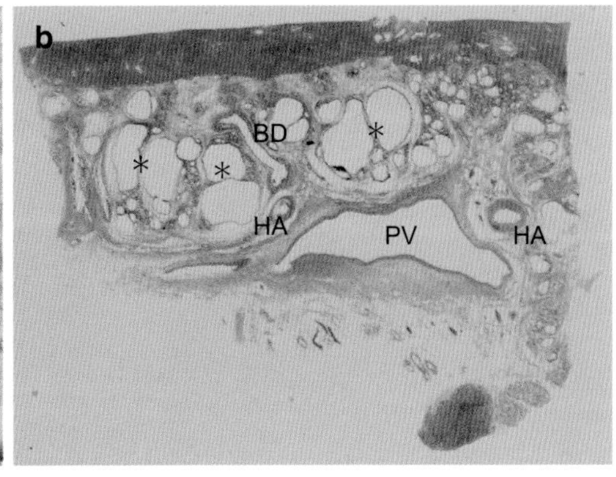

图 9.2 胆管周围囊肿的病理学

(a) 具有胆管周围囊肿的肝脏宏观图。沿肝门通路(*)周围可见较大的胆管周围囊肿。(b) 在显微镜下,较大胆管(BD)(*)周围可见大小不同的胆管周围囊肿。PV:门静脉,HA:肝动脉。

胆管周围囊肿通常是在影像学检查、尸检和肝移植时偶然发现。然而,当囊肿体积较大时,它们偶尔会压迫胆管引起肝内胆管扩张,可能引起黄疸、胆管炎和肝胆管结石[16]。

近年来,有一些关于胆管周围腺囊性和乳头状瘤的病例报道,其病理被认为类似胰腺的分支型导管内乳头状黏液瘤[2,3,5,17,18]。此类病变与胆管周围囊肿之间的病因关系尚未得到证实,但在肝门部囊性肿瘤的鉴别诊断中,应始终注意与胆管周围腺相关的肿瘤病变相鉴别。

9.4 胆管周围囊肿的影像学表现

对于肝胆疾病的评估,超声检查包括增强超声、多普勒和/或彩色多普勒超声,动态CT,MRI包括动态MRI和磁共振胰胆管造影(MRCP),经皮经肝胆道造影(PTC),内镜逆行胰胆管造影(ERCP)和内镜超声是可行的影像学检查手段。Gd-EOB-DTPA是一种可以用来进行胆道成像显影的磁共振肝胆造影剂,其原理是Gd-EOB-DTPA约有一半能被肝细胞摄取,并在静脉注射后10～20 min排到胆管中。然而,尽管多探头CT或内镜超声具有极高的空间分辨率,但由于胆管周围腺体通常<1 mm,无法通过成像来显示。现在人们认为,当胆管周围囊肿长到几毫米以上(可能是3 mm或更大)时,可以通过影像学手段将其显示成囊性病变。当一些微小的胆管周围囊肿成团簇聚集分布,形成类似肝海绵状血管瘤的海绵状结构,可显示成胆管周围的实性肿块。

胆管周围囊肿含有浆液和/或黏液,因此在多种影像学检查手段中通常都表现出积液的影像学特征。大多数囊肿为2～3 mm,有一层薄的囊肿壁,但有些在30 mm以上。在影像学上,胆管周围囊肿通常位于较大的胆管周围,即左、右肝管的远端,至它们的一、二级分支。这种病变在肝外胆管周围少见。

胆管周围囊肿在超声下表现为圆形或管状无回声(囊性)病变,通常为多个相似大小的病灶成簇分布于较大的门静脉分支周围(图 9.3a)。然而,成簇聚集的微小胆管周围囊肿可形成类似肝血管瘤样海绵状微结构,超声下常表现为相对于周围肝脏的高回声区。因此,胆管周围囊肿通常表现为无回声和高回声混合区[7,9]。

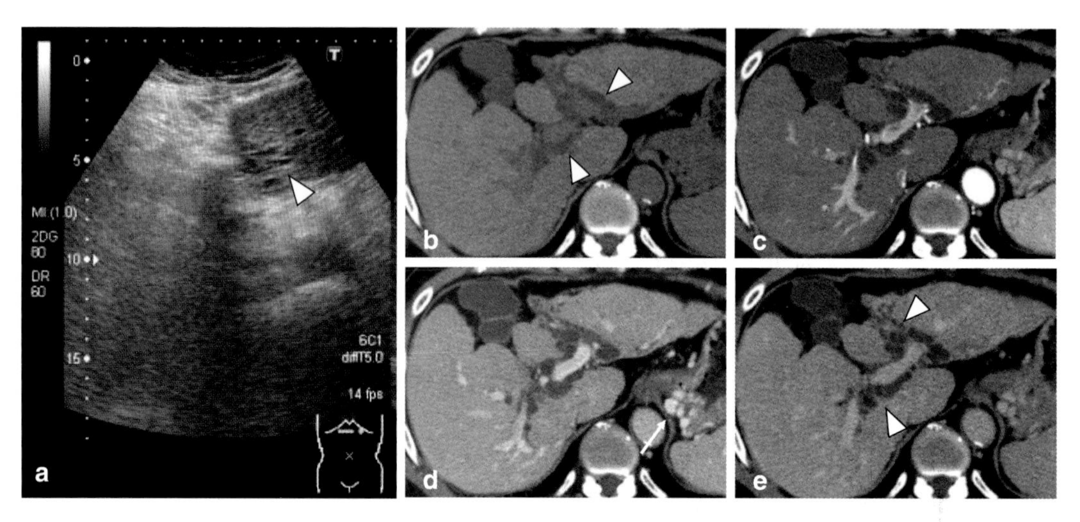

图 9.3 胆管周围囊肿的超声和 CT 表现

(a) B 超显示聚集性低回声囊性病变,并在肝门部分叉处(箭头)周围可见混杂性管状高回声区域。由于成簇的微小胆管周围囊肿海绵状结构特点,它显示出相对于周围肝脏组织的高回声性。(b~d)CT 平扫(b) 显示肝门门静脉周围的低信号(箭头),这与胆管扩张和汇管区水肿等情况相似。动态 CT 增强(c. 动脉期,d. 门静脉期,e. 延迟期)显示一簇非强化的微小囊性病灶,伴囊壁轻度强化(→)。注意:由于本身为酒精性肝硬化的肝脏,而表现出多发结节。亦可见门脉高压引起的胃底静脉曲张(d,箭头)。

在 CT 或 MRI 平扫,较大的胆管周围囊肿表现为与水相似的密度/信号强度。(图 9.3b,9.4a、b)。如果是成簇的微小胆管周围囊肿,由于囊壁的部分体积效应,CT 上病灶密度高于水的密度,而磁共振 T1 加权图像上病灶信号强度高于水,T2 加权图像上信号强度则低于水。CT 或 MRI 表现为沿门静脉分布的管状或串珠样囊样病变[9,19-21]。其特点是胆管周围囊肿分布在近端肝内门静脉两侧。当它们仅呈细管状分布时,在 CT 上环绕门静脉类似"项圈征",而在 MRI 上则表现为门静脉周围异常(高)信号强度(PAI)。此外,必须认识到胆管周围囊肿在增强 CT、MRI 上可显示中心点征,类似 Caroli 病[22]。在动态 CT 或 MRI 上,除了囊壁,胆道周围囊肿不表现任何增强,而囊壁在平衡期表现为微弱强化(图 9.3B)。因此,在动态 CT 或 MRI 延迟期,成簇的微小胆管周围囊肿可显示为围绕在门静脉周围的微弱强化的管状结构(通常是异质性的)。在 Gd - EOB - DTPA 增强 MRI 的肝胆期,胆道周围囊肿未见混浊,但胆管显示未见造影剂(胆汁)从母胆管反流。

MRCP 是诊断胆管周围囊肿的最准确方法。它能显示出胆管周围囊肿为围绕肝门部大胆管分布的多个微小高信号囊性病灶[23](图 9.4c)。另一方面,ERCP 检查时造影剂不能进入胆管周围囊肿,常见主要的胆管分支受压狭窄(图 9.5)。MRCP 与 ERCP(以及

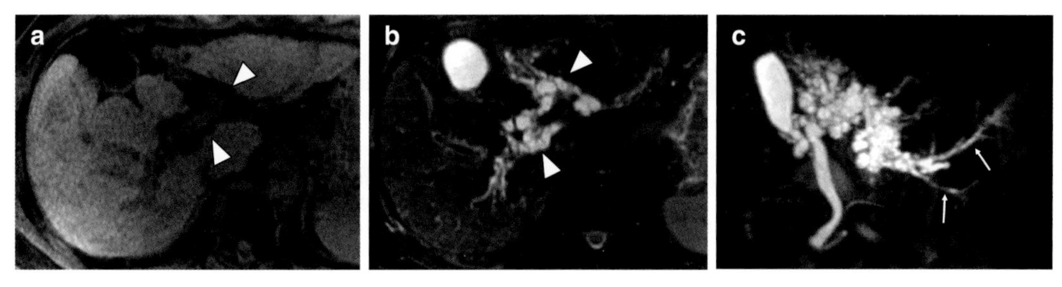

图 9.4 胆管周围囊肿的 MRI 表现(与图 9.3 为同一病例)

(a) 在 T1 加权图像上,液体成分显示为低信号(箭头)。(b) 在 T2 加权图像上,液体成分显示高信号(箭头)。注意:在末梢肝内胆管中没有发现胆管周围囊肿。(c) 在 MRCP 上,清楚地显示在较大的肝门管道周围有一簇多个微小囊肿。由于胆管周围囊肿对胆管的压迫造成末梢胆管 B3 分支的轻微扩张(箭头)。

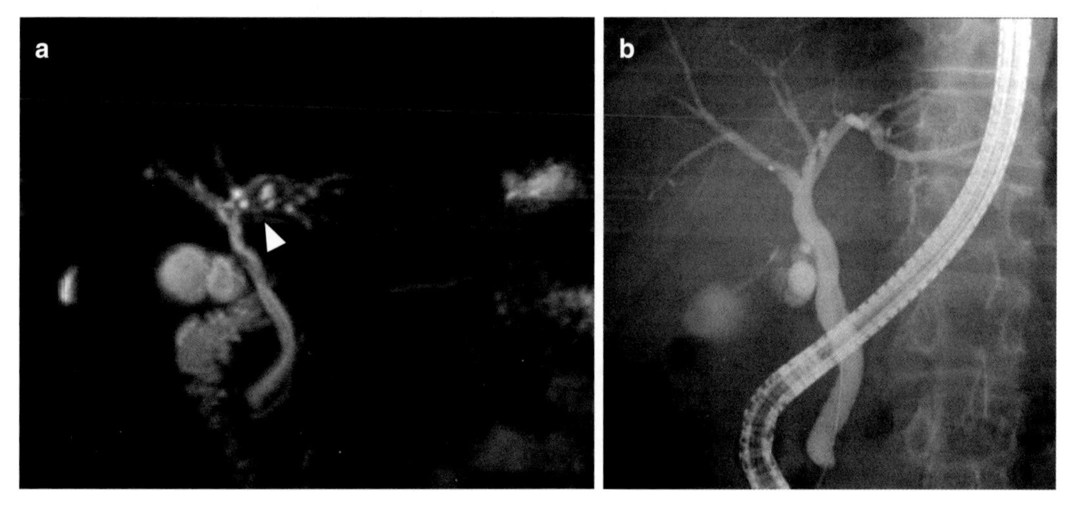

图 9.5 胆管周围囊肿:MRCP 和 ERCP 的对比图

(a) 在 MRCP 上,左侧肝门(箭头)周围可见一簇微小囊肿。(b) 由于此患者并存胆总管结石,因此行 ERCP 治疗。没有看到胆管周围囊肿的情况(造影剂没有进入胆管周围囊肿内)。

Gd - EOB - DTPA 肝胆期)显示胆管周围囊肿上的差异有助于与 Caroli 病相鉴别。

胆管周围囊肿与胆管扩张、先天性胆道疾病如 Caroli 病、门静脉周围水肿、囊性肿瘤如胆管内乳头状瘤(IPNB)、囊性转移瘤和脓肿在影像学上的鉴别是非常重要的,可以避免不必要的进一步检查和治疗。其中,胆管扩张、Caroli 病和门静脉周围水肿可能类似于胆管周围囊肿,与三者的鉴别要点已在上文进行了简要表述。

9.5 结论

胆管周围囊肿是一种常见的良性囊性病变。尽管其性质良性,一些胆管周围囊肿具有临床意义。放射科医生应熟悉胆管周围囊肿的影像学特点和相关鉴别诊断,以避免不必要的检查和治疗。

参考文献

1. Nakanuma Y, Zen Y, Portmann B. Diseases of the bile ducts. In: Burt AD, Portmann B, Ferrell L, editors. MacSween's pathology of the liver. 6th ed. New York: Churchill Livingstone; 2011. p.491 - 562.
2. Terada T, Nakanuma Y. Pathological observations of intrahepatic peribiliary glands in 1000 consecutive autopsy livers. II. A possible source of cholangiocarcinoma. Hepatology. 1990;12(1): 92 - 7.
3. Nakanuma Y, Sato Y. Cystic and papillary neoplasm involving peribiliary glands: a biliary counterpart of branch-type intraductal papillary mucinous cystic neoplasm? Hepatology. 2012;55(6): 2040 - 1.
4. Terada T, Nakanuma Y, Ohta G. Glandular elements around the intrahepatic bile ducts in man; their morphology and distribution in normal livers. Liver. 1987;7(1): 1 - 8.
5. Terada T, Nakanuma Y, Kakita A. Pathologic observations of intrahepatic peribiliary glands in 1000 consecutive autopsy livers. Heterotopic pancreas in the liver. Gastroenterology. 1990;98(5 Pt 1): 1333 - 7.
6. Nakanuma Y, Kurumaya H, Ohta G. Multiple cysts in the hepatic hilum and their pathogenesis. Virchows Archiv A. 1984;404(4): 341 - 50.
7. Terada T, Minato H, Nakanuma Y, Shinozaki K, Kobayashi S, Matsui O. Ultrasound visualization of hepatic peribiliary cysts: a comparison with morphology. Am J Gastroenterol. 1992;87(10): 1499 - 502.
8. Matsubara T, Sato Y, Igarashi S, Matsui O, Gabata T, Nakanuma Y. Alcohol-related injury to peribiliary glands is a cause of peribiliary cysts: based on analysis of clinical and autopsy cases. J Clin Gastroenterol. 2014;48(2): 153 - 9.
9. Terayama N, Matsui O, Hoshiba K, Kadoya M, Yoshikawa J, Gabata T, et al. Peribiliary cysts in liver cirrhosis: US, CT, and MR findings. J Comput Assist Tomogr. 1995;19(3): 419 - 23.
10. Igarashi S, Sato Y, Ren XS, Harada K, Sasaki M, Nakanuma Y. Participation of peribiliary glands in biliary tract pathophysiologies. World J Hepatol. 2013;5(8): 425.
11. Cardinale V, Wang Y, Carpino G, Cui CB, Gatto M, Rossi M, et al. Multipotent stem/progenitor cells in human biliary tree give rise to hepatocytes, cholangiocytes, and pancreatic islets. Hepatology. 2011;54(6): 2159 - 72.
12. Cardinale V, Wang Y, Carpino G, Mendel G, Alpini G, Gaudio E, et al. The biliary tree - a reservoir of multipotent stem cells. Nat Rev Gastroenterol Hepatol. 2012;9(4): 231 - 40.
13. Nakanuma Y. Peribiliary cysts have at least two different pathogeneses. J Gastroenterol. 2004;39(4): 407 - 8.
14. Qian Q, Li A, King BF, Kamath PS, Lager DJ, Huston J, et al. Clinical profile of autosomal dominant polycystic liver disease. Hepatology. 2003;37(1): 164 - 71.
15. Kida T, Nakanuma Y, Terada T. Cystic dilatation of peribiliary glands in livers with adult polycystic disease and livers with solitary nonparasitic cysts: an autopsy study. Hepatology. 1992; 16(2): 334 - 40.
16. Sato H, Nakanuma Y, Kozaka K, Sato Y, Ikeda H. Spread of hilar cholangiocarcinomas via peribiliary gland network: a hither-to-unrecognized route of periductal infiltration. Int J Clin Exp Pathol. 2013;6(2): 318.
17. Cardinale V, Wang Y, Carpino G, Reid LM, Gaudio E, Alvaro D. Mucin-producing cholangiocarcinoma might derive from biliary tree stem/progenitor cells located in peribiliary glands. Hepatology. 2012;55(6): 2041 - 2.
18. Nakanishi Y, Nakanuma Y, Ohara M, Iwao T, Kimura N, Ishidate T, et al. Intraductal papillary neoplasm arising from peribiliary glands connecting with the inferior branch of the bile duct of the anterior segment of the liver. Pathol Int. 2011;61(12): 773 - 7.
19. Baron R, Campbell W, Dodd 3rd G. Peribiliary cysts associated with severe liver disease: imaging-pathologic correlation. AJR Am J Roentgenol. 1994;162(3): 631 - 6.
20. Itai Y, Ebihara R, Tohno E, Tsunoda HS, Kurosaki Y, Saida Y, et al. Hepatic peribiliary cysts: multiple tiny cysts within the larger portal tract, hepatic hilum, or both. Radiology. 1994;191(1): 107 - 10.

21. Hoshiba K, Matsui O, Kadoya M, Yoshikawa J, Gabata T, Terayama N, et al. Peribiliary cysts in cirrhotic liver: observation on computed tomography. Abdom Imaging. 1996;21(3): 228-32.
22. Ahmadi T, Itai Y, Minami M. Central dot sign in entities other than Caroli disease. Radiat Med. 1996;15(6): 381-4.
23. Motoo Y, Yamaguchi Y, Watanabe H, Okai T, Sawabu N. Hepatic peribiliary cysts diagnosed by magnetic resonance cholangiography. J Gastroenterol. 2001;36(4): 271-5.

10 胆管闭锁的免疫病理学

Kenichi Harada

摘　要：胆道闭锁(BA)是一种胆道闭塞性病变，以进行性硬化性胆管炎为特征，伴有严重的炎症、纤维化和肝外胆管上皮损伤。其发病机制尚未明确，一种可能的解释是包括呼吸道肠道病毒、轮状病毒、巨细胞病毒在内的病毒感染促使机体发生自身免疫反应，攻击胆管上皮细胞(BECs)，进而促进该疾病的发生。双链 RNA 病毒(如呼吸道肠道病毒和轮状病毒)被 Toll 样受体 3(Toll - like receptor 3，TLR 3)所识别而引起的胆道天然免疫反应，可直接诱导成纤维细胞因子环境的失调、胆管细胞凋亡和上皮间充质转化(EMT)。胆管上皮细胞的天然免疫耐受功能的丧失和 TLR 3 相关，即便清除病毒后，其仍持续激活。虽然在肝脏和残余的胆管组织中，病毒的相关分子鉴定以及相关致病性存在着争议，但普遍认为随后发生的获得性免疫介导的胆管损伤事件中，病毒的作用可能是不相关的。获得性免疫介导的胆管损伤与 Th1、Th17、调节性 T 细胞(Treg 细胞)和 BEC 特异性 T 细胞相关，而对这些免疫细胞的功能进行调节被认为是胆道闭锁潜在的治疗靶点。

关键词：胆道闭锁；天然免疫；胆管炎；上皮间充质转化

10.1 概述

胆道闭锁(BA)主要有两种类型，胎儿型和围生期型。胎儿型胆道闭锁(也称为产前型或胚胎型)占全部 BA 病人的 10%～25%，而围生期型(或后天型)胆道闭锁是最常见的类型。胎儿型常合并肝外胆管畸形和其他伴随的先天性畸形，这表明该型常与胚胎发育异常有关。围生期型的特征是患者婴儿期发生肝外胆管的严重炎症和闭塞性纤维化，不伴有其他先天性疾病。Davenport 等人[1]提出了一种新的分型系统，将 BA 分为 4 种亚型：① 伴相关畸形的症状型 BA；② 囊性型 BA；③ 巨细胞病毒相关性 BA；④ 孤立型 BA。

不论何种亚型，都存在肝外胆管阻塞引起淤胆及胆汁性肝硬化。BA 的病情只会持续进展，因此未予治疗的 BA 是一种致命性疾病，也是儿童肝移植最常见的指征。其发病率约为 1/5 000～1/12 000[2,3]。本章对 BA(尤其是围生期型)的免疫病理进行了相关总结。

10.2 BA 的病因

BA 的病因既包含感染因素，如病毒感染，又包含遗传因素，如侧向基因(lateralitygenes)、表观基因调控紊乱及微小 RNA 功能紊乱[4,5]。胎儿型 BA，基因的遗传信息畸变导致胚胎发育异常。目前认为，负责调控胆管板结构重塑的 *HNF*6、*HNF*1－*B*，*JAGGED*1 和 *PKDH*1 基因，以及编码 Glypican 1(一种硫酸乙酰肝素蛋白聚糖，可调控 Hedgehog 信号通路及炎症过程)的 *GPC*1 基因变异是 BA 胆管发育异常的易感因素[6]。

围生期型 BA 的发病机制已得到充分的研究。几种病毒感染和母体微嵌合体有可能引起胎儿与母亲间的混合淋巴细胞反应[7,8]。自 20 世纪 80 年代以来，通过呼肠孤病毒科(轮状病毒和呼肠病毒)感染成功建立了几种新生儿肝炎和胆管炎的动物模型，特别是感染呼肠孤病毒[如 A 型轮状病毒(RRV)和 3 型呼肠病毒(Abney)]的新生小鼠可以构建很好的 BA 动物模型，复制出由胆管梗阻导致的淤胆[9-12]。

通过肝门肠吻合术(Kasai 手术)或肝移植手术，从 BA 患者获得的肝组织和/或胆管标本中发现了几种病毒的基因组，其中包括呼肠孤病毒(3 型呼肠病毒和 C 型轮状病毒)、CMV、Epstein-Barr 病毒(EBV)和人疱疹病毒(HHV)－6。然而也有一些研究对病毒的致病作用提出质疑[13-21]。Zani 等报道，与 IgM 阴性病例相比，CMV IgM 阳性的 BA 病人预后较差，故 CMV IgM 阳性 BA 被认为是一种独特的临床和病理疾病，通常行肝门肠吻合术的效果较差[19]。此外，在 CMV 相关 BA 中，Th1 占主导地位(通过 Fbet 表达识别)[22]。众所周知，Mx 蛋白介导早期天然免疫应答，是Ⅰ型干扰素抗病毒活性的非常敏感的标记物，而 BA 病人的肝细胞和胆管上皮细胞(BECs)的免疫染色检查显示 Mx 蛋白阳性，这提示 BA 病人存在现症或既往病毒感染[23]，用原位杂交方法证明了 BA 病人的肝细胞和胆管上皮细胞中存在 EBV 编码的 RNA(EBER)的转录本[24]。

轮状病毒(reoviridae)为双链 RNA(dsRNA)病毒，包括呼吸道肠道病毒(1～3 型)和轮状病毒(A～F 组)，是临床上公认的嗜上皮病毒。A 型轮状病毒是急性婴幼儿腹泻最常见的病因，在恒河猴轮状病毒(RRV)感染建立的 BA 小鼠模型中，胆管上皮细胞中的 RRV 复制调控呈时间依赖性；RRV 的复制越活跃，其导致的胆管上皮成熟障碍和胆管损伤程度越严重，这一过程受 BEC 产生的 IFN－α 调控[25]。人胆管上皮细胞对 RRV 感染的易感性与小鼠 BECs 相似[26]。RRV VP4 表面蛋白决定 BEC 的趋向性，而在小鼠 BA 模型中 RRV 特定表达的 VP4 激活单核细胞从而促发免疫炎症反应[27]。尽管 RRV 感染的 BA 模型中只在皮下细胞中发现了 RRV 病毒颗粒[28]，但胆管上皮细胞也可能是病毒的靶点，可直接引起胆道病变。

RRV 感染小鼠的肝 T 细胞输注免疫缺陷小鼠，可诱发特异性胆管炎症反应[29]。这些发现提示胆管的病毒感染和随后的细胞自身免疫反应是导致 BA 进行性胆管损伤和丢失的重要因素[29,30]。在 BA 实验模型中，胆管梗阻时调节性 T 细胞（Treg 细胞）调控 CD8 介导的获得性免疫反应[31]。临床上 BA 婴儿在确定诊断后，可发现 Treg 细胞减少，以及体内存在着针对 CMV 的特异性 T 细胞反应[32]。仍然需要进一步的研究，以阐明病毒感染与 BA 发病的相关机制。

10.3 BA 的肝胆系统病变

围生型 BA 的新生儿患者特异性组织学病变为肝外胆管的进行性闭塞性纤维化病变，如硬化性胆管炎（胆管周围和黏膜的糜烂性炎症）和胆管周围纤维化，这些改变导致胆道腔的闭塞和纤维化（图 10.1、图 10.2）。Kasai 手术中，十二指肠和肝侧切除的胆道纤维残余物的两端切缘仍具有这些特征性病理改变。在这种胆管疾病的发病过程中，可同时观察到胆管细胞的增殖和凋亡增加，这提示胆管损伤缺失是由细胞动力学失衡引发[33,34]。

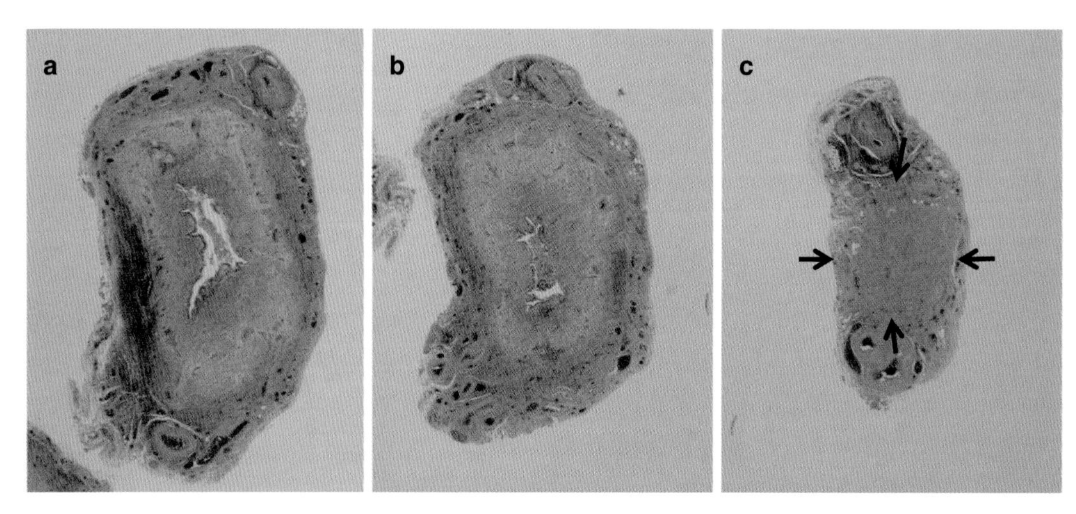

图 10.1 Kasai 手术获取的胆管闭锁病人的残余肝外胆管组织横断面

（a）肝侧的切缘。胆管腔仍存在，但管周有纤维化。（b）在图 a 切面邻近的区域可见狭缝样胆管腔。（c）闭锁的胆管可见管腔梗阻并被纤维组织替代（箭头所示）。

BA 病人的肝脏由于肝外的胆道梗阻引起胆汁淤积，发生结构性改变，以及肝内胆管的逐渐丧失，在无治疗的情况下，最终发展为胆汁性肝硬化和肝衰竭。目前针对 BA 周围肝脏组织的病变特点已有深入的研究，根据活检时病人所处病程的不同，呈现出多种组织学变化特征。早期（<3 个月），纤维扩张的脉管区内和周围可见胆管阻塞相关的改变，如胆小管增生、不同程度的脉管区水肿、小叶胆汁淤积、马洛里小体等，还可见脉管周围的纤维化和脉管区间的纤维桥接。胆小管增生伴不规则的吻合，类似胆管板畸形，是 BA 的一个显著特征（图 10.3）。肝实

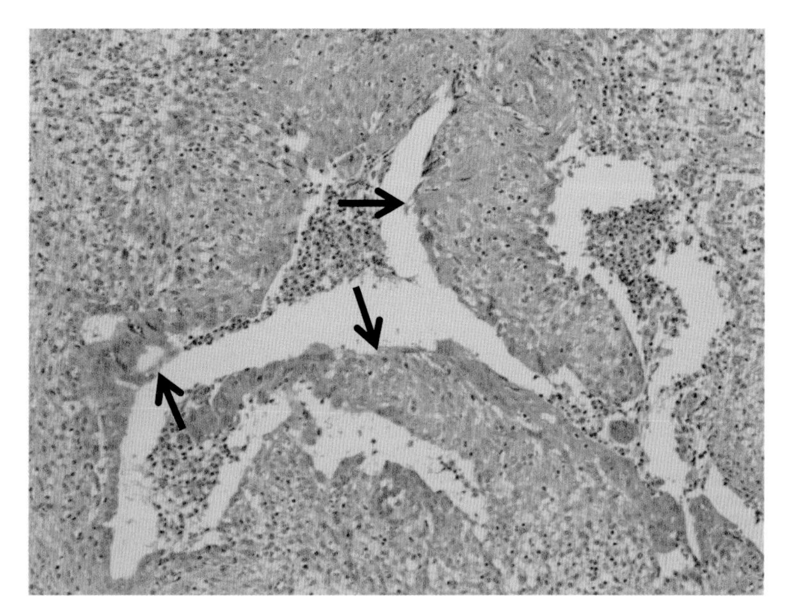

图 10.2 胆管闭锁病人肝内胆管横断面切片

表现为胆管壁侵蚀性改变，缺少上皮组织，胆管周围炎症。在胆管表面包含纺锤形细胞（箭头所示）的间质成分。

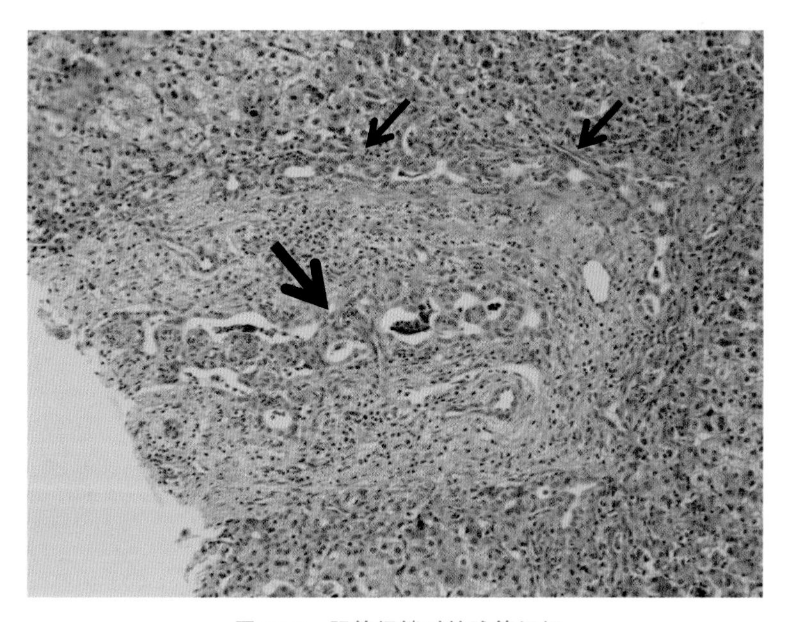

图 10.3 胆管闭锁时的脉管组织

脉管扩张伴水肿的纤维组织，包含有不规则吻合的胆小管，类似胚胎期胆管板（胆管板畸形）（如小箭头所示）。小叶间胆管的异形和畸形（大箭头）。

质发生非特异性改变,如多核巨肝细胞、髓外造血以及 Kupffer 细胞含铁血黄素沉积。非手术患者 3 个月后,肝门纤维化进展,并进一步分隔肝叶,导致胆汁性肝硬化。晚期 BA 典型表现为胆小管增生较少,胆管明显减少[35]。

近年来,已经确立了多项与预后相关的肝脏组织学指标:胆管板畸形、纤维化、胆管增生、胆汁淤积、肝细胞改变、胆管炎症,脉管区水肿等[36-40]。Obayashi 等[41]最近提出,脉管区内胆管相关成分的增多是一项预后指标。他们观察分析了肝脏纤维化、脉管区-中央静脉桥接、胆管板畸形以及脉管区内胆管和胆管数目。此外,有人提出了一个基于两个病理指标的病理分级系统,即胆管增生程度(B1～B3)和纤维化程度(F1～F4),此系统也被认为是评价 BA 预后的有用指标[42]。从胆管修复的角度,可检测 BA 病人肝外胆管中音猬因子(SHH)通路的表达,研究认为 SHH 和胶质母细胞瘤 2 基因(Gli - 2)的强表达是 Kasai 手术预后不良的因素之一[43]。

10.4 鉴别诊断

早期诊断 BA 至关重要,因为及时行 Kasai 手术可改善胆汁引流,故应尽可能及早进行手术治疗,确诊为 BA 的新生儿最好在周龄 8 周内实施手术。然而,BA 的外周肝组织学改变与新生儿胆汁淤积症非常相似,常无法区分。临床实践中,术前区分 BA 和其他儿科肝病是非常困难的。BA 的鉴别诊断主要包括新生儿胆汁淤积相关的其他疾病,如新生儿肝炎、小叶间胆管缺乏、α_1抗胰蛋白酶缺乏、囊性纤维化、渐进性家族性肝内胆汁淤积症(PFIC)Ⅲ型和 Alagillle 综合征[44]。新生儿硬化性胆管炎(NSC)的病理组织学改变与 BA 非常相似,它是由编码双包层结构域 2(doublecortin domain containing 2,DCDC2)蛋白的基因突变引起的[45]。肝活检标本表现为与肝外胆道梗阻有关的肝内病变,如炎性纤维性脉管扩张、显著的胆小管增生和胆汁淤积,然而这些组织学改变并不特异。Zheng 等[46]认为 BA 的主要病理改变是脉管区炎症和纤维化。Rastogi 等[47]研究了肝组织病理学表现和 BA 诊断的相关性,以评估肝活检的准确性。研究提示胆管增生、胆管和胆小管胆汁栓、脉管区纤维化是 BA 的最佳指标,其中胆管增生是区分 BA 与新生儿肝炎的重要指标。他们的研究表明,经皮肝活检诊断 BA 准确率高(88.2%)。此外,肝组织 CD56 免疫组化检查指标是与新生儿胆汁淤积鉴别的有价值的诊断工具[48,49]。CD56 也被称为神经细胞黏附分子(NCAM),是神经细胞黏附分子的一种亚型,通常被用作检查天然杀伤细胞(NK 细胞)和神经内分泌细胞的标记物。Okada 等[50]报道了肝活检标本的 CD56 免疫组化染色有助于产前诊断的先天性胆管囊肿和 1 型囊性 BA(日本儿科医师分类[51])的鉴别诊断,1 型囊性 BA 的胆管上皮检测中显示为 CD56 阳性。Zhang 等[52]还发现在大多数 BA 患者中,未成熟胆管上皮显示为 CD56 阳性,同时表达 notch 1(胆管形成的一个关键调节途径),而在胆总管囊肿或新生儿肝炎中则并不存在该现象。此外,表达 CD56 细胞的数量与病情严重程度相关,这提示 BEC 的成熟和 notch 1 的表达在 BA 发病机制中起重要作用。然而，增生的胆小管上皮细胞中可表达 CD56[53]，CD56 染色检测并不能帮助鉴别 BA 和新生儿胆汁淤积的其他原因[54]。虽然一些研究（包括上面引用的论文）强调了肝脏组织病理学检查在鉴别诊断上的重要性，但也有一些研究指出基于肝活检标本的组织学诊断缺乏可靠性。

10.5 发病机制：天然免疫

呼肠孤病毒科（轮状病毒和呼肠病毒）具有嗜上皮性，可诱导肠黏膜上皮细胞凋亡[55]。呼肠病毒诱导的细胞凋亡是由肿瘤坏死因子相关的凋亡诱导配体（TRAIL）通过激活主要转录因子和核因子 NF-κB 触发的[56-58]，这些发现提示机体对病毒的天然免疫反应可能直接导致上皮损伤和细胞死亡。人类胆管上皮细胞具有一些 Toll 样受体（Toll-like receptors，TLR），TLR1～TLR6 的功能表达在胆道系统的天然免疫过程中发挥着作用[59,60]。例如，激活人胆管上皮细胞的 TLR4 受体识别结合脂多糖（LPS，革兰阴性菌外膜的主要成分）后可产生和分泌抗生素和防御素[61-64]。而且，人类胆管上皮细胞表达的 TLR3 可识别双链 RNA，这就意味着胆管上皮细胞可对包括轮状病毒和呼肠病毒在内的双链 RNA 病毒发生天然免疫应答（图 10.4）。我们先前的研究表明，用病毒双链 RNA 的合成类似物 poly(I：C)刺激体外培养的人胆管上皮细胞，可诱导 NF-κB 和干扰素调节因子-3（IRF-3）的活化和抗病毒因子干扰素-β 的产生[59]。这表明胆管上皮细胞对细菌和病毒具有固有的先天免疫机制。病原相关模式识别分子（PAMPs）作为 TLR 的配体可

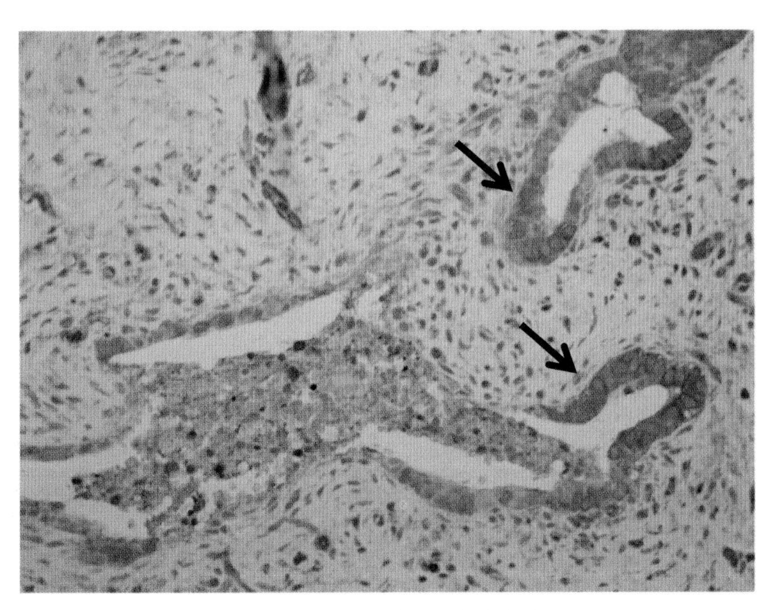

图 10.4 TLR3 的免疫组化染色

在肝外胆管的胆管上皮细胞可见 TLR3 的阳性染色（箭头）。

诱导天然免疫反应,但也并不总是天然免疫反应的开始。在任何黏膜中,上皮细胞产生的黏液层阻断了 PAMPs 与上皮细胞的直接接触。并且即使发生天然免疫反应,机体细胞也同时会表达维持耐受状态的免疫抑制因子。就脂多糖 LPS 而言,也存在所谓的内毒素耐受性,以避免细胞因子风暴的发生。此外,这种耐受机制的存在对于维持肠黏膜的稳态和避免结肠炎破坏肠道菌群非常重要。人类胆管上皮也具有这种耐受系统,因为对病原体如 LPS 的天然免疫反应会随着时间的推移而逐渐减少[59]。作为这种耐受性诱导的机制之一,细菌引发的天然免疫反应可诱导机体产生一类抑制 TLR 细胞内信号通路活化的分子,即白介素-1 受体相关激酶(IRAK)-M,该分子广泛存在于胆道系统,以维持体内胆管的内稳态。然而,人胆管上皮中的这类抑制分子对 TLR 3 配体 Poly(I: C)的耐受性和 TLR 3 与 TLR 4 的交叉耐受性并不存在抑制作用。这是合理的,因为在 TLR 3 细胞内信号通路中不存在 IRAK-m 的抑制位点。TLR 3 相关耐受性的缺失导致胆管上皮对双链 RNA 病毒无耐受性,这种天然免疫反应及伴随的胆管损伤会持续存在,直至双链 RNA 病毒被完全清除。

NK 细胞、NKT 细胞和 γδT 细胞作为天然免疫应答的重要组成部分,是天然免疫和获得性免疫的免疫细胞亚群,在预防感染、自身免疫和肿瘤发生等方面发挥着重要作用。NK 细胞是抵御多种微生物感染的第一道防线,NK 细胞和 $CD8^+$ T 细胞参与了胆管损伤的病理过程,在实验性 BA 中也发挥着重要的作用[65]。$CD56^-$ $CD16^+$ NK 细胞群具有受损的杀伤细胞功能,还可产生细胞因子,作为对正常 $CD56^+$ NK 细胞丢失的补偿。这些功能失调的 NK 细胞可能解释 BA 时无法有效清除病毒,进而发生胆管的持续损伤[66,67]。然而,在小剂量 RRV 制备的 BA 动物模型中,NK 细胞可激发进行性的肝损伤,NK 细胞消耗策略可阻断肝脏疾病的进展[68]。此外,IL-32 的表达导致持续炎症状态,这是由于在受损的胆管中炎性细胞因子水平升高。体外培养的人胆管上皮细胞通过 TLR3 发生天然免疫反应,产生 IL-32[69],可疑病毒感染中,NK 细胞功能紊乱导致免疫功能紊乱,IL-32 引起的胆管周围炎症状态和其发展是 BA 胆管炎发病的重要机制之一。

据推测,胆管上皮细胞凋亡在胆道闭锁胆管缺失的组织发生中起着重要作用。肝发育过程中胆管上皮细胞动力学的活跃和紊乱被认为与胆管板畸形和/或胆管发育异常有关[33],研究认为这与胆管中上皮细胞钙黏蛋白(E-cadherin)的表达受损有关[34]。在培养的胆管上皮细胞中,除了通过 TLR3 通路产生抗病毒因子 IFN-β1 外,Poly(I: C)还可通过促进 TRAIL 的产生诱导人胆管细胞凋亡(约 30%)。此外,体内研究还发现 BA 患者肝外胆管上皮细胞中 TRAIL 表达增加,凋亡信号上调,NF-κB 和 IRF3 的活化,提示体外实验数据模拟 BA 胆管病变的组织病变过程,证实病毒感染和 BA 病人的胆管病变有关[70]。由于 TLR3 存在于细胞质内而不是膜性受体,因此这些双链 RNA 病毒可能直接感染胆管上皮细胞,或者被胆管细胞所吞噬。事实上,RRV 可以感染胆管上皮细胞,导致促炎因子的产生,如 IL-6 和 IL-8,以及通过活化 MAPK 通路诱导产生促纤维化因子[71]。尤其是 IL-8 被认为是一种重要的趋化因子,其过度表达与 BA 时的炎症反应和肝纤维化相关[72,73]。Erickson 等[74]报道 RRV 感染小鼠构建的 BA 动物模型中，胆管上皮细胞凋亡的程序在早期被激活，在 Th1 相关细胞因子 IFN－γ 和 TNF－α 协同作用下，诱导胆管上皮细胞 Caspase 3 的活化。该发现与 BA 的病理特征中凋亡的显著作用和以 Th1 为主的细胞因子分泌致机体稳态失衡的内环境相一致。

为了进一步探究纤维硬化的机制，普遍认为在包括 BA[70,75-79]在内的几种肝胆疾病中，胆管上皮细胞的上皮间充质转换与胆管周围的纤维化和脉管区纤维化有关。其基本现象包括失去正常的上皮特征，如细胞角蛋白和细胞间黏附分子（例如 E－cadherin 和 occluins），出现间充质细胞特征如波形蛋白、平滑肌肌动蛋白，通过细胞骨架重组形成纤维母细胞样细胞（纺锤体）[80]。在 BA 肝外残留胆管中发现存在波形蛋白阳性和上皮细胞标记阴性的胆管细胞并表达激活形式的 EMT 相关转录因子 Smad 3（图 10.5）。肝内也存在着 α－SMA 阳性胆管细胞，提示肝内受损的胆管中也存在上皮间充质转化[70,81]。众所周知，转化生长因子－β（TGF－β）和碱性成纤维细胞生长因子（bFGF）是 EMT 的诱导剂[82]。如上所述，约有 30％体外培养的人胆管上皮细胞在 TLR3 配体 Poly(I：C)的作用下发生凋亡，其余 70％的细胞仍然存活。由于缺乏 TLR 3 相关的耐受，持续的刺激使存活的胆管上皮细胞通过促进 bFGF 的产生和上调 TGF－β1 的易感性而发生上皮间充质转化，这表明在 TLR 3 相关的胆道天然免疫中胆道凋亡和 EMT 同时存在[70]。胆道天然免疫反应及伴随的胆道细胞凋亡和 EMT 一直持续到双链 RNA 病毒完全消除为止。和获得性免疫不同，上皮细胞及免疫细胞（如树突状细胞和巨噬细胞等）中存在着天然免疫系统。因此，胆管上皮细胞可在没有免疫细胞参与的情况下，直接对任何感染发生防御反

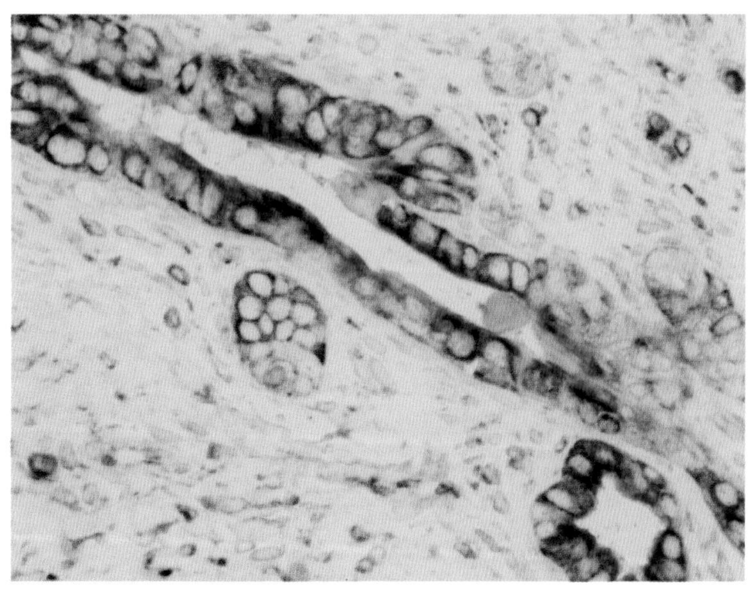

图 10.5 角蛋白 19（蓝色底物）和波形蛋白（棕色底物）共染

可见胆管闭锁的肝外胆管上皮细胞的表达。

应，这可能是 BA 病人发生胆管硬化和肝外胆管阻塞的基础。

10.6 病理机制：获得性免疫

除了胆道天然免疫这个第一线防御外，继发的获得性免疫也参与胆管闭锁的发病过程。γδT 细胞这一独特的 T 细胞亚群参与先天性和获得性免疫应答过程，它主要通过抑制 Foxp 3＋ Treg 细胞而抑制免疫功能。在胆管闭锁患者的肝组织中，γδT 细胞的增加和对 Treg 细胞增殖的抑制作用加剧了胆管进行性炎症损伤[83]。作为获得性免疫参与胆管闭锁发病机制的间接证据，研究发现病人的血清免疫球蛋白水平升高，受损胆管中 MHCⅡ类抗原（HLA－DR）、黏附分子 ICAM－1 和 P－selectin（CD62p）异常表达，以及肝组织中存在数种趋炎因子阳性的活化免疫细胞和 IL－33 阳性的肝细胞[84-89]。有证据表明肝组织及残存的肝外胆管中的 $CD4^+$ 和 $CD8^+$ T 细胞有单克隆增殖现象[90]，胆管闭锁病人存在 $CD4^+$ Th1 细胞介导的免疫反应。这些发现提示以 Th1 类为主的细胞因子的分泌参与胆管闭锁的发病过程[91-95]。分泌 IL－17A 是第三种致病性 $CD4^+$T 辅助细胞 Th17 细胞的特征，Th17 细胞可促进各种炎症和自身免疫反应的发生、发展。在胆管闭锁小鼠模型中检测到由 γδT 细胞产生的 IL－17 水平升高。在胆管闭锁病人的肝组织中检测到 IL－17 水平升高[96]。一项临床研究表明，胆管闭锁病人的肝脏中存在 Th17 细胞的浸润，提示手术预后不良[22]。此外，在胆管闭锁病人和 RRV 诱导的小鼠 BA 模型中，细胞因子 IL－6 的分泌与 Th17 和 Treg 细胞比例的失衡相关，在胆管阻塞时加重胆管进行性炎性损伤[97,98]，这些发现提示 IL－17 可作为治疗靶点。

在动物模型中，已有非常深入的有关获得性免疫和自身免疫的实验报道。人类获得性免疫的靶抗原尚不清楚，但在 RRV 感染的小鼠模型上发现胆管上皮细胞特异性 T 细胞以及自身免疫介导的免疫反应包括细胞和体液免疫成分[29]。胆管闭锁的胆管病理过程中发现以下现象：胆管上皮细胞自身抗原诱导产生的分泌 IFN－γ 的 T 细胞，Ⅰ型干扰素相关的失调，以及 Treg 细胞的功能失调[32,95,99,100]。此外，还发现在感染小剂量 CMV 的 Treg 细胞耗尽的新生小鼠中，肝内和肝外胆管均存在梗阻性炎症改变，类似胆管闭锁病人的病理表现，还存在着 Th1 相关细胞和体液自身免疫反应，血清中出现自身抗体，并能和胆管上皮细胞蛋白（α－enolase 已确定为自身抗原）发生反应[101]。B 细胞-缺乏小鼠由于缺少 B 细胞的抗原提呈作用，导致 T 细胞活化功能和 Th1 炎性反应障碍，并且在轮状病毒诱导的小鼠模型中，B 细胞缺失被证明对 BA 的发生发展具有抑制作用，这一研究结果提示通过诱导 B 细胞功能低下的免疫调节治疗可作为胆管闭锁的一个潜在的治疗策略[102]。

10.7 肝纤维化的发病机制

胆管闭锁的病理特点是肝纤维化和肝外胆管的纤维硬化性病变。胆管闭锁的小鼠模型中同样表现为肝纤维化和胆管损伤[103]。数种成纤维因子如 TGF - β、血小板衍生生长因子(PDGF)结缔组织生长因子(CTGF)在胆管闭锁时肝纤维化过程中是必不可少的[104,105],*PDGF* 基因的 DNA 低甲基化是一个新的致病因素[106]。胆管闭锁病人的病变胆管中有 CTGF 的表达[107],此外还发现调节细胞外基质形成的 TGF - β 的大量表达,以及在 PDGF 作用下增殖的肝星状细胞、单核细胞趋化蛋白- 1(MCP - 1)招募的增殖肝星状细胞[108-111]。数种基质金属蛋白酶(MMPs)及其抑制剂和金属蛋白酶组织抑制剂(TIMPs)引起纤维形成和纤维溶解的失衡,这与胆管闭锁的纤维化和硬化病变有关[91,110,112]。最近的一项研究表明在行 Kasai 手术后,胆汁淤积的清除和组织学的恢复可以促进 MMP7 在肝内胆管、增殖的胆管和脉管区周围肝细胞中的表达,这表明 MMP7 可能是一个潜在的治疗靶点和有价值的预后判断指标[113]。此外,由 TLR3 介导的天然免疫反应过程中,一部分可通过 TGF - β 通路活化诱导上皮间质肝祖细胞(HPCs)向肌成纤维母细胞[表达干细胞/祖细胞标志 PROMININ - 1(PROM1)]分化,这将促进胆管闭锁病人的肝纤维化病程[114,115]。

10.8 结论

数种病毒的感染被认为是胆管闭锁的病因或参与其发病的过程。这些病毒在胆管闭锁病人的肝脏和残存胆管中的相关分子检测和相关病因学的重要性仍然存在争议或有待进一步探索,而病毒的存在可能不一定与随后发生的获得性免疫介导的胆管损伤有关。目前胆道闭锁的研究已逐渐从先天性免疫转向获得性免疫。与肠道天然免疫和后天免疫相比,胆道的免疫系统尚处于研究阶段,而胆道树的解剖特征和天然免疫都与胆管炎症的发生有明确的相关性。

参考文献

1. Davenport M. Biliary atresia: clinical aspects. Semin Pediatr Surg. 2012;21: 175 - 84.
2. Wada H, Muraji T, Yokoi A, Okamoto T, Sato S, Takamizawa S, Tsugawa J, et al. Insignificant seasonal and geographical variation in incidence of biliary atresia in Japan: a regional survey of over 20 years. J Pediatr Surg. 2007;42: 2090 - 2.
3. Sokol RJ, Shepherd RW, Superina R, Bezerra JA, Robuck P, Hoofnagle JH. Screening and outcomes in biliary atresia: summary of a National Institutes of Health workshop. Hepatology. 2007; 46: 566 - 81.
4. Nakamura K, Tanoue A. Etiology of biliary atresia as a developmental anomaly: recent advances. J Hepatobiliary Pancreat Sci. 2013;20: 459 - 64.
5. Miethke AG, Huppert SS. Fishing for biliary atresia susceptibility genes. Gastroenterology. 2013; 144: 878 - 81.
6. Cui S, Leyva-Vega M, Tsai EA, EauClaire SF, Glessner JT, Hakonarson H, Devoto M, et al. Evidence from human and zebrafish that GPC1 is a biliary atresia susceptibility gene. Gastroenterology. 2013;144: 1107 - 15. e1103
7. Muraji T. Biliary atresia: new lessons learned from the past. J Pediatr Gastroenterol Nutr. 2011;53: 586 - 7.

8. Muraji T, Hosaka N, Irie N, Yoshida M, Imai Y, Tanaka K, Takada Y, et al. Maternal microchimerism in underlying pathogenesis of biliary atresia: quantification and phenotypes of maternal cells in the liver. Pediatrics. 2008;121: 517 - 21.
9. Riepenhoff-Talty M, Schaekel K, Clark HF, Mueller W, Uhnoo I, Rossi T, Fisher J, et al. Group A rotaviruses produce extrahepatic biliary obstruction in orally inoculated newborn mice. Pediatr Res. 1993;33: 394 - 9.
10. Szavay PO, Leonhardt J, Czech-Schmidt G, Petersen C. The role of reovirus type 3 infection in an established murine model for biliary atresia. Eur J Pediatr Surg. 2002;12: 248 - 50.
11. Bangaru B, Morecki R, Glaser JH, Gartner LM, Horwitz MS. Comparative studies of biliary atresia in the human newborn and reovirus-induced cholangitis in weanling mice. Lab Invest. 1980; 43: 456 - 62.
12. Nakashima T, Hayashi T, Tomoeda S, Yoshino M, Mizuno T. Reovirus type-2-triggered autoimmune cholangitis in extrahepatic bile ducts of weanling DBA/1J mice. Pediatr Res. 2014;75: 29 - 37.
13. Morecki R, Glaser JH, Cho S, Balistreri WF, Horwitz MS. Biliary atresia and reovirus type 3 infection. N Engl J Med. 1982;307: 481 - 4.
14. Tyler KL, Sokol RJ, Oberhaus SM, Le M, Karrer FM, Narkewicz MR, Tyson RW, et al. Detection of reovirus RNA in hepatobiliary tissues from patients with extrahepatic biliary atresia and choledochal cysts. Hepatology. 1998;27: 1475 - 82.
15. Riepenhoff-Talty M, Gouvea V, Evans MJ, Svensson L, Hoffenberg E, Sokol RJ, Uhnoo I, et al. Detection of group C rotavirus in infants with extrahepatic biliary atresia. J Infect Dis. 1996;174: 8 - 15.
16. Brown WR, Sokol RJ, Levin MJ, Silverman A, Tamaru T, Lilly JR, Hall RJ, et al. Lack of correlation between infection with reovirus 3 and extrahepatic biliary atresia or neonatal hepatitis. J Pediatr. 1988;113: 670 - 6.
17. Bobo L, Ojeh C, Chiu D, Machado A, Colombani P, Schwarz K. Lack of evidence for rotavirus by polymerase chain reaction/enzyme immunoassay of hepatobiliary samples from children with biliary atresia. Pediatr Res. 1997;41: 229 - 34.
18. Saito T, Terui K, Mitsunaga T, Nakata M, Ono S, Mise N, Yoshida H. Evidence for viral infection as a causative factor of human biliary atresia. J Pediatr Surg. 2015;50: 1398 - 404.
19. Zani A, Quaglia A, Hadzic N, Zuckerman M, Davenport M. Cytomegalovirus-associated biliary atresia: an aetiological and prognostic subgroup. J Pediatr Surg. 2015;50: 1739 - 45.
20. Rauschenfels S, Krassmann M, Al-Masri AN, Verhagen W, Leonhardt J, Kuebler JF, Petersen C. Incidence of hepatotropic viruses in biliary atresia. Eur J Pediatr. 2009;168: 469 - 76.
21. Clemente MG, Patton JT, Yolken R, Whitington PF, Parashar UD, Jiang B, Raghunathan T, et al. Prevalence of groups A and C rotavirus antibodies in infants with biliary atresia and cholestatic controls. J Pediatr. 2015;166: 79 - 84.
22. Hill R, Quaglia A, Hussain M, Hadzic N, Mieli-Vergani G, Vergani D, Davenport M. Th - 17 cells infiltrate the liver in human biliary atresia and are related to surgical outcome. J Pediatr Surg. 2015; 50: 1297 - 303.
23. Al-Masri AN, Flemming P, Rodeck B, Melter M, Leonhardt J, Petersen C. Expression of the interferon-induced Mx proteins in biliary atresia. J Pediatr Surg. 2006;41: 1139 - 43.
24. Mahjoub F, Shahsiah R, Ardalan FA, Iravanloo G, Sani MN, Zarei A, Monajemzadeh M, et al. Detection of Epstein Barr Virus by Chromogenic In Situ Hybridization in cases of extrahepatic biliary atresia. Diagn Pathol. 2008;3: 19.
25. Mohanty SK, Donnelly B, Bondoc A, Jafri M, Walther A, Coots A, McNeal M, et al. Rotavirus replication in the cholangiocyte mediates the temporal dependence of murine biliary atresia. PLoS One. 2013;8: e69069.
26. Coots A, Donnelly B, Mohanty SK, McNeal M, Sestak K, Tiao G. Rotavirus infection of human cholangiocytes parallels the murine model of biliary atresia. J Surg Res. 2012;177: 275 - 81.
27. Walther A, Mohanty SK, Donnelly B, Coots A, Lages CS, Lobeck I, Dupree P, et al. Rhesus rotavirus VP4 sequence-specific activation of mononuclear cells is associated with cholangiopathy in murine biliary atresia. Am J Physiol Gastrointest Liver Physiol. 2015;309: G466 - 74.

28. Oetzmann von Sochaczewski C, Pintelon I, Brouns I, Dreier A, Klemann C, Timmermans JP, Petersen C, et al. Rotavirus particles in the extrahepatic bile duct in experimental biliary atresia. J Pediatr Surg. 2014;49: 520 - 4.
29. Mack CL, Tucker RM, Lu BR, Sokol RJ, Fontenot AP, Ueno Y, Gill RG. Cellular and humoral autoimmunity directed at bile duct epithelia in murine biliary atresia. Hepatology. 2006;44: 1231 - 9.
30. Mack CL. The pathogenesis of biliary atresia: evidence for a virus-induced autoimmune disease. Semin Liver Dis. 2007;27: 233 - 42.
31. Lages CS, Simmons J, Chougnet CA, Miethke AG. Regulatory T cells control the CD8 adaptive immune response at the time of ductal obstruction in experimental biliary atresia. Hepatology. 2012; 56: 219 - 27.
32. Brindley SM, Lanham AM, Karrer FM, Tucker RM, Fontenot AP, Mack CL. Cytomegalovirusspecific T-cell reactivity in biliary atresia at the time of diagnosis is associated with deficits in regulatory T cells. Hepatology. 2012;55: 1130 - 8.
33. Funaki N, Sasano H, Shizawa S, Nio M, Iwami D, Ohi R, Nagura H. Apoptosis and cell proliferation in biliary atresia. J Pathol. 1998;186: 429 - 33.
34. Sasaki H, Nio M, Iwami D, Funaki N, Sano N, Ohi R, Sasano H. E-cadherin, alpha-catenin and beta-catenin in biliary atresia: correlation with apoptosis and cell cycle. Pathol Int. 2001;51: 923 - 32.
35. Raweily EA, Gibson AA, Burt AD. Abnormalities of intrahepatic bile ducts in extrahepatic biliary atresia. Histopathology. 1990;17: 521 - 7.
36. Muthukanagarajan SJ, Karnan I, Srinivasan P, Sadagopan P, Manickam S. Diagnostic and prognostic significance of various histopathological features in extrahepatic biliary atresia. J Clin Diagn Res. 2016;10: EC23 - 7.
37. Chen G, Xue P, Zheng S, Chen L, Ma Y. A pathological scoring system in the diagnosis and judgment of prognosis of biliary atresia. J Pediatr Surg. 2015;50: 2119 - 23.
38. Safwan M, Ramachandran P, Vij M, Shanmugam N, Rela M. Impact of ductal plate malformation on survival with native liver in children with biliary atresia. Pediatr Surg Int. 2015;31: 837 - 43.
39. Vukovic J, Grizelj R, Bojanic K, Coric M, Luetic T, Batinica S, Kujundzic-Tiljak M, et al. Ductal plate malformation in patients with biliary atresia. Eur J Pediatr. 2012;171: 1799 - 804.
40. Gupta L, Gupta SD, Bhatnagar V. Extrahepatic biliary atresia: correlation of histopathology and liver function tests with surgical outcomes. J Indian Assoc Pediatr Surg. 2012;17: 147 - 52.
41. Obayashi J, Tanaka K, Ohyama K, Manabe S, Nagae H, Shima H, Sato H, et al. Relation between amount of bile ducts in portal canal and outcomes in biliary atresia. Pediatr Surg Int. 2016;32(9): 833 - 8.
42. Zhang S, Wu Y, Liu Z, Tao Q, Huang J, Yang W. Hepatic pathology of biliary atresia: a new comprehensive evaluation method using liver biopsy. Turk J Gastroenterol. 2016;27: 257 - 63.
43. Jung HY, Jing J, Lee KB, Jang JJ. Sonic hedgehog (SHH) and glioblastoma-2 (Gli-2) expressions are associated with poor jaundice-free survival in biliary atresia. J Pediatr Surg. 2015;50: 371 - 6.
44. Verkade HJ, Bezerra JA, Davenport M, Schreiber RA, Mieli-Vergani G, Hulscher JB, Sokol RJ, et al. Biliary atresia and other cholestatic childhood diseases: advances and future challenges. J Hepatol. 2016;65(3): 631 - 42.
45. Grammatikopoulos T, Sambrotta M, Strautnieks S, Foskett P, Knisely AS, Wagner B, Deheragoda M, et al. Mutations in DCDC2 (doublecortin domain-containing protein 2) in neonatal sclerosing cholangitis. J Hepatol. 2016;65(6): 1179 - 87.
46. Zheng S, Luo Y, Wang W, Xiao X. Analysis of the pathomorphology of the intraand extrahepatic biliary system in biliary atresia. Eur J Pediatr Surg. 2008;18: 98 - 102.
47. Rastogi A, Krishnani N, Yachha SK, Khanna V, Poddar U, Lal R. Histopathological features and accuracy for diagnosing biliary atresia by prelaparotomy liver biopsy in developing countries. J Gastroenterol Hepatol. 2009;24: 97 - 102.
48. Torbenson M, Wang J, Abraham S, Maitra A, Boitnott J. Bile ducts and ductules are positive for CD56 (N - CAM) in most cases of extrahepatic biliary atresia. Am J Surg Pathol. 2003;27: 1454 - 7.
49. Sira MM, El-Guindi MA, Saber MA, Ehsan NA, Rizk MS. Differential hepatic expression of CD56 can discriminate biliary atresia from other neonatal cholestatic disorders. Eur J Gastroenterol Hepatol. 2012;24: 1227 - 33.

50. Okada T, Itoh T, Sasaki F, Cho K, Honda S, Todo S. Comparison between prenatally diagnosed choledochal cyst and type-1 cystic biliary atresia by CD56-immunostaining using liver biopsy specimens. Eur J Pediatr Surg. 2007;17: 6 - 11.
51. Kasai M, Sawaguchi S, Akiyama T. A proposal of new classification of biliary atresia. J Jpn Soc Pediatr Surg. 1976;12: 327 - 31.
52. Zhang RZ, Yu JK, Peng J, Wang FH, Liu HY, Lui VC, Nicholls JM, et al. Role of CD56-expressing immature biliary epithelial cells in biliary atresia. World J Gastroenterol. 2016; 22: 2545 - 57.
53. Roskams T, van den Oord JJ, De Vos R, Desmet VJ. Neuroendocrine features of reactive bile ductules in cholestatic liver disease. Am J Pathol. 1990;137: 1019 - 25.
54. Mahjoub FE, Khairkhah RH, Sani MN, Irvanloo G, Monajemzadeh M. CD 56 staining in liver biopsies does not help in differentiating extrahepatic biliary atresia from other causes of neonatal cholestasis. Diagn Pathol. 2008;3: 10.
55. Sato A, Iizuka M, Nakagomi O, Suzuki M, Horie Y, Konno S, Hirasawa F, et al. Rotavirus double-stranded RNA induces apoptosis and diminishes wound repair in rat intestinal epithelial cells. J Gastroenterol Hepatol. 2006;21: 521 - 30.
56. Clarke P, Tyler KL. Reovirus-induced apoptosis: a minireview. Apoptosis. 2003;8: 141 - 50.
57. Connolly JL, Rodgers SE, Clarke P, Ballard DW, Kerr LD, Tyler KL, Dermody TS. Reovirusinduced apoptosis requires activation of transcription factor NF-kappaB. J Virol. 2000; 74: 2981 - 9.
58. Clarke P, Meintzer SM, Gibson S, Widmann C, Garrington TP, Johnson GL, Tyler KL. Reovirusinduced apoptosis is mediated by TRAIL. J Virol. 2000;74: 8135 - 9.
59. Harada K, Nakanuma Y. Cholangiopathy with respect to biliary innate immunity. Int J Hepatol. 2012;2012: 793569.
60. Benias PC, Gopal K, Bodenheimer Jr H, Theise ND. Hepatic expression of toll-like receptors 3, 4, and 9 in primary biliary cirrhosis and chronic hepatitis C. Clin Res Hepatol Gastroenterol. 2012;36: 448 - 54.
61. Harada K, Ohba K, Ozaki S, Isse K, Hirayama T, Wada A, Nakanuma Y. Peptide antibiotic human beta-defensin-1 and -2 contribute to antimicrobial defense of the intrahepatic biliary tree. Hepatology. 2004;40: 925 - 32.
62. Harada K, Ohira S, Isse K, Ozaki S, Zen Y, Sato Y, Nakanuma Y. Lipopolysaccharide activates nuclear factor-kappaB through toll-like receptors and related molecules in cultured biliary epithelial cells. Lab Invest. 2003;83: 1657 - 67.
63. Harada K, Isse K, Nakanuma Y. Interferon gamma accelerates NF-kappaB activation of biliary epithelial cells induced by Toll-like receptor and ligand interaction. J Clin Pathol. 2006;59: 184 - 90.
64. Harada K, Isse K, Sato Y, Ozaki S, Nakanuma Y. Endotoxin tolerance in human intrahepatic biliary epithelial cells is induced by upregulation of IRAK-M. Liver Int. 2006;26: 935 - 42.
65. Guo C, Zhu J, Pu CL, Deng YH, Zhang MM. Combinatory effects of hepatic CD8+ and NK lymphocytes in bile duct injury from biliary atresia. Pediatr Res. 2012;71: 638 - 44.
66. Okamura A, Harada K, Nio M, Nakanuma Y. Participation of natural killer cells in the pathogenesis of bile duct lesions in biliary atresia. J Clin Pathol. 2013;66: 99 - 108.
67. Qiu Y, Yang J, Wang W, Zhao W, Peng F, Xiang Y, Chen G, et al. HMGB1-promoted and TLR2/4-dependent NK cell maturation and activation take part in rotavirus-induced murine biliary atresia. PLoS Pathog. 2014;10: e1004011.
68. Squires JE, Shivakumar P, Mourya R, Bessho K, Walters S, Bezerra JA. Natural killer cells promote long-term hepatobiliary inflammation in a low-dose rotavirus model of experimental biliary atresia. PLoS One. 2015;10: e0127191.
69. Okamura A, Harada K, Nio M, Nakanuma Y. Interleukin - 32 production associated with biliary innate immunity and proinflammatory cytokines contributes to the pathogenesis of cholangitis in biliary atresia. Clin Exp Immunol. 2013;173: 268 - 75.
70. Harada K, Sato Y, Itatsu K, Isse K, Ikeda H, Yasoshima M, Zen Y, et al. Innate immune response to double-stranded RNA in biliary epithelial cells is associated with the pathogenesis of biliary atresia. Hepatology. 2007;46: 1146 - 54.

71. Clemente MG, Patton JT, Anders RA, Yolken RH, Schwarz KB. Rotavirus infects human biliary epithelial cells and stimulates secretion of cytokines IL-6 and IL-8 via MAPK pathway. Biomed Res Int. 2015;2015: 697238.
72. Dong R, Zheng S. Interleukin-8: a critical chemokine in biliary atresia. J Gastroenterol Hepatol. 2015;30: 970-6.
73. Bessho K, Mourya R, Shivakumar P, Walters S, Magee JC, Rao M, Jegga AG, et al. Gene expression signature for biliary atresia and a role for interleukin-8 in pathogenesis of experimental disease. Hepatology. 2014;60: 211-23.
74. Erickson N, Mohanty SK, Shivakumar P, Sabla G, Chakraborty R, Bezerra JA. Temporalspatial activation of apoptosis and epithelial injury in murine experimental biliary atresia. Hepatology. 2008; 47: 1567-77.
75. Nakanuma Y, Kono N. Expression of vimentin in proliferating and damaged bile ductules and interlobular bile ducts in nonneoplastic hepatobiliary diseases. Mod Pathol. 1992;5: 550-4.
76. Rygiel KA, Robertson H, Marshall HL, Pekalski M, Zhao L, Booth TA, Jones DE, et al. Epithelial-mesenchymal transition contributes to portal tract fibrogenesis during human chronic liver disease. Lab Invest. 2008;88: 112-23.
77. Sato Y, Harada K, Ozaki S, Furubo S, Kizawa K, Sanzen T, Yasoshima M, et al. Cholangiocytes with mesenchymal features contribute to progressive hepatic fibrosis of the polycystic kidney rat. Am J Pathol. 2007;171: 1859-71.
78. Diaz R, Kim JW, Hui JJ, Li Z, Swain GP, Fong KS, Csiszar K, et al. Evidence for the epithelial to mesenchymal transition in biliary atresia fibrosis. Hum Pathol. 2008;39: 102-15.
79. Xiao Y, Zhou Y, Chen Y, Zhou K, Wen J, Wang Y, Wang J, et al. The expression of epithelialmesenchymal transition-related proteins in biliary epithelial cells is associated with liver fibrosis in biliary atresia. Pediatr Res. 2015;77: 310-5.
80. Thiery JP. Epithelial-mesenchymal transitions in development and pathologies. Curr Opin Cell Biol. 2003;15: 740-6.
81. Dong R, Luo Y, Zheng S. alpha-SMA overexpression associated with increased liver fibrosis in infants with biliary atresia. J Pediatr Gastroenterol Nutr. 2012;55: 653-6.
82. Zavadil J, Bottinger EP. TGF-beta and epithelial-to-mesenchymal transitions. Oncogene. 2005;24: 5764-74.
83. Li K, Zhang X, Tang ST, Yang L, Cao GQ, Li S, Yang DH. gammadelta T cells and Foxp3(+) Treg cells infiltration in children with biliary atresia and its significance. Int J Clin Exp Med. 2015;8: 18512-7.
84. Lee CW, Lin MY, Lee WC, Chou MH, Hsieh CS, Lee SY, Chuang JH. Characterization of plasma proteome in biliary atresia. Clin Chim Acta. 2007;375: 104-9.
85. Broome U, Nemeth A, Hultcrantz R, Scheynius A. Different expression of HLA-DR and ICAM-1 in livers from patients with biliary atresia and Byler's disease. J Hepatol. 1997;26: 857-62.
86. Hadchouel M, Hugon RN, Odievre M. Immunoglobulin deposits in the biliary remnants of extrahepatic biliary atresia: a study by immunoperoxidase staining in 128 infants. Histopathology. 1981;5: 217-21.
87. Arafa RS, Abdel Haie OM, El-Azab DS, Abdel-Rahman AM, Sira MM. Significant hepatic expression of IL-2 and IL-8 in biliary atresia compared with other neonatal cholestatic disorders. Cytokine. 2016;79: 59-65.
88. Sira MM, Sira AM, Ehsan NA, Mosbeh A. P-Selectin (CD62P) expression in liver tissue of biliary atresia: a new perspective in etiopathogenesis. J Pediatr Gastroenterol Nutr. 2015;61: 561-7.
89. Dong R, Dong K, Wang X, Chen G, Shen C, Zheng S. Interleukin-33 overexpression is associated with gamma-glutamyl transferase in biliary atresia. Cytokine. 2013;61: 433-7.
90. Mack CL, Falta MT, Sullivan AK, Karrer F, Sokol RJ, Freed BM, Fontenot AP. Oligoclonal expansions of CD4+ and CD8+ T-cells in the target organ of patients with biliary atresia. Gastroenterology. 2007;133: 278-87.
91. Baba H, Ohtsuka Y, Fujii T, Haruna H, Nagata S, Kobayashi H, Yamataka A, et al. Immunological investigation of the hepatic tissue from infants with biliary atresia. Pediatr Surg Int. 2009;25: 157-62.

92. Mack CL, Tucker RM, Sokol RJ, Karrer FM, Kotzin BL, Whitington PF, Miller SD. Biliary atresia is associated with CD4+ Th1 cell-mediated portal tract inflammation. Pediatr Res. 2004;56: 79-87.
93. Shinkai M, Shinkai T, Puri P, Stringer MD. Elevated expression of IL2 is associated with increased infiltration of CD8+ T cells in biliary atresia. J Pediatr Surg. 2006;41: 300-5.
94. Shinkai M, Shinkai T, Puri P, Stringer MD. Increased CXCR3 expression associated with CD3-positive lymphocytes in the liver and biliary remnant in biliary atresia. J Pediatr Surg. 2006; 41: 950-4.
95. Tucker RM, Feldman AG, Fenner EK, Mack CL. Regulatory T cells inhibit Th1 cell-mediated bile duct injury in murine biliary atresia. J Hepatol. 2013;59: 790-6.
96. Klemann C, Schroder A, Dreier A, Mohn N, Dippel S, Winterberg T, Wilde A, et al. Interleukin 17, produced by gammadelta T cells, contributes to hepatic inflammation in a mouse model of biliary atresia and is increased in livers of patients. Gastroenterology. 2016;150: 229-41.. e225
97. Liu YJ, Li K, Yang L, Tang ST, Wang XX, Cao GQ, Li S, et al. Dendritic cells regulate treg-Th17 axis in obstructive phase of bile duct injury in murine biliary atresia. PLoS One. 2015;10: e0136214.
98. Yang Y, Liu YJ, Tang ST, Yang L, Yang J, Cao GQ, Zhang JH, et al. Elevated Th17 cells accompanied by decreased regulatory T cells and cytokine environment in infants with biliary atresia. Pediatr Surg Int. 2013;29: 1249-60.
99. Shivakumar P, Campbell KM, Sabla GE, Miethke A, Tiao G, McNeal MM, Ward RL, et al. Obstruction of extrahepatic bile ducts by lymphocytes is regulated by IFN-gamma in experimental biliary atresia. J Clin Invest. 2004;114: 322-9.
100. Kuebler JF, Czech-Schmidt G, Leonhardt J, Ure BM, Petersen C. Type-I but not type-II interferon receptor knockout mice are susceptible to biliary atresia. Pediatr Res. 2006;59: 790-4.
101. Wen J, Xiao Y, Wang J, Pan W, Zhou Y, Zhang X, Guan W, et al. Low doses of CMV induce autoimmune-mediated and inflammatory responses in bile duct epithelia of regulatory T celldepleted neonatal mice. Lab Invest. 2015;95: 180-92.
102. Feldman AG, Tucker RM, Fenner EK, Pelanda R, Mack CL. B cell deficient mice are protected from biliary obstruction in the rotavirus-induced mouse model of biliary atresia. PLoS One. 2013; 8: e73644.
103. Keyzer-Dekker CM, Lind RC, Kuebler JF, Offerhaus GJ, Ten Kate FJ, Morsink FH, Verkade HJ, et al. Liver fibrosis during the development of biliary atresia: proof of principle in the murine model. J Pediatr Surg. 2015;50: 1304-9.
104. Li FB, Zhao H, Peng KR, Gao ZG, Huang SJ, Tou JF, Shu XL, et al. Expression of transforming growth factor-beta1 and connective tissue growth factor in congenital biliary atresia and neonatal hepatitis liver tissue. Genet Mol Res. 2016;15(1). doi: 10.4238/gmr.15017217.
105. Honsawek S, Udomsinprasert W, Chirathaworn C, Anomasiri W, Vejchapipat P, Poovorawan Y. Correlation of connective tissue growth factor with liver stiffness measured by transient elastography in biliary atresia. Hepatol Res. 2013;43: 795-800.
106. Cofer ZC, Cui S, EauClaire SF, Kim C, Tobias JW, Hakonarson H, Loomes KM, et al. Methylation microarray studies highlight PDGFA expression as a factor in biliary atresia. PLoS One. 2016;11: e0151521.
107. Narkewicz MR, Kasaragod A, Lucia MS, Pflummer S, Sokol RJ, Stenmark KR. Connective tissue growth factor expression is increased in biliary epithelial cells in biliary atresia. J Pediatr Surg. 2005; 40: 1721-5.
108. Faiz Kabir Uddin Ahmed A, Ohtani H, Nio M, Funaki N, Iwami D, Kumagai S, Sato E, et al. In situ expression of fibrogenic growth factors and their receptors in biliary atresia: comparison between early and late stages. J Pathol. 2000;192: 73-80.
109. Ramm GA, Shepherd RW, Hoskins AC, Greco SA, Ney AD, Pereira TN, Bridle KR, et al. Fibrogenesis in pediatric cholestatic liver disease: role of taurocholate and hepatocytederived monocyte chemotaxis protein-1 in hepatic stellate cell recruitment. Hepatology. 2009;49: 533-44.
110. Nadler EP, Patterson D, Violette S, Weinreb P, Lewis M, Magid MS, Greco MA. Integrin alphavbeta6 and Mediators of Extracellular Matrix Deposition Are Up-Regulated in Experimental Biliary Atresia. J Surg Res. 2008.
111. Iordanskaia T, Hubal MJ, Koeck E, Rossi C, Schwarz K, Nadler EP. Dysregulation of upstream

and downstream transforming growth factor-beta transcripts in livers of children with biliary atresia and fibrogenic gene signatures. J Pediatr Surg. 2013;48: 2047 - 53.
112. Murata K, Kamata Y, Munakata H, Sugai M, Sasaki M. Immunohistochemical study on liver fibrosis in biliary atresia. Hepato-Gastroenterology. 2008;55: 179 - 83.
113. Kerola A, Lampela H, Lohi J, Heikkila P, Mutanen A, Hagstrom J, Tervahartiala T, et al. Increased MMP - 7 expression in biliary epithelium and serum underpins native liver fibrosis after successful portoenterostomy in biliary atresia. J Pathol Clin Res. 2016;2: 187 - 98.
114. Zagory JA, Nguyen MV, Dietz W, Mavila N, Haldeman A, Grishin A, Wang KS. Toll-like receptor 3 mediates PROMININ - 1 expressing cell expansion in biliary atresia via Transforming Growth Factor-Beta. J Pediatr Surg. 2016;51: 917 - 22.
115. Mavila N, James D, Shivakumar P, Nguyen MV, Utley S, Mak K, Wu A, et al. Expansion of prominin - 1 - expressing cells in association with fibrosis of biliary atresia. Hepatology. 2014;60: 941 - 53.

11 细胆管癌：是胆管细胞癌的亚型还是肝细胞胆管细胞混合型肝癌

Fukuo Kondo, Toshio Fukusato, Takuo Tokairin, Koji Saito, and Yurie Soejima

摘　要：细胆管癌(CLC)分为以下两种亚型：没有肝细胞癌(HCC)组分的纯胆管亚型和具有HCC组分的肝胆亚型。前者的细胞起源可能是胆小管、小叶间胆管和普通的肝内胆管(隔胆管或较大的胆管)。后者的细胞起源可以是HCC。日本原发性肝癌临床和病理学研究通则描述了纯胆管类型的特征。而2010年世界卫生组织(WHO)分类强调了肝胆亚型的特征。CLC的真正定义是必须源自胆小管，具有以下诊断标准：癌性胆管的大小(<15 μm)，c-Kit阳性和缺乏普通的ICC成分。

关键词：胆管细胞癌；肝细胞胆管细胞混合型肝癌；肝内胆管癌；肝细胞癌；小叶间胆管癌

缩　略　词

CLC	cholangiolocellular carcinoma	细胆管癌
EMA	epithelial membrane antigen	上皮膜抗原
HCC	hepatocellular carcinoma	肝细胞癌
ICC	intrahepatic cholangiocarcinoma	肝内胆管癌
ILDC	interlobular duct carcinoma	小叶间胆管癌
JGR	the Japanese general rules for the clinical and pathological study of primary liver cancer	日本原发性肝癌临床病理研究通则
WHOC	World Health Organization classification	世界卫生组织分类

11.1 概述

细胆管癌(CLC)是一种非常独特的肝内肿瘤，与普通肝内胆管癌(ICC)具有不同的组织学特征[1-6]。CLC 的癌症胆管直径明显细于 ICC。CLC 中，上皮膜抗原(EMA)的免疫组织化学阳性模式是胞膜型(腔缘膜阳性染色)，而在 ICC 中为胞质型(胞质阳性染色)[1,2]。

该肿瘤还显示出独特的放射学和临床特征。影像和大体表现通常显示肿块形成而不伴有外周胆管扩张，并且病变通常与慢性肝病相关[7-9]。由于这些独特的病理和临床特征，CLC 最近在“日本原发性肝癌临床和病理学研究通则(日本一般规则，JGR)”和“2010 年 WHO 肿瘤分类(WHO classification，WHOC)”中被归类为与 ICC 不同的实体肿瘤[5,6]。然而，CLC 的分类在 JGR 和 WHOC 中是不同的。在 JGR 中，CLC 被归类为非混合型原发性肝癌，即胆道肿瘤的亚型，而 WHOC 将 CLC 归类为肝细胞胆管细胞混合型肝癌的亚型。许多临床医生和病理学家对这种分类差异感到相当困惑。

为了解决这种差异的问题，笔者现在基于自己以前的研究阐释了各种类型 CLC 病变的真实特征[1,2]。

11.2 细胆管癌的组织学特征：与非肿瘤性肝内胆管的比较

11.2.1 肝内胆道的分类

在描述 CLC 的特征之前，有必要回顾肝内胆管的分类(图 11.1)。肝内胆管根据其大小和位置有精确的分类。胆小管(Hering 管)是位于汇管区周围区域的一些小胆管。他们不与门静脉和肝动脉伴行(图 11.1a、b)。这些胆管通常小于 15 μm。小叶间胆管(ILDs)和隔胆管位于汇管区中央区域，与门静脉和肝动脉伴行。直径 15～100 μm 的胆管被归类为 ILD(图 11.1a、b 中的蓝色箭头)，而直径为 100～300 μm 的胆管则被归类为隔胆管(图 11.1c)。ILDs 被细分为小尺寸的 ILDs(ILD - S，15～40 μm)(图 11.1a)和中等大小的 ILDs(ILD - M，40～100 μm)(图 11.1b)。这些胆管统称为小肝内胆管，肉眼不可见。相反，还有大于 300 μm 的大胆管。这些胆管被细分为三级分支(300～400 μm)，二级分支(400～800 μm)和一级分支(>800 μm)胆管[10]。

11.2.2 细胆管癌的组织学特征

CLC 的组织学特征如图 11.1 所示。CLC 的癌性胆管明显小于隔胆管(图 11.1c、d)。在低倍视野，CLC 胆管看起来非常细(图 11.1e)。然而，当在相同的放大倍数下比较时，CLC 胆管明显大于非肿瘤性赫林管和胆小管(图 11.1a、b、d)。他们的大小介于 ILD - S 和 ILD - M 之间。

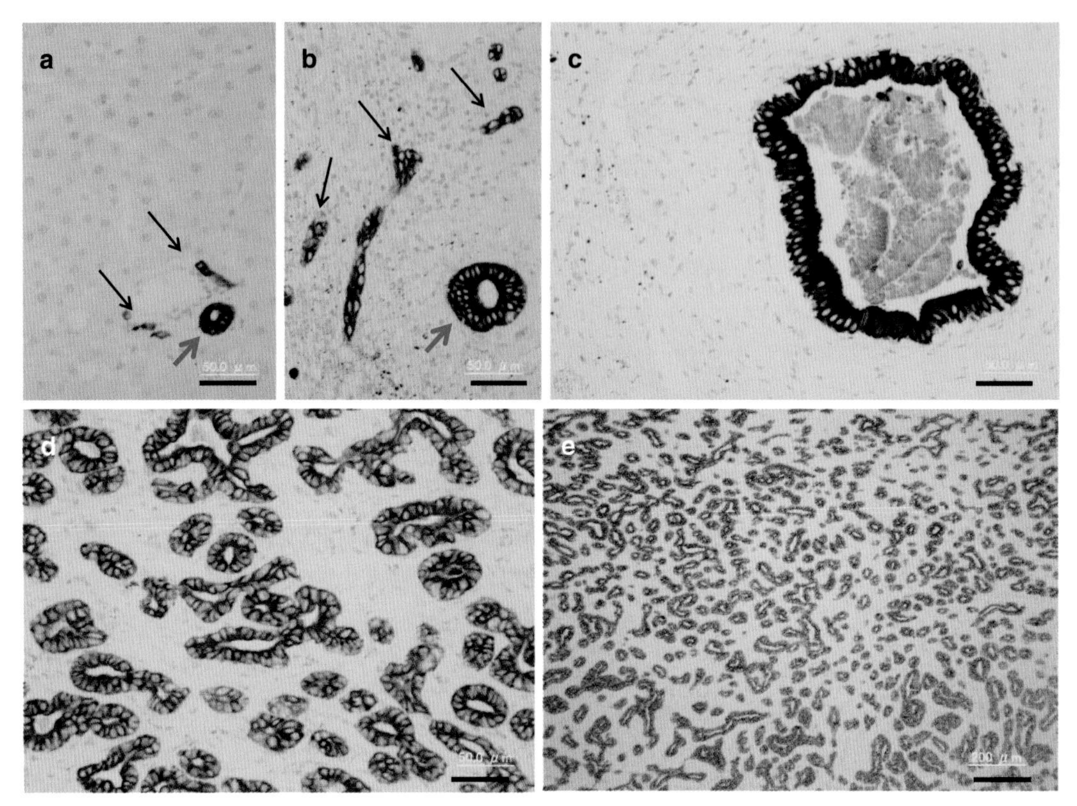

图 11.1 非肿瘤性小胆管和 CLC 的比较(CK7 的免疫组化染色)

图(a)(b)中的细黑箭头示胆小管。(a) 图中的蓝色箭头表示直径小的小叶间胆管(ILD-S)。(b) 图中的蓝色箭头显示中等大小的小叶间胆管(ILD-M)。(c) 显示了隔胆管。(d) 显示 CLC 的癌性胆管。尺寸：50 μm(a-d)。在这些图中，在相同的放大倍数(a-d)下，ILD-S，ILD-M 和 CLC 导管的尺寸明显大于胆小管的尺寸。然而，这些胆管明显小于隔胆管。(e) 低倍视野的 CLC。标尺：200 微米。在低倍视野中，CLC 的导管直径看起来非常细(改编自 Kondo 等人[1])。

11.3 细胆管癌的分类

11.3.1 纯胆管型

CLC 可分为两种亚型：纯胆管亚型和肝胆亚型(图 11.2)。在这个意义上，CLC 既是胆管癌的亚型，又是混合癌的亚型。

图 11.3 显示了纯胆管型的一个例子。整个肿瘤区域均由胆管成分构成。肿瘤细胞 Hep Par1 阴性(图 11.3a)，CK7 弥漫阳性(图 11.3b)。超过 90%的肿瘤组织呈非常细的鹿角状管状结构，含有丰富的纤维间质(图 11.1c)。大多数肿瘤腺管免疫组化示 EMA 膜阳性(图 11.3d)。部分区域呈梁索状排列。与周边肝脏交界处可见移行过渡。然而，这些特征未被认为是 CLC 的 HCC 样特征的证据，因为这些特点也可见于 ICC。在 CLC 中未

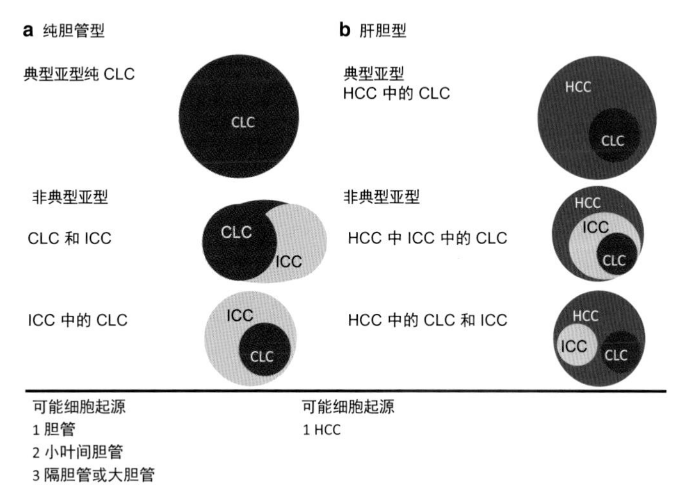

图 11.2　细胆管癌的分类

（a）没有 HCC 成分的纯胆管型和（b）伴有 HCC 成分的肝胆型。典型的纯胆管亚型几乎是单纯的 CLC 成分。超过 90%的肿瘤是 CLC。除了这种单纯 CLC 之外，ICC 组分有时以各种比例共存。这些纯胆管亚型的细胞来源可以是胆管，小叶间胆管和普通的肝内胆管（隔胆管或大胆管）。典型的肝胆亚型是“HCC 中的 CLC”。ICC 组分有时以各种模式共存，即“HCC 中 ICC 中的 CLC”和“HCC 中的 CLC 和 ICC”。肝胆型的可能细胞起源是 HCC。

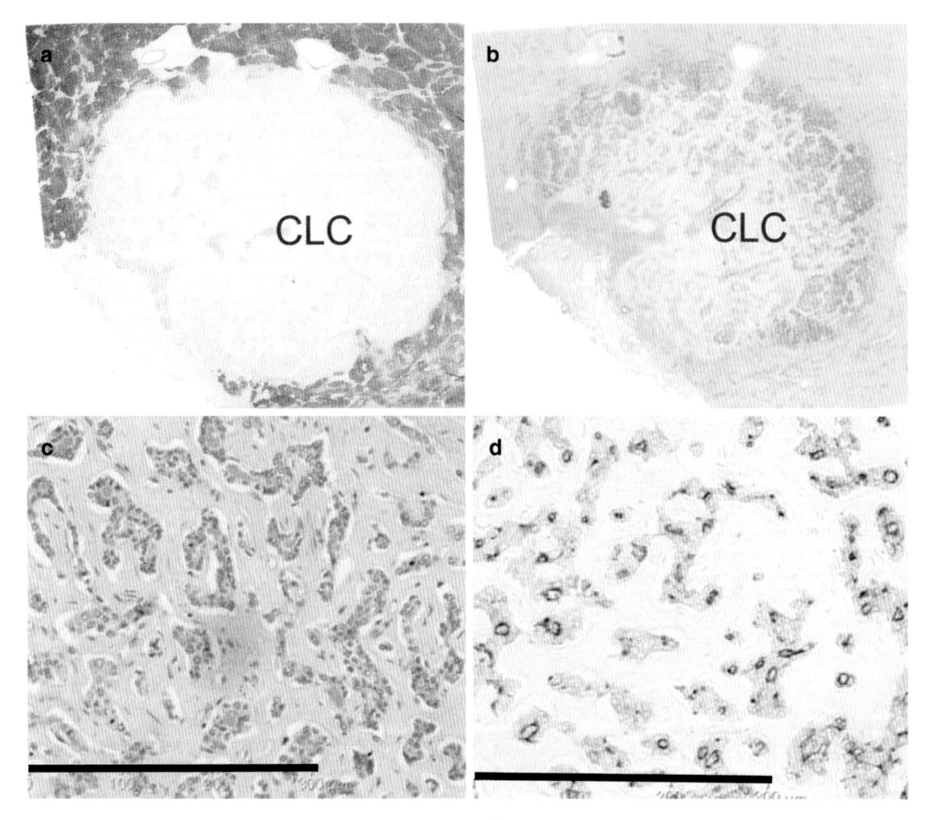

图 11.3　纯胆管型的 CLC

（a，b）分别为低倍镜下的 Hep Par 1 和 CK7 免疫染色。整个肿瘤 Hep Par 1 阴性（a），CK7 阳性（b）。（c）组织学特征。在结缔组织间质内见鹿角状纤细的肿瘤腺管。（d）EMA 免疫染色。肿瘤腺管示膜型阳性。标尺：300 μm（c，d）。

发现粘蛋白。这些组织学特征，是 JGR 中描述的 CLC 的特征[5]。在 JGR 中，CLC 未被归类为混合癌。我们前期的研究中，所有 CLC 病变均为纯胆管型[2]。除了这些“纯 CLC 亚型”外，还有一些亚型包括不同比例的 ICC 成分（图 11.2）。由于 ICC 和 CLC 一样是胆道肿瘤，这些亚型为“纯胆管型”。

11.3.2 肝胆型

与之相对应，CLC 在 WHO 分类中被归类为混合癌的亚型[6]。图 11.4 示肝胆型 CLC 的典型特征。该肿瘤由 HCC 和胆管成分（即 CLC）组成。HCC 部分 Hep Par 1 阳性，CK7 阴性。CLC 部分免疫表型相反。组织学上，HCC 组分显示了 HCC 的一般特征。CLC 组分显示出与纯胆管型 CLC 相似的特征，但是在两个组分之间有过渡区域。这种结节内结节模式（较大的 HCC 结节内有较小的 CLC 结节）提示 CLC 是由 HCC 转分化形成

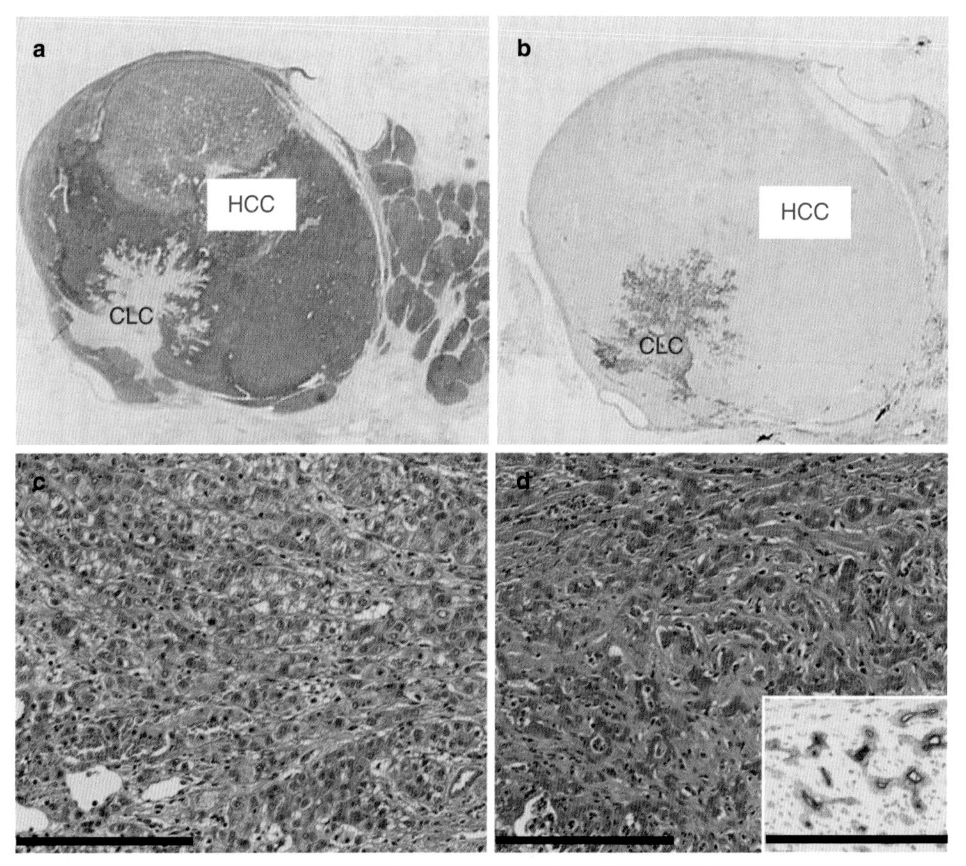

图 11.4 肝胆型 CLC；肝细胞癌中的 CLC 亚型

(a) Hep Par 1 免疫染色的放大图像。在大片 HCC 的阳性区域中，可见小片阴性区域的 CLC。(b) CK7 免疫染色。HCC 成分为阴性，CLC 成分呈阳性。(c) 具有典型梁索状结构的 HCC 成分的组织学特征。bar：300 μm。(d) CLC 组分由鹿角状的细肿瘤导管组成。标尺：100 μm。EMA 免疫染色，肿瘤腺管呈膜型阳性。标尺：100 μm（由日本虎门医院病理科 Takeshi Fujii 博士和 Masafumi Inoue 博士供图）。

的。肝胆型可以包括各种模式的 ICC 组分，即“HCC 中的 ICC 中的 CLC”和“HCC 中的 CLC 和 ICC”亚型（图 11.2 和图 11.5）。

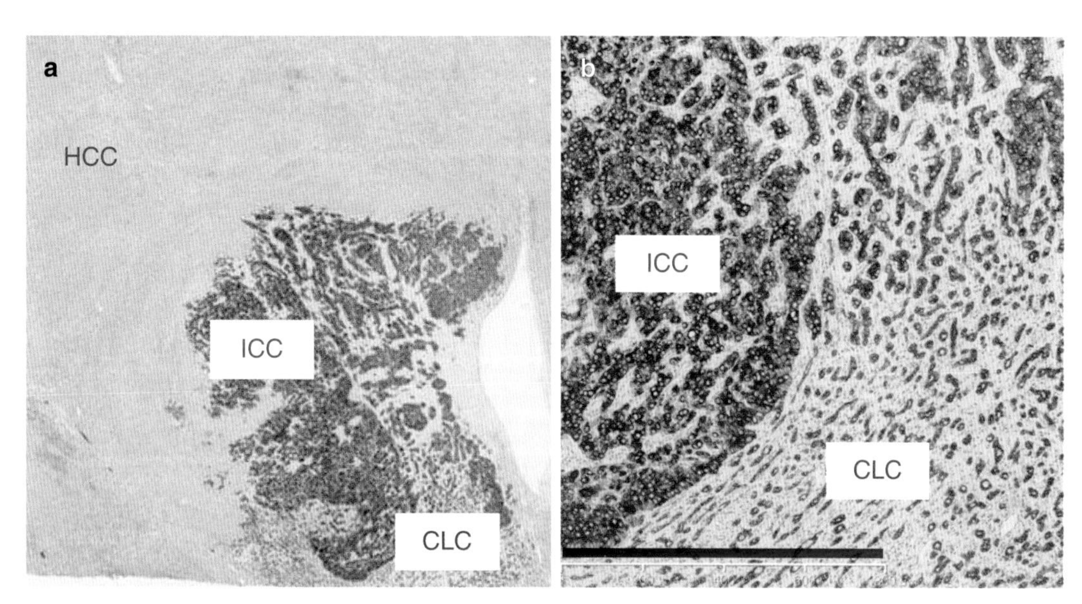

图 11.5　肝胆型 CLC；肝细胞癌中 ICC 内的 CLC 亚型

（a）低倍镜下 CK7 免疫染色，HCC 大部分成分呈阴性，ICC 和 CLC 成分是阳性的。（b）中等放大视野，CLC 的肿瘤腺管明显比 ICC 细，ICC 和 CLC 之间存在过渡区。标尺：800 μm（改编自 Shimizu 等）[11]。

11.4　细胆管癌的细胞起源

基于这些发现，应探讨 CLC 的细胞起源和形成机制。虽然 CLC 之前被推测为是有肝干细胞/祖细胞存在的胆小管的恶性对应物，但最近的研究揭示了其他的可能性[1,2]。根据对单纯 CLC 的形态学和免疫组化研究，证实 CLC 的癌性胆管大于真正的胆小管（图 11.1）。在形态和免疫组化上，癌导管和小叶间胆管非常相似[1,2]。小叶间胆管目前被高度怀疑是纯胆管型 CLC 的细胞起源。ICC 也可能是一种细胞来源，“ICC 中的 CLC”结节中一小部分为 CLC（图 11.2）。综上所述，小叶间胆管、ICC 以及胆小管均可能是纯胆管型 CLC 的细胞来源（图 11.2）。根据我们前期的研究，起源于胆小管的真正意义上的 CLC 具有以下标准[1,2]：① 肿瘤腺管直径小于 15 μm；② 肿瘤腺管显示 c-Kit 免疫染色阳性率高；③ CLC 成分与 ICC 成分不共存。

目前，符合这些标准的肿瘤非常罕见。很多 CLC 可能起源于小叶间胆管或 ICC。

对于肝胆型 CLC 的细胞来源，推测只有 HCC。“HCC 中的 CLC”这一型中，没有胆管成分的普通 HCC 组织必须转化分化为 CLC。“HCC 中 ICC 中的 CLC”这一型中，普通 HCC 组织必须转化为 ICC，然后 ICC 必须在结节内形成 CLC 成分。这种形成机制可以用转分化理论来解释。

11.5 细胆管癌的干细胞特征

由于 CLC 被归类为具有干细胞特征的混合癌[6]，因此应根据这篇文章的分类对 CLC 的干细胞特性进行讨论。

如前所述，许多纯胆管型 CLC 起源于小叶间胆管或肝内胆管(ICC)。只有极少数的 CLC 来源于胆小管，符合真正的 CLC 标准。即使在这种真正的 CLC 病例中，纯胆管型也不能证明有分化为 HCC 和 ICC 的双重潜能。如果真正的 CLC 具有双重分化潜能，那么在一个大的 CLC 结节内可发现小的 HCC 和 ICC 结节。目前，我们还未见过这种结构的 CLC 病变。

在肝胆型 CLC 的病例中，其细胞来源推测为 HCC。因此，CLC 的干细胞特性还未得到证实。即使 CD56、EpCAM 和 c-Kit 等多种干细胞标记物在 CLC 和 HCC 区均呈阳性染色，但并不一定是干细胞起源的证据。这些标记物不足以证明干细胞起源，它们在非肿瘤性小叶间胆管中也呈阳性染色[1]。我们最近的研究表明，不含 ICC 成分的普通 HCC 在肿瘤进展过程中可以获得胆管细胞和干细胞标记物阳性的特征[12]。这种阳性特征可以解释为“获得性干性”，而非“原始干性”(干细胞起源的证据)。

11.6 总结

在本章中，笔者描述了 CLC 的组织学特征、分型(亚型)、细胞起源(形成机制)和干细胞特性。需要更详细的研究来阐明 CLC 的真正特性。作者衷心希望本章能对理解 CLC 有所帮助。

参考文献

1. Kondo F, Fukusato T. Pathogenesis of cholangiolocellular carcinoma: possibility of an interlobular duct origin. Intern Med. 2015;54: 1685-94.
2. Maeno S, Kondo F, Sano K, Takada T, Asano T. Morphometric and immunohistochemical study of cholangiolocellular carcinoma: comparison with non-neoplastic cholangiole, interlobular duct and septal duct. J Hepatobilliary Pancreat Sci. 2012;19: 289-96.
3. Steiner PE, Higginson J. Cholangiolocellular carcinoma of the liver. Cancer. 1959;12: 753-9.
4. Komuta M, Spee B, Vander Borght S, et al. Clinicopathological study on cholangiolocellular carcinoma suggesting hepatic progenitor cell origin. Hepatology. 2008;47: 1544-56.
5. Liver Cancer Study Group of Japan. The general rules for the clinical and pathological study of primary liver cancer. 6th ed. Tokyo: Kanehara; 2015.
6. Theise ND, Nakashima O, Park YN, Nakanuma Y. Combined hepatocellular-cholangiocarcinoma. In: Bosman FT, Carneiro F, Hruban RH, Theise ND, editors. World Health Organization classification of tumors. WHO classification of tumors of the digestive system. Lyon: International Agency for Research on Cancer; 2010. p.225-7.
7. Motosugi U, Ichikawa T, Nakajima H, et al. Cholangiolocellular carcinoma of the liver: imaging

findings. J Comput Assist Tomogr. 2009;33: 682 - 8.

8. Asayama Y, Tajima T, Okamoto D, et al. Imaging of cholangiolocellular carcinoma of the liver. Eur J Radiol. 2010;75: 120 - 5.
9. Fukukura Y, Hamanoue M, Fujiyoshi F, et al. Cholangiolocellular carcinoma of the liver: CT and MR findings. J Comput Assist Tomogr. 2000;24: 809 - 12.
10. Roskams T, Desmet VJ, Verslype C. Development, structure and function of the liver. In: Burt AD, Portman BC, Ferrel LD, editors. MacSween's pathology of the liver. 5th ed. Philadelphia: Churchill Livingstone Elsevier; 2007. p.1 - 73.
11. Shimizu S, Nakano M, Kondo F, et al. A case of combined hepatocellular-cholangiocellular-cholangiolocellular carcinoma with chronic hepatitis C. Liver Cancer (in Japanese). 2015;21: 59 - 63.
12. Kumagai A, Kondo F, Sano K, et al. Immunohistochemical study of hepatocyte, cholangiocyte and stem cell markers of hepatocellular carcinoma: the second report: relationship with tumor size and cell differentiation. J Hepatobiliary Pancreat Sci. 2016;23: 414 - 21.

12 肝内胆管癌的病理：周边型和肝门周围型

Shinichi Aishima

摘 要：肝内胆管癌在组织形态学、肝病背景、黏蛋白生成、间质炎症细胞反应或纤维化、癌前病变和合并转移灶等方面表现出组织学的多样性。肝内胆管癌按解剖位置和组织学特征分为肝门周围大胆管型和周边小胆管型。这两类肝内胆管癌的不同生物学和分子特征支持以下假说，即肝门周围型肝内胆管癌和周边型肝内胆管癌起源于不同的背景、不同的致癌途径和不同的细胞来源。了解这些肿瘤特征的差异对于肝内胆管癌的临床治疗具有重要意义。

关键词：肝门周围型肝内胆管癌；周边型肝内胆管癌；胆管上皮内瘤变；黏蛋白；胆管

12.1 胆道系统的解剖分类

胆道系统是一个由肝脏起源并通过 Vater 壶腹最终汇入十二指肠的复杂网络结构。胆道系统之所以被称为胆管树，因为它起始于许多小的胆管分支，这些分支在肝门部汇合形成左、右肝管，最后在肝外形成胆总管。肝内胆管位于右肝管或左肝管的近端，分为肝内大胆管和小胆管[1]。肝内大胆管由肝内胆管的第一至第三级分支组成，胆管壁内有管周腺体。肝内小胆管由隔胆管和小叶间胆管组成，无管周腺体。小胆管内衬 4～5 个立方形胆管细胞，有基底膜，核质比高，大胆管内衬柱状上皮，细胞核较小，胞质丰富[2]。肝内胆管系统根据胆管直径可分为肝管（>800 μm）、段胆管（400～800 μm）、区域胆管（300～400 μm）、隔胆管（100～300 μm）、小叶间胆管（15～100 μm）和胆小管（<15 μm）。胆小管与赫林管连接。赫林管位于汇管区周围，是毛细胆管和小叶间胆管的过渡结构[3]。在常规组织学染色中，赫林管不着色，但在 CK19 染色中突出显示。胆管上皮的形态多样性与胆管细胞功能的不同和胆道疾病的不同有关。

12.2 肝内胆管细胞癌的解剖及大体分型

人们认为肝内胆管癌(ICCs)起源于胆管上皮细胞。胆管癌的临床表现可能取决于胆道的病变部位。肿瘤细胞累及大胆管可引起周围胆管扩张，并常导致梗阻性胆汁淤积。胆管癌的手术入路也取决于肿瘤的解剖部位。因此，根据不同的解剖部位对 ICCs 进行分类是很重要的。Okuda 等通过尸检，将 ICCs 分为肝门周围型(肿瘤邻近肝门胆管)和周边型(肿瘤位于肝周围)，并提出肝门周围型 ICCs 临床表现类似肝外胆管癌，周边型 ICCs 特征介于 ICCs 与肝细胞癌之间[4]。肝门部胆管癌已被定义为 Klatskin 肿瘤；然而，Nakeeb 等人提出了肝门周围型 ICCs 的定义，即累及左右肝管汇合处或需要手术切除左、右肝管汇合处的肿瘤，即便肿瘤位于肝内[5]。而 Ebata 等将肝门周围型 ICCs 定义为肿瘤累及肝门部胆管合并肝脏肿块[6]。实际上，在临床和病理上很难明确区分肝门周围胆管肿瘤起源于肝内胆管还是肝外胆管。

ICCs 可在大体上分为肿块型、管周浸润型和管内生长型。肿块型表现为肝实质内境界清楚的圆形肿块形成。肿瘤通常质硬，呈灰白色。肿块型常继发于肝炎或肝硬化等慢性肝病。管周浸润型肿瘤沿胆管呈纵向延伸，累及汇管区结缔组织。管周浸润伴大胆管狭窄可导致外周胆管扩张。管内生长型如同癌栓在胆管腔内增殖。管内生长型常发生在大胆管内，这些病例与胆管导管内乳头状肿瘤(IPNB)有共同的特征。管周浸润型和管内生长型很少出现坏死或出血的改变。肿块形成和管周浸润型 ICCs 的混合特征与黄疸、门静脉浸润和淋巴结转移有关，其预后似乎比其他类型的 ICCs 差[7]。

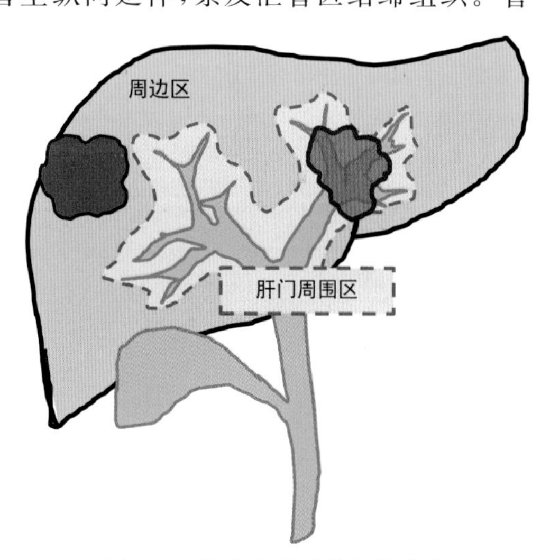

图 12.1 肝门和周边的胆管分布

就 ICCs 的大体类型和解剖部位而言，肿块型多位于周围区域，而管周浸润型和导管内生长型则多位于肝门周围区或肝内大胆管(图 12.1)。

12.3 与胆管癌相关的疾病

胆管癌的发生似乎与胆道炎症有关。胆管癌的易感因素包括肝内胆管结石、原发性硬化性胆管炎、先天性胆管扩张、肝吸虫感染、胰胆管合流异常等。肝内胆管结石伴组织细胞、中性粒细胞、淋巴细胞和浆细胞的持续浸润，再加上结石、胆汁或细菌感染，可引起胆管增生和瘤变[8]。PSC 的特点是慢性炎症，伴随胆管树较大胆管周围重度纤维化。83%的 PSC 患者大胆管可见高度异型增生[9]。食用生鱼或未煮熟的鱼导致感染肝吸虫与东南亚胆管癌的发生有关[10]。先天性胆管扩张又称胆总管囊肿，以胆管的囊性扩张为特征，并与胰胆管合流异常有关[11]。

最近的研究表明，丙型肝炎病毒或乙型肝炎病毒感染和肝硬化可能与 ICCs 的发生有关[8,12,13]。肝内胆管结石、PSC 和先天性胆管扩张可能导致大胆管相关胆管癌的发生，而肝炎病毒感染和肝硬化是外周区域 ICCs 的背景肝病。不同的癌前病变也与不同类型的 ICCs 有关。这些病变可引起胆道上皮的形态异型性以及不典型上皮细胞中分子变异的积聚，引起胆管瘤变。

12.4 胆管癌的癌前病变

胆管癌有两种主要的癌前病变：显微镜下扁平状或微乳头状上皮病变和肉眼可见肿瘤形成的乳头状病变。不典型胆管上皮的扁平状或微乳头病变被定义为胆管上皮内瘤变（BilIN）（见图 12.2a）。而乳头状和/或管状肿块形成的癌前期病变可形成大体肿块，并伴有胆管的囊性扩张，则被命名为胆管导管内乳头状肿瘤（IPNB）（图 12.2b）。BilIN 组织学诊断至关重要也极具挑战。胆管树癌变包括慢性炎症改变，胆道炎症使炎症反应性上皮改变与肿瘤性病变难以区分。具有细胞异型性的反应性上皮细胞形态各异，包括萎缩细胞、肥大细胞、铅笔样细胞和立方或柱状上皮细胞。在反应性上皮中偶见明显的核仁。与乙型肝炎病毒或丙型肝炎病毒感染或酒精性损伤有关的肝硬化病例也会出现胆道肿瘤[14]。这些研究支持慢性肝炎和肝硬化作为胆管癌潜在危险因素的生物学论据。肝内大胆管内常可见上皮内瘤变和胆管导管内乳头状肿瘤。因此，这两

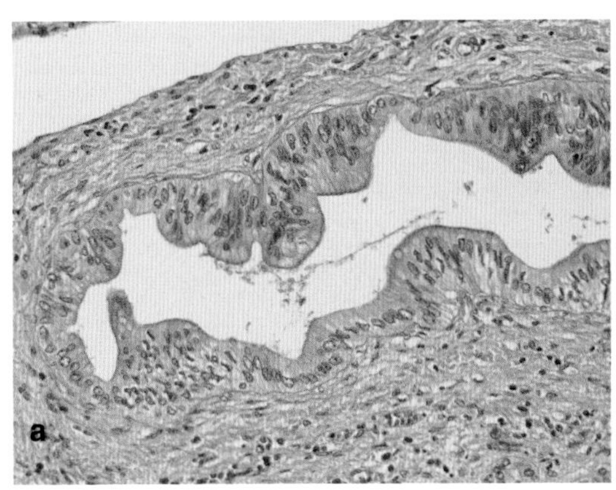

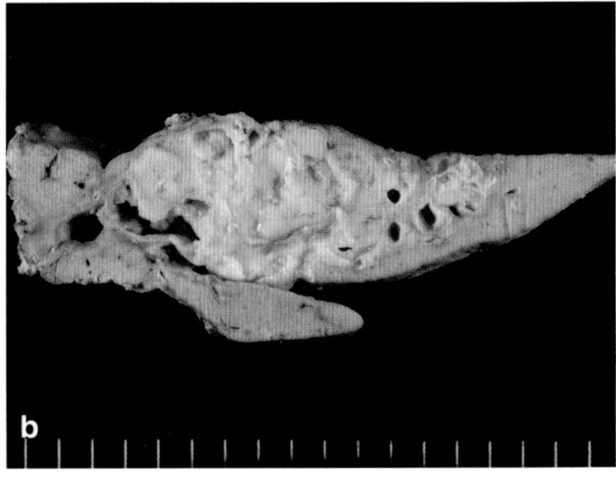

图 12.2 (a) 不典型胆管上皮伴有不规则细胞核的扁平病变被定义为高级别胆管上皮内瘤变(BilIN)。(b) 大体上伴有周边胆管囊性扩张的肿块形成是胆管导管内乳头状肿瘤(IPNB)的表现。

个病变被认为是肝门周围型 ICCs 的癌前病变，大胆管经过多步序贯性过程，最终由不典型增生进展为癌。

12.5 ICC 的可能细胞起源

有人认为胆管癌起源于胆管细胞。然而，最近的研究对 ICCs 的细胞起源有新的见解，它们起源于多种细胞系。据推测胆管树的干细胞和祖细胞存在于大胆管管周腺体的基底部和小胆管的赫林管[15,16]。管周腺体的胆管干细胞和祖细胞可分化为肝细胞、胆管细胞和胰岛，而赫林管可分化为双向潜能细胞，并可分化为成熟的肝细胞和胆管细胞，进而发展为肝细胞癌和胆管细胞癌。Sekiya 等发现成熟肝细胞具有通过细胞内 Notch 信号转分化为 ICCs 的潜能[17]。这些研究表明，ICCs 有多种细胞来源，包括成熟的肝内胆管细胞、成熟的肝细胞、肝干细胞/祖细胞和胆管干/祖细胞。考虑到胆管干细胞和祖细胞的存在，ICCs 可分为两种主要形式：起源于大胆管伴管周腺体受累的肿瘤和起源于赫林管或肝细胞的肿瘤[18]。

12.6 肝内胆管癌的分类

ICCs 有多种多样的分型，新近报道的分类有几种。Nakanuma 等将 ICCs 分为普通型导管癌、胆小管型、导管内肿瘤和少见亚型[19]。这种分类强调了普通型导管癌和胆小管型的细胞来源的差异，以及导管内肿瘤与胰腺导管内乳头状黏液性肿瘤的相似之处。Liau 等还将之分为胆管型和细胆管型。胆管型由排列成大腺体样的高柱状细胞组成，细胆管型由立方到低柱状肿瘤细胞组成，胞质较少[20]。Komuta 等根据其组织学特征，将 ICCs 分为分泌黏液型 ICCs 和混合型 ICCs，提出分泌黏液型 ICCs 与肝门部胆管癌有相似之处，而分泌黏液型和导管型胆管癌混合型则与胆管细胞癌相似[21]。

根据解剖位置和组织学特征，ICCs 可分为相当于二级胆管的大胆管型和小于段胆管分支的小胆管型[22]。前者为肝门周围大胆管型 ICC（图 12.3），提示肿瘤起源于大胆管，由较大的管状结构和高柱状上皮细胞乳头状增生组成（图 12.3b）。常伴有不规则腺管结构和分化差的肿瘤细胞。肝门周围型 ICCs 也常可观察到肿瘤的神经浸润或导管内播散（图 12.3c、d）。后者累及段胆管分支以下的胆管，是外周小胆管型 ICCs（图 12.4a）。肿瘤可能来源于小胆管，由相对较小的立方上皮细胞增殖而成，排列紧密，呈条索状或管状结构或胆小管型（图 12.4b），缺少高柱状细胞构成的大腺管。

这些形态学分类使用了不同的术语，然而，肝门周围型、普通导管癌、胆管型和黏蛋白分泌型是一种相似的类型，而周边型、胆小管型和混合型或细胆管癌基本上是同一类型的肿瘤。

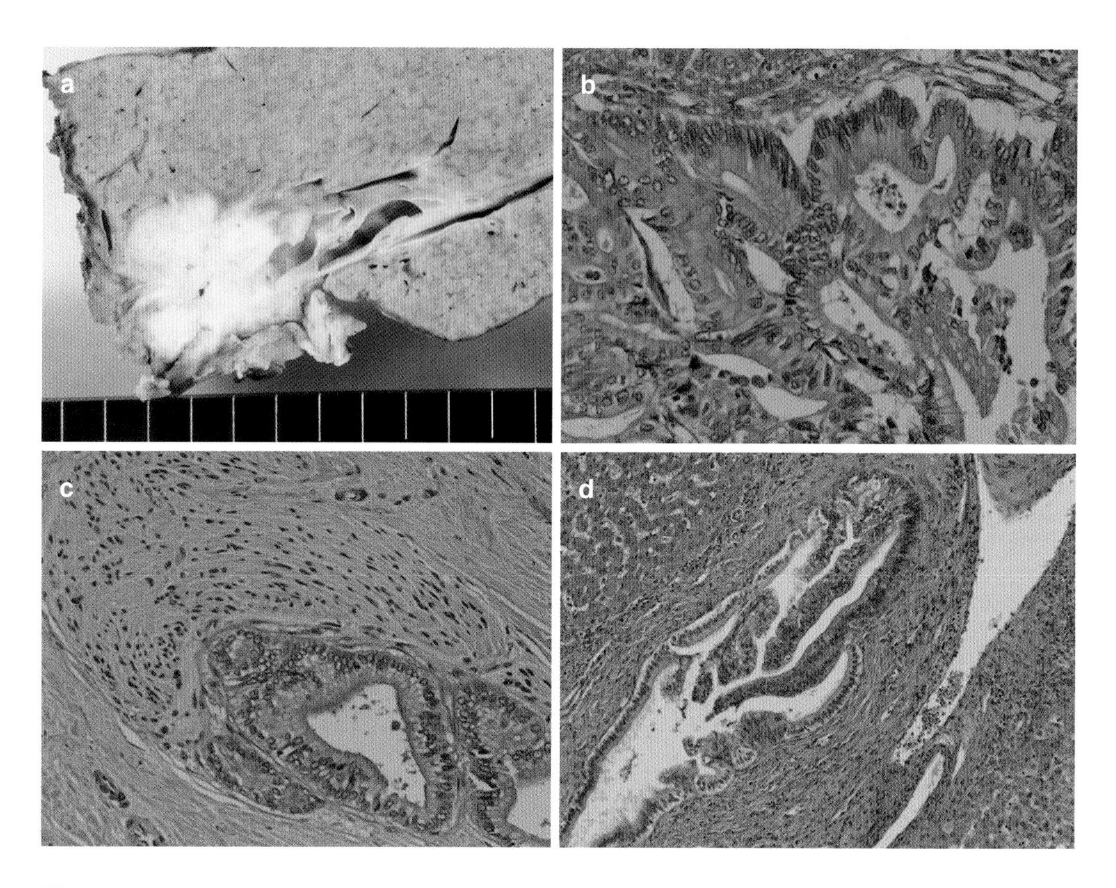

图 12.3 (a) 外周大胆管型 ICC,肿瘤不规则,侵犯左肝管及其二级胆管。(b) 具有黏液细胞质的非典型高柱状上皮细胞。(c) 大导管癌伴神经周围侵犯。(d) 导管内肿瘤扩散至大胆管。

这些分类并不总是适用于较大肿块形成的 ICCs 或低分化的 ICCs。在这些病例中,出现导管内播散、胆管高级别上皮内瘤变、神经侵犯和黏液分泌等特征提示肝门周围型(图 12.4c),而慢性肝病的背景、中央纤维瘢痕、无导管内播散或神经周围浸润、肿瘤内残

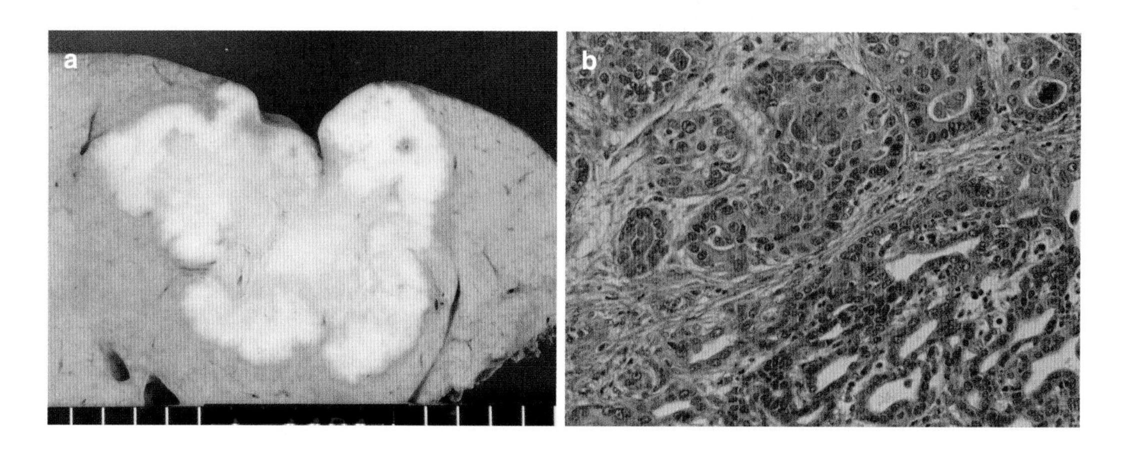

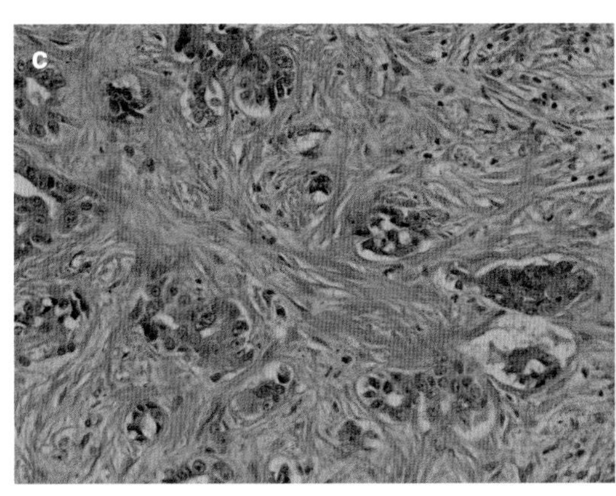

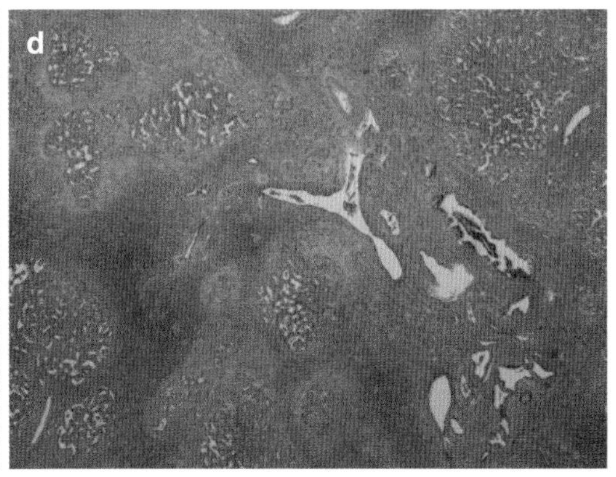

图 12.4 (a) 周边小导管型，分叶状肿块。(b) 立方状和低柱状上皮细胞呈小管状或实性。(c) 肿瘤中央见散在的不典型腺体和纤维瘢痕。(d) 较大的汇管区内有癌巢和炎性间质。

留较大的汇管区结构均提示为周边型(图 12.4d)。最近的一项研究表明，黏蛋白的产生和遗传异常，如 KRAS、异柠檬酸脱氢酶(Idh)或成纤维细胞生长因子受体 2(FGFR2)等有助于 ICC 分类[23]。

12.7 肝门周围大胆管型及周边小胆管型肿瘤的组织学表现

12.7.1 肝门周围大胆管型

肝门周围产黏蛋白的 ICCs 和 IPNBs 可能起源于位于肝内大胆管的管周腺体的干细胞/祖细胞[15]。非典型增生的胆管细胞常演变为胆管上皮内瘤变或 IPNBs。导管周围间质癌细胞浸润不伴有肝实质或血管侵犯，提示早期侵袭性肝门周围大胆管型 ICCs。这些 ICCs 常侵袭周围肝组织，并沿着汇管区扩散导致肿瘤的进展。与较小汇管区相比，肝门区较大汇管区存在大量的淋巴管。因此，淋巴浸润和淋巴结转移更多见于肝门周围大胆管型，而非周边小胆管型。

如果肿瘤不容易区分为肝门周围型或周边型，尤其大体上是肿块形成和导管浸润的大体型，则癌细胞的黏液分泌和柱状细胞特征是鉴别肝门周围大胆管型的重要特征，即使在侵袭部位没有明确的腺体结构的实体生长情况下也是如此(图 12.5a～c)。在肝脏周围的中型胆管中，也有大胆管型 ICCs 合并肝内胆管结石的病例报道(图 12.5d)。黏液核心蛋白(MUC)的表达也可作为线索，MUC 2 主要表达于导管内生长型[24]、导管内乳头状肿瘤[25]，MUC5AC(胃小凹型)多见于肝门型 ICCs[26]。这些发现也提示肿瘤类型与源于胆管细胞的黏液分泌潜能有关。

S100P 是 EF－hand 钙结合蛋白 S100 家族的成员，S100P 过表达是肝门周围型 ICCs

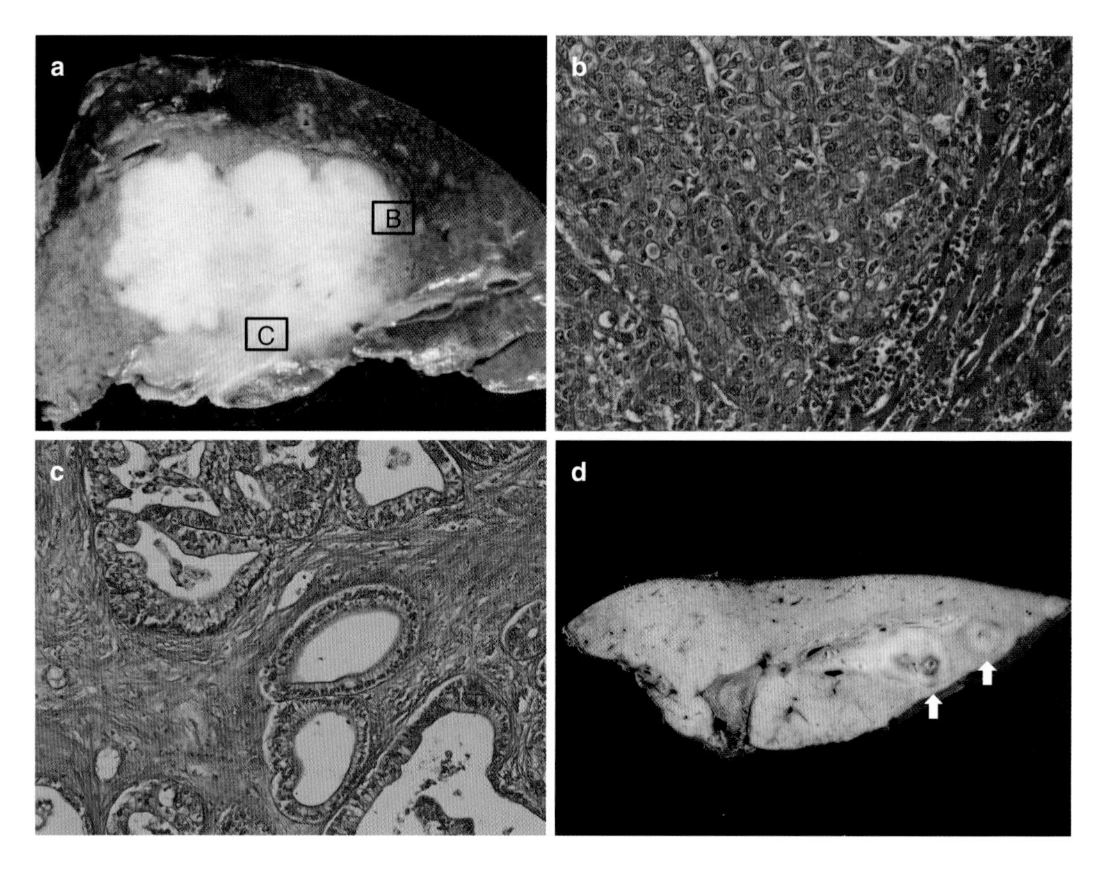

图 12.5 (a) 肿块型和管周浸润型的肿瘤。目前尚不清楚该肿瘤是肝门型伴有肝脏侵犯还是周边型伴大胆管浸润。(b) 在组织学上呈实性生长，肿瘤边缘无腺体形成，而在胆管胶原变性间质内有柱状细胞构成粗大的管状腺癌(c)，提示为肝门大胆管型伴有肝脏浸润。(d) 肝脏周围有白色小病灶，伴有肝胆管结石，但肿瘤为大胆管型 ICC 伴胆管瘤变。

的一个重要特征[20,21,27,28]。S100P 过表达也可见于胰腺癌及其癌前病变[29,30]。癌相关成纤维细胞 CD 10 的过表达与胰腺癌的侵袭和进展有关[31]。在胆管癌中，CD 10 阳性肌纤维母细胞主要见于肝门周围大胆管型 ICCs 和肝外胆管癌[32]。这些发现表明，从癌变和进展的角度来看，肝门周围大胆管型 ICCs 具有与胰腺癌相似的特征[33]。

12.7.2 周边小胆管型

在周围小胆管型 ICCs 中很少发现黏液蛋白高分泌。小叶间胆管可能起源于肝祖细胞[18]。因此，周边小胆管型 ICCs 可以来源于小胆管或起源于肝祖细胞的胆小管。一些较小的周边小胆管型 ICCs 似乎含有原有的汇管区，结构完整，提示早期周边小胆管型 ICCs 的形态学特征。晚期周边小胆管型 ICCs 表现为肿瘤周边呈实性生长，而肿瘤中央有广泛的纤维瘢痕形成，伴有肿瘤坏死和肝内转移。NCAM 在肿块型周边型 ICCs 中上调，后者由病毒性肝炎(图 12.6a)发展而来[34]，常伴有细胆管癌[35]。在这类肿瘤中，常出现类似胆管反应的境界不清楚的管状结构(图 12.6B)。合并肝炎病毒感染的周边型 ICCs 表达 N-钙黏蛋白[36,37]。具有胞质内透明质包涵体的 ICCs 常是以病毒感染或酒精性肝损伤为背景的周边型 ICCs 的表现(图 12.6c)[38]。起源于肝硬化或周边小胆管型的 ICCs 显示肿瘤内较高密度的微血管和滋养动脉[39,40]。肿瘤内的小动脉反映了受累的汇管区(图 12.6d),而动脉血管减少则提示侵袭性肿瘤行为[40]。

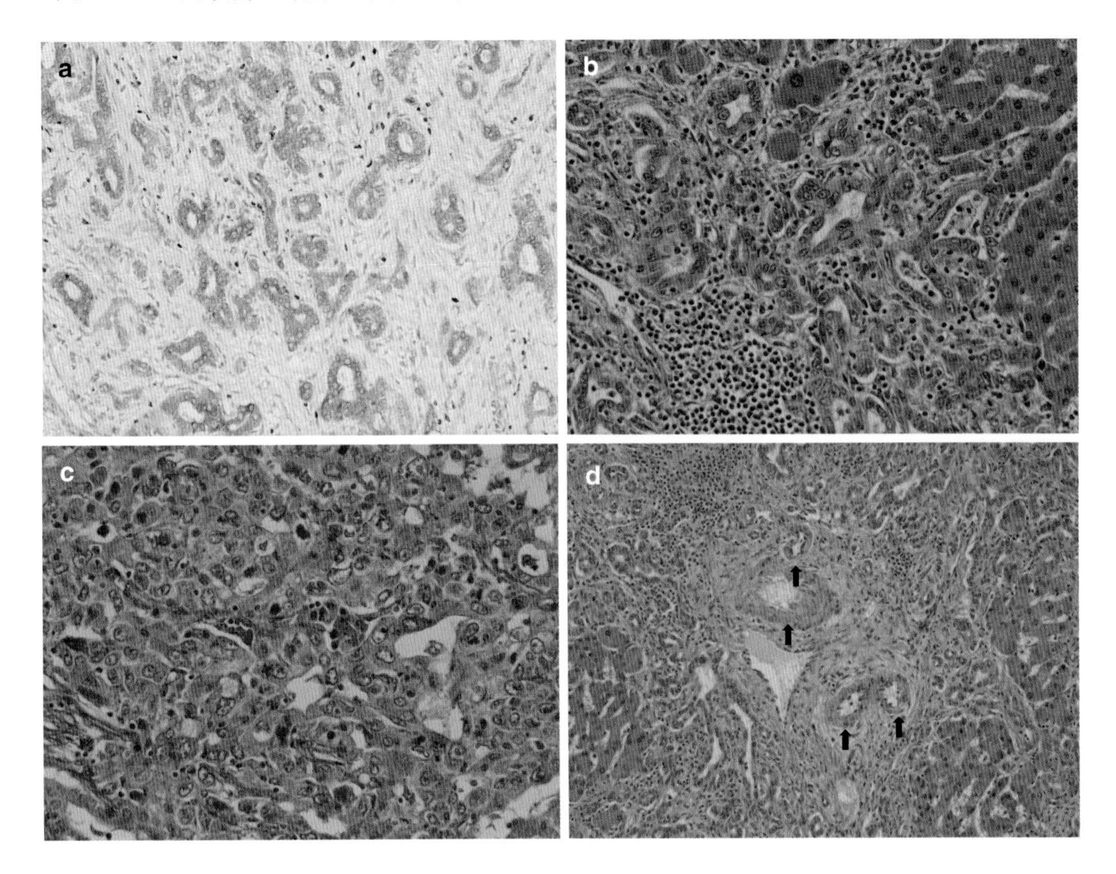

图 12.6 (a) 小胆管型 ICCs 的 NCAM 表达。(b) 伴有中性粒细胞浸润的不规则管状腺体取代非肿瘤性肝细胞。(c) 边界不清的腺癌伴有胞质透明包涵体。(d) 周边小胆管型 ICCs 包含多条小动脉。

据报道,异柠檬酸脱氢酶(IDH)基因突变是 ICCs 的特异性改变,而在肝外胆管癌中未检测到这些突变[41]。在最近的一项研究中,*IDH* 1 或 *IDH* 2 突变在细胆管亚型中有很高的检出率,与周边型 ICCs 一致[20]。

细胆管癌具有独特的组织学特征,包括：① 在肝脏周边部位的肿块型肿瘤,典型病例肿瘤边界不清;② 肿瘤细胞的鹿角状分支形态学特点;③ 癌细胞具有圆形细胞核和少量细基质的细胞质;④ 无或很少的黏液生成;⑤ 癌细胞与肿瘤边缘的肝细胞直接接触;⑥ 汇管区或正常的肝细胞岛包裹在肿瘤内;⑦ 癌细胞胞质嗜酸性,类似于肝细胞癌[35,37]。由于组织学上的相似性,一些周边型小胆管型 ICCs 可能是进展型的细胆管癌。

12.8 胆管癌的影像学表现

根据术前动态 CT 结果，如果判断主要肿瘤位于肝内胆管的二级或三级分支，则此病例提示肝门周围位置，如果主要肿瘤定位于肝脏周边，则描述为周边型 ICCs。术前根据影像学表现将 ICCs 分为肝门周围大胆管型和周边小胆管型，对临床治疗有重要意义。根据瘤内动脉的密度和纤维间质的程度，对这两种类型的 ICCs 进行 X 线鉴别是非常有用的。肝门周围大胆管型 ICCs 常含有弥漫性纤维母细胞和胶原间质，与 Grissom 纤维壳相关，而周边小胆管型 ICCs 在肿瘤周围有密集的癌细胞分布，在肿瘤中央有丰富的纤维间质，临床影像学表现为乏血供特征。增强 CT 扫描延迟期与纤维间质的数量相关，是肿块型 ICCs 预后的可靠指标[42]。周边小胆管型 ICCs 有较高密度的瘤内小动脉[40]。肝动脉期乏血管的 ICCs 倾向于肝门周围型，具有较高的恶性潜能[43]。细胆管癌具有肝细胞癌和胆管癌的双重影像学特征。无纤维包膜、无肿瘤性坏死、位于肝脏周边及门静脉穿透似乎是细胆管癌的特征[44]。考虑到这两种 ICCs 明显的临床病理学差异，需要进一步的影像学研究和病理分类。

12.9 总结

循证治疗需要对各种恶性肿瘤进行分类，肝细胞癌的各种分子亚型已得到公认。虽然 ICCs 分类尚未完全建立，但最近的研究已经确定了不同类型 ICCs 的分子异常和组织学特征。了解 ICCs 的不同解剖位置和大体、镜下和分子特征，可以改进靶向治疗技术的应用。

参考文献

1. Nakanuma Y, Hoso M, Sanzen T, et al. Microstructure and development of the normal and pathologic biliary tract in humans, including blood supply. Microsc Res Tech. 1997;38: 552 - 70.
2. Benedetti A, Bassotti C, Rapino K, et al. A morphometric study of the epithelium lining the rat intrahepatic biliary tree. J Hepatol. 1996;24: 335 - 42.
3. Theise N, Saxena R. Canals of Hering: recent insights and current knowledge. Semin Liver Dis. 2004;24: 43 - 8.
4. Okuda K, Kubo Y, Okazaki N, et al. Clinical aspects of intrahepatic bile duct carcinoma including hilar carcinoma: a study of 57 autopsy-proven cases. Cancer. 1977;39: 232 - 46.
5. Nakeeb A, Pitt HA, Sohn TA, et al. Cholangiocarcinoma. A spectrum of intrahepatic, perihilar, and distal tumors. Ann Surg. 1996;224: 463 - 73.
6. Ebata T, Kosuge T, Hirano S, et al. Proposal to modify the International Union Against Cancer staging system for perihilar cholangiocarcinomas. Br J Surg. 2014;101: 79 - 88.
7. Shimada K, Sano T, Sakamoto Y, et al. Surgical outcomes of the mass-forming plus periductal infiltrating types of intrahepatic cholangiocarcinoma: a comparative study with the typical mass-forming type of intrahepatic cholangiocarcinoma. World J Surg. 2007;31: 2016 - 22.
8. Tyson GL, El-Serag HB. Risk factors for cholangiocarcinoma. Hepatology. 2011;54: 173 - 84.

9. Lewis JT, Talwalkar JA, Rosen CB, et al. Precancerous bile duct pathology in end-stage primary sclerosing cholangitis, with and without cholangiocarcinoma. Am J Surg Pathol. 2010;34: 27 - 34.
10. Kaewpitoon N, Kaewpitoon SJ, Pengsaa P, et al. Opisthorchis viverrini: the carcinogenic human liver fluke. World J Gastroenterol. 2008;14: 666 - 74.
11. Kamisawa T, Egawa N, Nakajima H, et al. Origin of the long common channel based on pancreatographic findings in pancreaticobiliary maljunction. Dig Liver Dis. 2005;37: 363 - 7.
12. El-Serag HB, Engels EA, Landgren O, et al. Risk of hepatobiliary and pancreatic cancers after hepatitis C virus infection: a populationbased study of U.S. veterans. Hepatology. 2009;49: 116 - 23.
13. Lee TY, Lee SS, Jung SW, et al. Hepatitis B virus infection and intrahepatic cholangiocarcinoma in Korea: a case - control study. Am J Gastroenterol. 2008;103: 1716 - 20.
14. Aishima S, Iguchi T, Fujita N, et al. Histological and immunohistological findings in biliary intraepithelial neoplasia arising from a background of chronic biliary disease compared with liver cirrhosis of non-biliary aetiology. Histopathology. 2011;59: 867 - 75.
15. Carpino G, Cardinale V, Onori P, et al. Biliary tree stem/progenitor cells in glands of extrahepatic and intraheptic bile ducts: an anatomical in situ study yielding evidence of maturational lineages. J Anat. 2012;220: 186 - 99.
16. Turner R, Lozoya O, Wang Y, et al. Human hepatic stem cell and maturational liver lineage biology. Hepatology. 2011;53: 1035 - 45.
17. Sekiya S, Suzuki A. Intrahepatic cholangiocarcinoma can arise from Notch mediated conversion of hepatocytes. J Clin Invest. 2012;122: 3914 - 8.
18. Cardinale V, Carpino G, Reid L, et al. Multiple cells of origin in cholangiocarcinoma underlie biological, epidemiological and clinical heterogeneity. World J Gastrointest Oncol. 2012;4: 94 - 102.
19. Nakanuma Y, Sato Y, Harada K, et al. Pathological classification of intrahepatic cholangiocarcinoma based on a new concept. World J Hepatol. 2010;2: 419 - 27.
20. Liau JY, Tsai JH, Yuan RH, et al. Morphological subclassification of intrahepatic cholangiocarcinoma: etiological, clinicopathological, and molecular features. Mod Pathol. 2014;27: 1163 - 73.
21. Komuta M, Govaere O, Vandecaveye V, et al. Histological diversity in cholangiocellular carcinoma reflects the different cholangiocyte phenotypes. Hepatology. 2012;55: 1876 - 88.
22. Aishima S, Kuroda Y, Nishihara Y, et al. Proposal of progression model for intrahepatic cholangiocarcinoma: clinicopathologic differences between hilar type and peripheral type. Am J Surg Pathol. 2007;31: 1059 - 67.
23. Hayashi A, Misumi K, Shibahara J, et al. Distinct clinicopathologic and genetic features of 2 histologic subtypes of intrahepatic cholangiocarcinoma. Am J Surg Pathol. 2016;40: 1021 - 30.
24. Suh KS, Chang SH, Lee HJ, et al. Clinical outcomes and apomucin expression of intrahepatic cholangiocarcinoma according to gross morphology. J Am Coll Surg. 2002;195: 782 - 9.
25. Ishikawa A, Sasaki M, Ohira S, et al. Aberrant expression of CDX2 is closely related to the intestinal metaplasia and MUC2 expression in intraductal papillary neoplasm of the liver in hepatolithiasis. Lab Invest. 2004;84: 629 - 38.
26. Aishima S, Kuroda Y, Nishihara Y, et al. Gastric mucin phenotype defines tumour progression and prognosis of intrahepatic cholangiocarcinoma: gastric foveolar type is associated with aggressive tumour behaviour. Histopathology. 2006;49: 35 - 44.
27. Aishima S, Fujita N, Mano Y, et al. Different roles of S100P overexpression in intrahepatic cholangiocarcinoma: carcinogenesis of perihilar type and aggressive behavior of peripheral type. Am J Surg Pathol. 2011;35: 590 - 8.
28. Tsai JH, Huang WC, Kuo KT, et al. S100P immunostaining identifies a subset of peripheraltype intrahepatic cholangiocarcinomas with morphological and molecular features similar to those of perihilar and extrahepatic cholangiocarcinomas. Histopathology. 2012;61: 1106 - 16.
29. Ohuchida K, Mizumoto K, Egami T, et al. S100P is an early developmental marker of pancreatic carcinogenesis. Clin Cancer Res. 2006;12: 5411 - 6.
30. Lin F, Shi J, Liu H, et al. Diagnostic utility of S100P and von Hippel-Lindau gene product (pVHL) in pancreatic adenocarcinoma: with implication of their roles in early tumorigenesis. Am J Surg Pathol. 2008;32: 78 - 91.

31. Ikenaga N, Ohuchida K, Mizumoto K, et al. CD10+ pancreatic stellate cells enhance the progression of pancreatic cancer. Gastroenterology. 2010;139: 1041-51.
32. Nishihara Y, Aishima S, Hayashi A, et al. CD10+ fibroblasts are more involved in the progression of hilar /extrahepatic cholangiocarcinoma than of peripheral intrahepatic cholangiocarcinoma. Histopathology. 2009;55: 423-31.
33. Nakanuma Y, Sato Y. Hilar cholangiocarcinoma is pathologically similar to pancreatic duct adenocarcinoma: suggestions of similar background and development. J Hepatobiliary Pancreat Sci. 2014;21: 441-7.
34. Asayama Y, Aishima S, Taguchi K, et al. Coexpression of neural cell adhesion molecules and bcl-2 in intrahepatic cholangiocarcinoma originated from viral hepatitis: relationship to atypical reactive bile ductule. Pathol Int. 2002;52: 300-6.
35. Komuta M, Spee B, Vander Borght S, et al. Clinicopathological study on cholangiolocellular carcinoma suggesting hepatic progenitor cell origin. Hepatology. 2008;47: 1544-56.
36. Yu TH, Yuan RH, Chen YL, et al. Viral hepatitis is associated with intrahepatic cholangiocarcinoma with cholangiolar differentiation and N-cadherin expression. Mod Pathol. 2011;24: 810-9.
37. Kozaka K, Sasaki M, Fujii T, et al. A subgroup of intrahepatic cholangiocarcinoma with an infiltrating replacement growth pattern and a resemblance to reactive proliferating bile ductules: 'bile ductular carcinoma'. Histopathology. 2007;51: 390-400.
38. Aishima S, Fujita N, Mano Y, et al. p62+ Hyaline inclusions in intrahepatic cholangiocarcinoma associated with viral hepatitis or alcoholic liver disease. Am J Clin Pathol. 2010;134: 457-65.
39. Xu J, Igarashi S, Sasaki M, et al. Intrahepatic cholangiocarcinomas in cirrhosis are hypervascular in comparison with those in normal livers. Liver Int. 2012;32: 1156-64.
40. Aishima S, Iguchi T, Nishihara Y, et al. Decreased intratumoral arteries reflect portal tract destruction and aggressive characteristics in intrahepatic cholangiocarcinoma. Histopathology. 2009; 54: 452-61.
41. Kipp BR, Voss JS, Kerr SE, et al. Isocitrate dehydrogenase 1 and 2 mutations in cholangiocarcinoma. Hum Pathol. 2012;43: 1552-8.
42. Asayama Y, Yoshimitsu K, Irie H, et al. Delayed-phase dynamic CT enhancement as a prognostic factor for mass-forming intrahepatic cholangiocarcinoma. Radiology. 2006;238: 150-5.
43. Fujita N, Asayama Y, Nishie A, et al. Mass-forming intrahepatic cholangiocarcinoma: enhancement patterns in the arterial phase of dynamic hepatic CT - correlation with clinicopathological findings. Eur Radiol. 2016;05(10): 1-9.
44. Asayama Y, Tajima T, Okamoto D, et al. Imaging of cholangiolocellular carcinoma of the liver. Eur J Radiol. 2010;75: e120-5.

13 胆管导管内乳头状肿瘤
——一种肉眼可见的胆道癌前病变

Yuki Fukumura, He Cong, Kieko Hara, Yuko Kakuda, Yasuni Nakanuma

摘　要：胆管导管内乳头状瘤(IPNB)是一种肉眼可见的胆道癌前病变。其特征性的表现是肿瘤主要在扩张的胆管内生长。IPNB 由分化良好的乳头状或绒毛状肿瘤组织构成，覆盖于纤细的分支状纤维血管轴心。管状结构通常夹杂在其中，但是其构成常低于肿瘤的 50%。IPNB 被认为与胰腺导管内乳头状黏液性肿瘤(IPMN)极其类似。和 IPMN 一样，IPNB 亦分为肠型、胃型、胰胆管型和嗜酸细胞型等亚型。进一步可分为低-中级别及高级别上皮内瘤变。具有侵袭性的 IPNB 病例被称为“IPNB 合并浸润性癌”。起源于肝内胆管和左、右肝管的 IPNB 与 IPMN 非常相似，而起源于肝外胆管，尤其是远端胆管的 IPNB，与 IPMN 相比，则更具有侵袭性，亦含有更多管状结构。普通型胆管细胞癌伴有不明显或者低柱状腔内乳头状成分，黏液性囊性肿瘤(MCN)、胆管上皮内瘤变(BilIN)和导管内管乳头状瘤等需与 IPNB 相鉴别。以 IPMN 为参考，结合更多 IPNB 病例的分子和遗传学分析，有助于评估 IPNB 相关的病理生物学异质性。
关键词：胆管树；导管内乳头状肿瘤；癌前病变；胰腺病变相似物；胆管细胞癌

13.1　概述

胆管癌是难治性恶性肿瘤，大多数病人在诊断时已处于晚期。近年来，肉眼可见的、导管内癌前期乳头状或息肉样病变的胆道肿瘤，且主要生长在胆管腔内，因其与胰腺导管内乳头状黏液性肿瘤(IPMN)和管状乳头状肿瘤相似，而成为临床医师和研究者关注的焦点。IPMN 和 ITPN 被称为胰腺的癌前病变。这些胆管肿瘤主要在扩张的胆管内生长，表现为分化良好的乳头状肿瘤细胞覆盖纤细的、分支状的纤维血管轴心。世界卫生组织 2010 年消化系统肿瘤分类中，将这一类肿瘤定义为“胆管导管内乳头状肿瘤(IPNB)”[1]。IPNB 在组织学上与 IPMN 一样，可分为4个亚型，同时亦可分为低-中级别和高级别上皮内瘤变。当IPNB具有侵袭性时，则称为IPNB伴有浸润性癌。IPNB可以发生在胆管树的任意位置，包括肝内胆管和肝外胆管。

在此，我们回顾并比较IPNB和IPMN及其他导管内胆道肿瘤的病理特点。

13.2 IPNB病理

13.2.1 大体特点

IPNB的典型表现为单发或多发的囊性肿瘤伴有息肉样肿块，向囊状扩张的胆管腔内生长和/或扩张的胆管内可见乳头状或息肉样病变。前一类型在肝内胆管中较为常见，而后一类型在肝外胆管中尤其是远端胆管中较为常见(图13.1a～d)。这些息肉或乳头状病

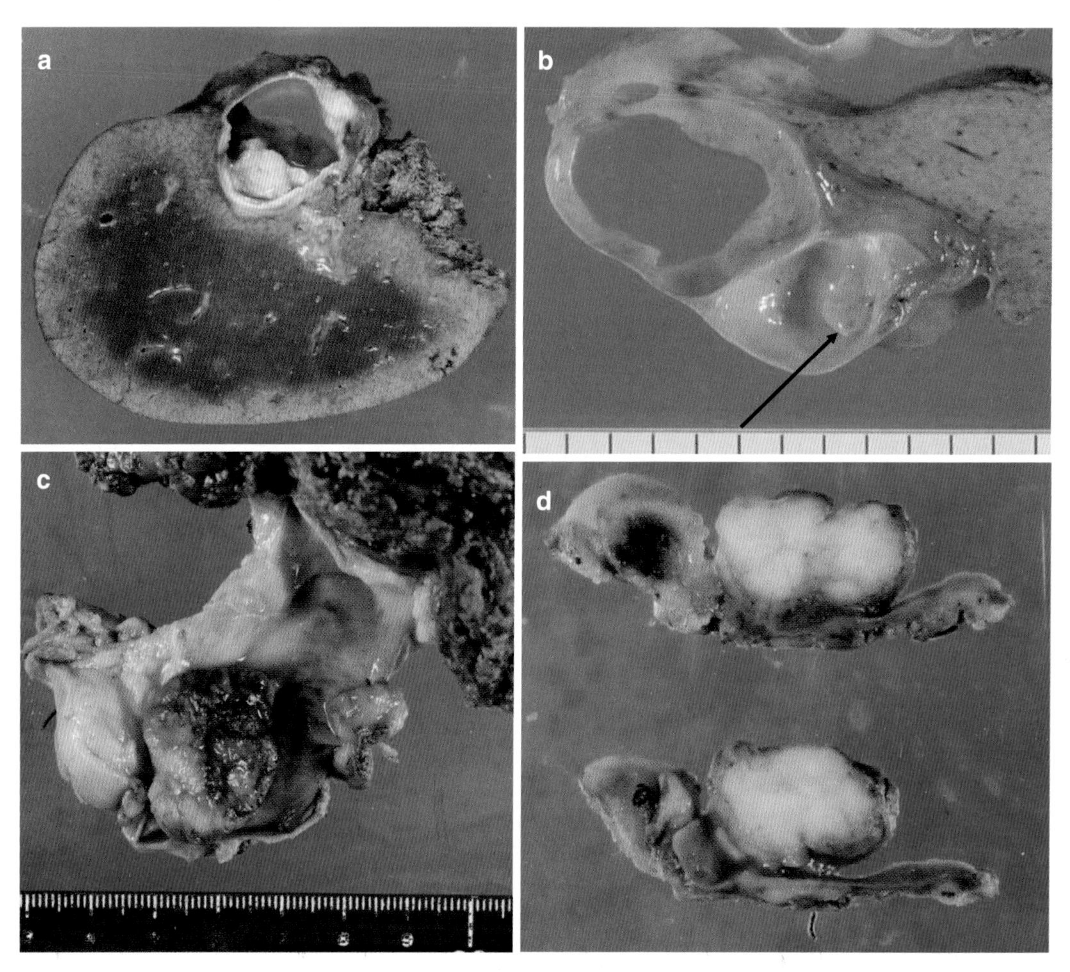

图13.1 胆管导管内乳头状瘤的大体观察

(a) 在扩张的右肝管中可观察到白色、部分分叶状的息肉样肿物。(b) 扩张的肝内胆管可见多囊性肿瘤伴囊内黏液性结节(箭头所指)。(c) 在扩张的远端胆管中可见1枚息肉状肿块。(d) 图c的切面显示白色、分叶和部分糜烂的息肉样结节。

变十分柔软且质脆。乳头状或息肉样病变的高度通常超过 10 mm，但是<10 mm 而>5 mm的乳头状或息肉样病变在组织形态结构上相似也经常能被发现，尤其是后者更常见。息肉样肿块偶尔沿着胆管纵轴延伸并充填胆管的管腔，表现出类似铸形的外观。IPNB 也偶尔有多中心的情况。约三分之一的 IPNB 可以出现导管内大量分泌黏液（图 13.1b）。虽然 IPNB 累及的胆管与相邻胆管之间的腔内交通支通常很明显，但要证实这种交通支有时很困难，特别是在囊状 IPNB 中。

13.2.2　显微镜下特点

IPNB 主要的特征是：分化良好的上皮被覆纤细的分支状纤维血管轴心，在导管内呈显著的乳头状增生。“纤细”一词表明血管轴心内几乎没有或仅有少量胶原基质（图 13.2）。IPNB 有时表现为广基的乳头状肿块，有时从肿瘤基底呈环状扩展，有时又表现为基底很窄的肿瘤。虽然在 IPNB 的描述中没有使用“管状”一词，但与 IPMN 相似，IPNB 除了乳头状成分外，还经常包含有管状成分。根据我们的数据，管状成分的比例为 0%～50%不等，甚至超过 50%，胃型和嗜酸细胞型通常含有大量的管状结构（图 13.2a、b、g、h）[2]。然而，IPNB 的管状结构不同于胆管导管内管状乳头状肿瘤（见下文）。不到一半的 IPNB 病例显示高分泌黏液（黏液分泌性胆道肿瘤）的证据，而在 80%的 IPMN 病例中能观察到高分泌黏液（图 13.2c、e）[3,4]。

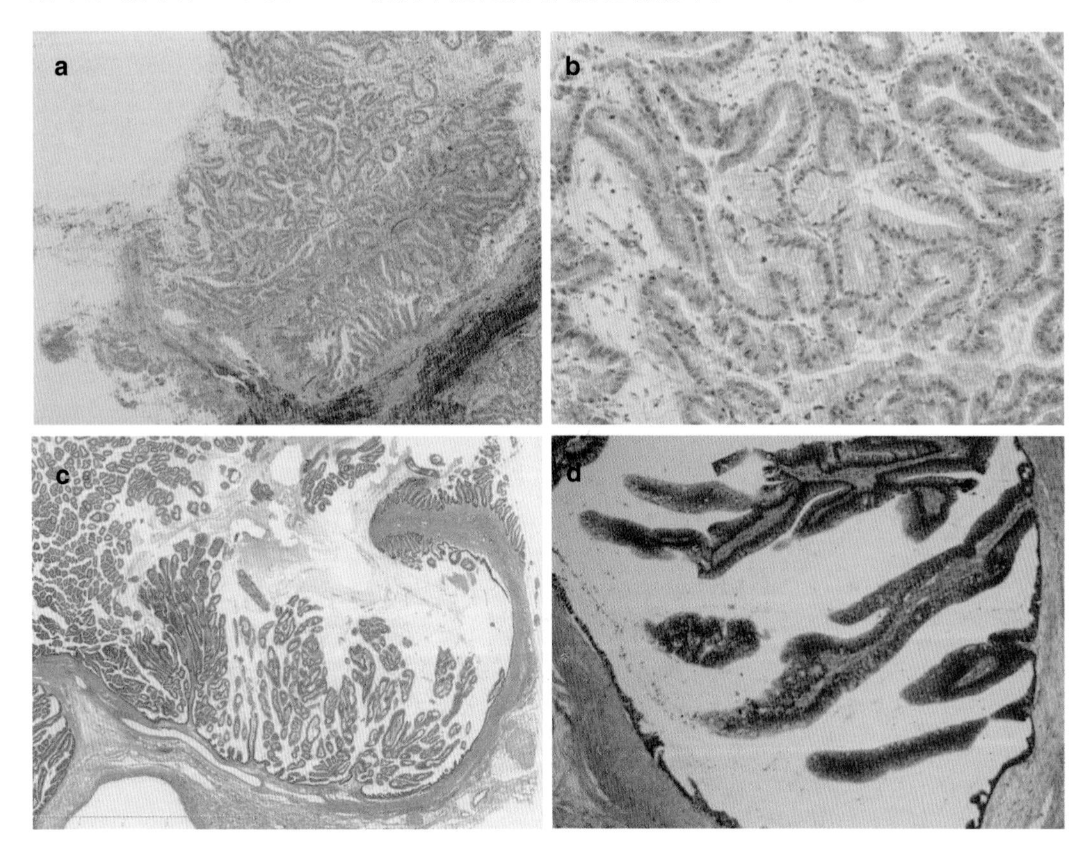

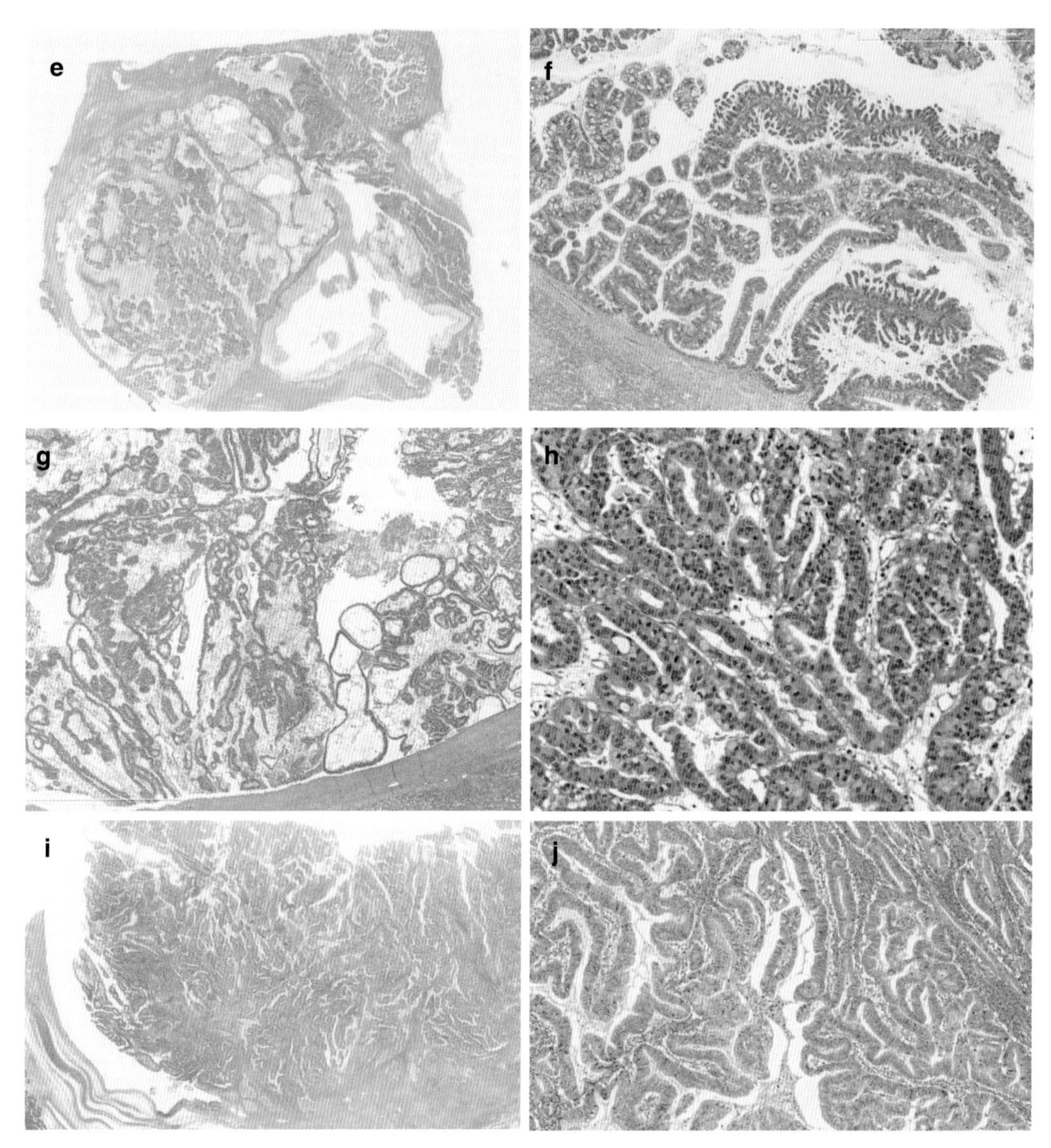

图 13.2 胆管导管内乳头状瘤(IPNB)的显微镜下所见

(a) 胃型(低倍视野);分化良好的肿瘤细胞在导管内生长,具有纤细分支状的纤维血管核心。(b) 胃型(高倍视野);肿瘤细胞胞质富含灰白色黏液,类似于胃小凹/幽门腺,以乳头状/管状方式生长。(c) 肠型(低倍视野);肿瘤细胞呈高乳突状生长,类似于结肠绒毛状腺瘤。(d) 肠型(高倍视野);肿瘤细胞呈假复层排列,含有雪茄状核和嗜碱性细胞质,呈绒毛状结构。(e) 胰胆管型(低倍视野);肿瘤生长在呈多囊状扩张的胆管中,部分病例分泌大量黏液。(f) 胰胆管型(高倍视野);肿瘤细胞内含有数量不等的胞质黏液,呈分支状乳头。(g) 嗜酸细胞型(低倍视野);肿瘤细胞伴有水肿但纤细的纤维血管核心结构。(h) 嗜酸细胞型(高倍视野);胆管内的肿瘤细胞胞质呈明显嗜酸性。(i) 远端胆管IPNB,胰胆管型(低倍视野);肿瘤细胞呈复杂乳头结构。(j) 远端胆管 IPNB,胰胆管型(高倍视野);肿瘤细胞有明显异型性,排列呈乳头状结构,伴有明显的炎症细胞浸润。

在IPNB出现进展和侵袭(称为IPNB合并浸润性癌)时,可以表现为伴有纤维组织增生的管状癌,黏液性癌,甚至肉瘤样癌。但相比于胰腺IPMN而言,IPNB的黏液性癌出现的频率和比例要少得多(图13.3a～d)。部分IPNB与胰腺IPMN表现出相同的组织学特征;也就是说,仅凭对肿瘤成分的观察,病理医生无法确定肿瘤是来源于胆道还是胰腺[2,11]。然而,其他IPNB,特别是在肝外胆管发生的IPNB,表现出更多的组织学异质性,它们或多或少都体现了与IPMN的不同(图13.2i、j)。

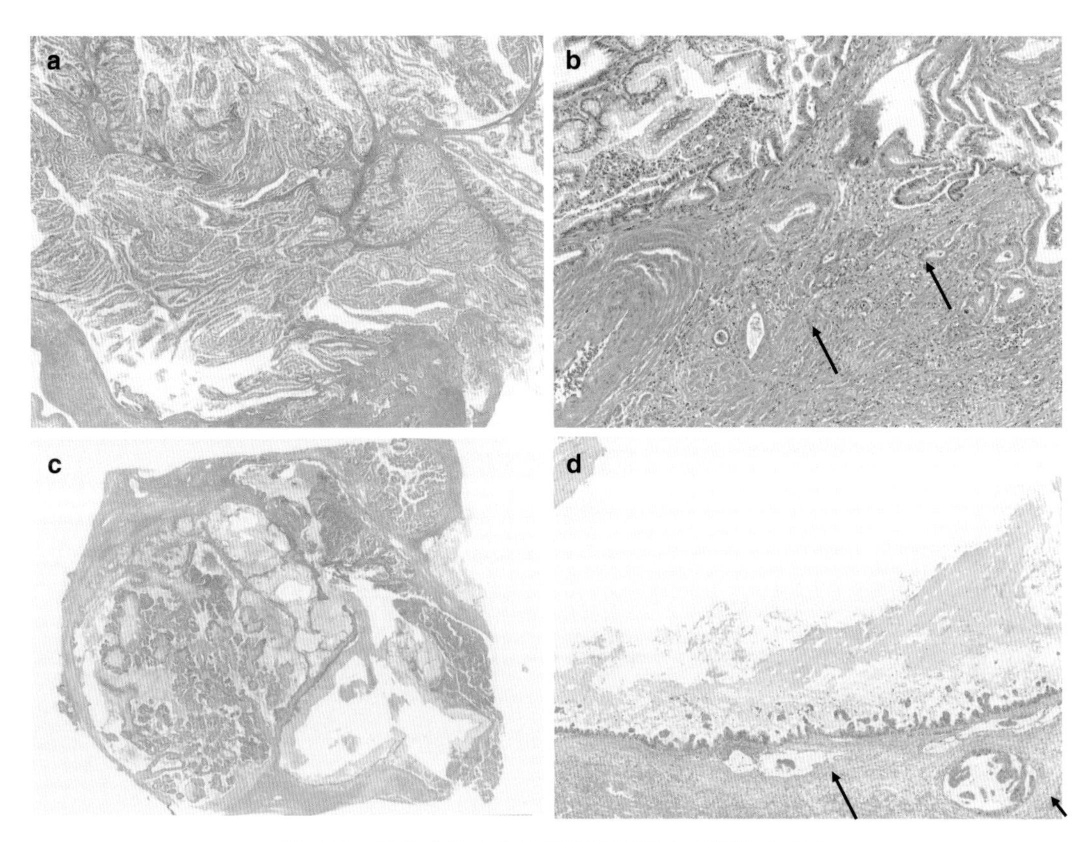

图13.3 胆管导管内乳头状瘤(IPNB)合并浸润性腺癌

(a、b) IPNB合并管状癌。只有少数的管状癌浸润至肠型IPNB的基质中,伴有促结缔组织增生反应(箭头)。(c、d) IPNB合并黏液性癌。胰胆管型IPNB旁可见多个黏液癌灶(箭头)。

13.2.2.1 分级

根据细胞/核和结构异型性的程度,IPNB可分为低至中级别以及高级别上皮内瘤变。低至中级别上皮内瘤变包括交界性病变,而高级别上皮内瘤变且具有明显细胞/核和结构异型性的IPNB,就足以诊断为恶性肿瘤,包括“非侵袭性”(原位)癌。IPNB伴有局灶性或微浸润(IPNB合并浸润性癌)并不少见(图13.3)。低级别IPNB的比例显著低于低级别IPMN(根据我们的数据,分别为9.6%和38.1%)[2]。与IPMN相似,低级别上皮内瘤变在胃型IPNB中最常见,而其他三种亚型更常表现为高级别上皮内瘤变。在同一

IPNB病例中,两个或三个级别的上皮内瘤变同时存在的情况并不少见。在伴或不伴浸润的高级别上皮内瘤变的IPNB中,低级别和/或中等级别上皮内瘤变的病灶也很常见。几种级别的上皮内瘤变混杂在一起,是IPNB的独有特征之一。综上所述,整个IPNB谱代表了导管内肿瘤进展直至侵袭的连续性,正如IPMN中所提出的一样[5-7]。

13.2.2.2 亚型

与IPMN相似,应用HE染色及表型标志物如黏蛋白和细胞角蛋白标记,IPNB可分为以下4种组织学亚型:肠型,胰胆管(PB)型、嗜酸细胞型和胃型。由于IPNB的分型标准尚未建立,因此实际是参照IPMN的分型标准进行分类的[8,9]。

IPNB的胃型由高柱状细胞组成,胞质富含灰白色黏液,很容易让人联想到含有或者不含幽门腺的胃小凹上皮(图13.2a、b)。IPNB的肠型以高乳头为特征,很容易让人联想到结肠绒毛状腺瘤(图13.2c、d)。以胃小凹上皮为上层和胃幽门上皮为外层的特征性双层组织学结构有时在IPNB中能观察到,但不如在IPMN中常见。和某些IPMN类似,有些IPNB含有明显的幽门腺样腺体(以前称为导管内管状腺瘤,ITA),这些病例也属于胃型。胃型IPNB免疫组化MUC5AC及MUC6阳性,但MUC1及MUC2阴性。

肠型表现为肠绒毛型(形态)和/或杯状细胞,并且常显示MUC2、MUC5AC、CDX2和CK20阳性,但与IPMN肠型相比,IPNB肠型对这些抗体的免疫反应性要更弱一些(不稳定);有时能在IPNB肠型中观察到MUC2和MUC5AC表达阴性[2,5,10]。

IPNB的胰胆管型具有纤细的分支状乳头,以及纤细的纤维血管轴心(图13.2e、f)。一般来说,胰胆管型本身就细胞特征而言,似乎总是呈异质性的,且几乎总是合并有高级别异型增生,可伴或不伴有侵袭性。通常表达MUC1和MUC5AC。

IPNB嗜酸性细胞型以粗大的分支状复合乳头为特征,包含丰富的嗜酸性胞质,以及深染的圆形细胞核(图13.2g、h)。有时,其细胞核呈固缩状态。常可见到次级管腔形成。MUC5AC通常弥漫性阳性表达,而MUC1呈局灶性表达。

在单个IPNB病例中,通常能观察到两种以上的亚型,而最主要的亚型即被视为这一病例的亚型[11]。然而,一些IPNB病例可能有两到四个亚型,因此很难将其归类为四种亚型之一。胰胆管型和肠型是常见的IPNB亚型,嗜酸性细胞型少见。而胃型也不常见。

13.3 IPNB的异质性

虽然IPNB在病理学上有其特征和定义,但个体间的临床表现存在差异,且沿胆道树分布的病理特征也存在异质性。

13.3.1 IPNB的不同临床表现

导管内乳头状肿瘤对应的IPNB,曾经因不同的临床表现,而被命名为多种不同的临床或病理学术语,这给临床上对IPNB是一种单纯的新疾病分类的认识造成了困惑和困难，相应也延缓了对本病的治疗和研究。

13.3.1.1 过时的病理学术语："胆管囊腺瘤/囊腺癌"

IPNB，特别是肝内胆管内的IPNB，表现为受累胆管的囊性扩张或其他改变，通常为黏液潴留。这种类型的IPNB以前被称为胆管囊腺瘤/囊腺癌[12]。目前，我们强烈反对使用囊腺瘤/囊腺癌而推荐使用IPNB，尤其是对于囊性IPNB，更主张使用IPNB这一命名。

13.3.1.2 过时的病理学术语："胆管乳头状瘤病（乳头状瘤）"

胆管乳头状瘤和乳头状瘤病的特征是单发或多发导管内乳头状肿瘤，含有纤细的纤维血管核[13]。虽然它们分化程度良好，但也存在恶性转化甚至侵袭和转移。胆管乳头状瘤病相当于多发或多中心的IPNB。目前，不再推荐使用乳头状瘤或乳头状瘤病的称谓，而改称为IPNB或多中心IPNB，或者是弥漫性IPNB。

13.3.1.3 其他

呈乳头状生长的肝门部胆管癌和远端胆管癌（CCA），以及呈导管内生长的肝内胆管癌，这些高分化腺癌可以用IPNB名称来代替，其特征为导管内乳头状癌，合并有纤细的纤维血管轴心。Albores-Saavedra提出的乳头状癌一词也可以用IPNB名称来代替[14]。大部分分泌黏液的胆道肿瘤（MSTB）与富含黏液IPNB相对应，尽管有少数MSTB病例在胆管腔内表现为显微镜下或不明显的乳头状肿瘤。此外，乳头状胆管细胞癌、分泌性黏液性乳头状瘤病和胆管乳头状腺癌也可用IPNB命名来代替。

13.3.2 胆管树沿线IPNB的病理异质性

迄今为止，大多数IPNB的临床病理学研究主要集中在肝内胆管来源的IPNB上。近年来，亦开始出现少数肝外胆管来源为主的IPNB的报道[2,11,15]。肝内胆管来源的IPNB，易于表现出与IPMN相似或相同的特征。与肝外胆管来源的IPNB相比，肝内胆管来源的IPNB中，低至中级别上皮内瘤变的比例以及高分泌黏液的比例更高。侵袭的发生率，管状成分的比例和高级别上皮内瘤变的发生率，肝外胆管来源的IPNB要高于肝内胆管来源的IPNB。肝外胆管来源的IPNB的整体病理学特征与IPMN是不相同的。综上所述，胆道的不同部位的IPNB，其病理特征和侵袭能力亦不相同。

13.4 鉴别诊断

以下胆道肿瘤应注意与IPNB相鉴别。

13.4.1 伴有不明显的或低柱状导管内乳头状成分的普通胆管癌

普通胆管癌（诸如肝外胆管和肝门部的结节性硬化性胆管癌，团块状的肝内胆管癌），以伴有促结缔组织增生的管状腺癌成分在胆管壁和胆管周围组织中生长和增殖为主，此外，不明显的或低柱状乳头状癌成分很少出现在受累胆管的管腔表面。虽然这些不明显的或较低平的乳头状瘤可能出现在典型的胆管癌病变之前，但某些乳头状病变可能已经表现出浸润性胆管癌的特征（图 13.4a）。

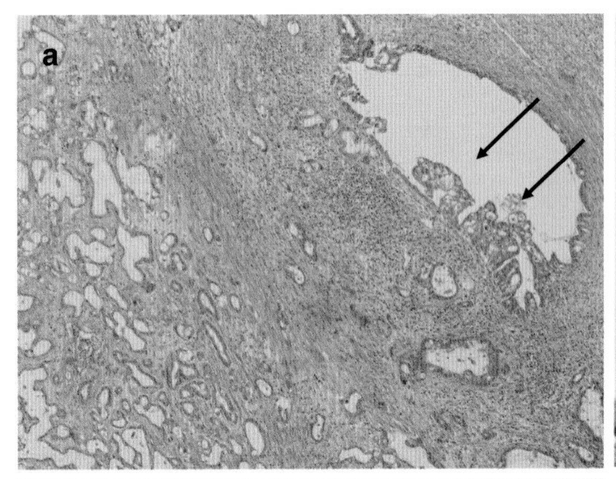

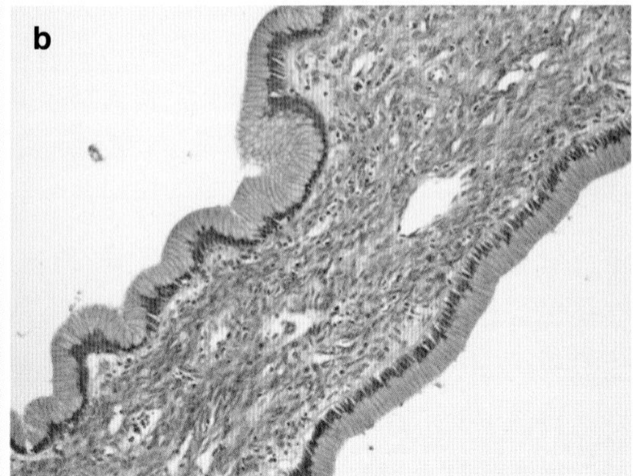

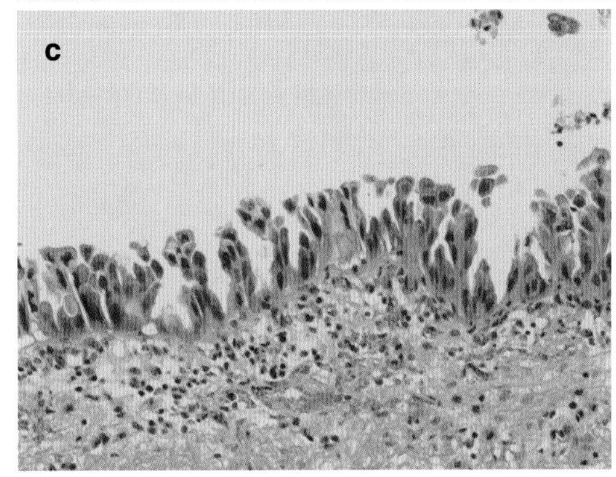

图 13.4 与 IPNB 相鉴别的胆管肿瘤

（a）包含有低柱状导管内乳头状成分的传统胆管癌，传统胆管癌的胆管内见一低柱状乳头状癌成分（箭头所指）。（b）黏液性囊性肿瘤（MCN），囊壁可见单层的肿瘤细胞，呈高柱状，胞质富含黏液。在上皮下方，可见梭形间质细胞，也称为卵巢样间质细胞（OLS）。（c）胆管上皮内瘤变（BilIN），低平的乳头或微乳头肿瘤细胞，伴有高度异型的细胞核。

13.4.2 黏液性囊性肿瘤

当在肝内发现胆管囊性肿瘤时，也要考虑到肝胆管黏液性囊性肿瘤（MCN）的可能性。典型的 IPNB，特别是伴有受累胆管囊性扩张的 IPNB 和典型的肝胆管黏液性囊性肿瘤，在组织学结构上很容易区分。典型的肝胆管黏液性囊性肿瘤在管壁上具有致密的细胞间结缔组织，类似于卵巢间质。而 IPNB 则没有这一特点[3,16]（图 13.4b）。肝胆管黏液性囊性肿瘤主要发生在女性患者，但 IPNB 以男性患者居多。肝胆管黏液性囊性肿瘤多见于左半肝。通常 IPNB 可以观察到与胆管相交通，而典型的肝胆管黏液性囊性肿瘤与胆管不相通。

13.4.3 胆管导管内管状乳头状瘤

导管内管状乳头状瘤在胰腺是一种公认的实体肿瘤[17]。胆管内也存在这一相似的肿瘤类型，被称为胆管导管内管状乳头状瘤[18]。这一肿瘤在肝内及肝外胆管表现为铸形病变。在组织学上，这一类型肿瘤不同于 IPNB。它以管状结构为主，也包含有实性肿瘤成分及发育不良的乳头。免疫组织化学显示，这一肿瘤表达 MUC1 和 MUC6，但不表达 MUC2 和 MUC5AC。大多数导管内管状乳头状肿瘤都伴有侵袭性癌，主要表现为传统的管状腺癌。

13.4.4 胆管上皮内瘤变(BilIN)

IPNB 和胆管上皮内瘤变(BilIN)均为胆管癌的癌前病变，有时候彼此很难鉴别(图 13.4c)。当 IPNB 呈扁平状或低平生长时，两者的鉴别将变得更加困难。虽然对于 BilIN 和 IPNB 并没有大小标准的界定，但通常将呈高乳头状生长的肿瘤归结为 IPNB。当肿瘤细胞有化生改变时，BilIN 通常表现为胃小凹或假幽门腺化生改变，而嗜酸细胞改变则非常罕见[19]。

13.4.5 其他类型的导管内肿瘤

有一些类型的肿瘤，比如以导管内生长为主的印戒细胞癌及肉瘤，也须注意与 IPNB 相鉴别。

13.5 结论

胆管导管内乳头状瘤(IPNB)是一种胆管的癌前病变，病理特征为肉眼可见的导管内乳头状肿瘤，包含有精细分支的纤维血管轴心，表面覆盖分化良好的被覆上皮。IPNB 可以分为四种类型：胃型，肠型，胰胆管型以及嗜酸细胞型。IPNB 分为三种级别：低至中级别以及高级别上皮内瘤变。当 IPNB 呈现出侵袭性时，此类病例亦称为 IPNB 合并浸润性癌。IPNB 在不同患者中临床表现不同。同时，在胆管不同部位发生的 IPNB，亦有不同的病理学特征。IPNB 与胰腺 IPMN 之间有许多共同的特征。但在组织学及免疫组化检测上，两者显示有很明显的差异。尤其是肝外胆管来源的 IPNB，在病理侵袭性、分化程度以及亚型等方面，与 IPMN 均有不同。必须进一步积累科学证据，以便在不久的将来确立 IPNB 的诊断标准。

参考文献

1. Nakanuma Y, Curado M-P, Franceschi S, Gores G, Paradis V, Sripa B. Intrahepatic cholangiocarcinoma. In: Bosman F, Carmeiro F, Hruban RH, Theise ND, editors. WHO classification of tumours of the digestive system. 4th ed. Lyon: International Agency for Research on Cancer; 2010. p.217 - 24.
2. Fukumura Y, Nakanuma Y, Kakuda Y, Takase M, Yao T. Clinicopathological features of intraductal papillary neoplasm of bile duct: a comparison with intraductal papillary mucinous neoplasm of pancreas with reference to subtypes. Virchows Arch. 2016; [Under revision].
3. Zen Y, Fujii T, Itatsu K, Nakamura K, Minato H, Kasashima S, et al. Biliary cystic tumors with bile duct communication: a cystic variant of intraductal papillary neoplasm of the bile duct. Mod Pathol. 2006;19: 1243 - 54.

4. Shibahara H, Tamada S, Goto M, Oda K, Nagino M, Nagasaka T, et al. Pathologic features of mucin-producing bile duct tumors. Two histopathologic categories as counterparts of pancreatic intraductal papillary-mucinous neoplasms. Am J Surg Pathol. 2004;28: 327 – 38.
5. Schlitter AM, Born D, Bettsteller M, Specht K, Kim-Fuchs C, Riener MO, et al. Intraductal papillary neoplasms of the bile duct: stepwise progression to carcinoma involves common molecular pathways. Mod Pathol. 2014;27: 73 – 86.
6. Jang GW, Hwang S, Lee YJ, Kim KH, Park KM, Ahn CS, et al. Clinicopathological features of the intraductal papillary neoplasms of the intrahepatic bile duct. Korean J Hepatobiliary Pancreato Surg. 2012;16: 138 – 41.
7. Kim KM, Lee JK, Shin JU, Lee KH, Lee KT, Sung JY, et al. Clinicopathological features of intraductal papillary neoplasm of the bile duct according to histologic subtype. Am J Gastroenterol. 2011;107: 118 – 25.
8. Furukawa T, Klöppel G, Adsay NV, Albores-Saavedra J, Fukushima N, Horii A, et al. Classification of types of intraductal papillary-mucinous neoplasm of the pancreas: a consensus study. Virchows Arch. 2005;447: 794 – 7.
9. Adsay NV, Fukushima N, Furukawa T, et al. Intraductal neoplasms of the pancreas. In: Bosman FT, Carneiro F, Hruban RH, Theise ND, editors. WHO classification of tumors of the digestive system. 4th ed. Lyon: IARC; 2010. p.304 – 13.
10. Rocha FG, Lee H, Katabi N, Dematteo RP, Fong Y, D'Angelica MI, et al. Intraductal papillary neoplasm of the bile duct: a biliary equivalent to intraductal papillary mucinous neoplasm of the pancreas? Hepatology. 2012;56: 1352 – 60.
11. Nakanuma Y, Kakuda Y, Uesaka K, Miyata T, Yamamoto Y, Fukumura Y, Sato Y, Sasaki M, Harada K, Takase M. Characterization of intraductal papillary neoplasm of bile duct with respect to histopathologic similarities to pancreatic intraductal papillary mucinous neoplasm. Hum Pathol. 2016;51: 103 – 13.
12. Wittekind C, Fischer HP, Ponchon T. Bile duct cystadenoma and cystadenocarcinoma. In: Hamilton SR, Aaltonen LA, editors. Pathology & genetics. Tumours of the digestive system, WHO classification of tumours. Lyon: International Agency for Research on Cancer; 2000. p.182 – 3.
13. Lee SS, Kim MH, Lee SK, Jang SJ, Song MH, Kim KP, et al. Clinicopathologic review of 58 patients with biliary papillomatosis. Cancer. 2004;100: 783 – 93.
14. Albores-Saavedra J, Murakata L, Krueger JE, Henson DE. Noninvasive and minimally invasive papillary carcinomas of the extrahepatic bile ducts. Cancer. 2000;89: 508 – 15.
15. Gordon-Weeks AN, Jones K, Harriss E, Smith A, Silva M. Systematic review and metaanalysis of current experience in treating IPNB. Ann Surg. 2016;263: 656 – 63.
16. Zen Y, Pedica F, Patcha VR, Capelli P, Zamboni G, Casaril A, et al. Mucinous cystic neoplasms of the liver: a clinicopathological study and comparison with intraductal papillary neoplasm of the bile duct. Mod Pathol. 2011;24: 1079 – 89.
17. Yamaguchi H, Shimizu M, Ban S, Koyama I, Hatori T, Fujita I, et al. Intraductal tubulopapillary neoplasms of the pancreas distinct from pancreatic intraepithelial neoplasia and intraductal papillary mucinous neoplasms. Am J Surg Pathol. 2009;33: 1164 – 72.
18. Schlitter AM, Jang KT, Klöppel G, Saka B, Hong SM, Choi H, et al. Intraductal tubulopapillary neoplasms of the bile ducts: clinicopathologic, immunohistochemical, and molecular analysis of 20 cases. Mod Pathol. 2015;28: 1249 – 64.
19. Ohtsuka M, Shimizu H, Kato A, Yoshitomi H, Furukawa K, Tsuyuguchi T, Sakai Y, et al. Intraductal papillary neoplasms of the bile duct. Int J Hepatol 2014; ID 459091.

14 胆管周围腺体的囊性微乳头状肿瘤：癌变潜能

Yasunori Santo

摘 要： 管周腺体位于肝外胆管和肝门胆管周围，并与肝胆和胰腺系统的发育和疾病相关。在腺体系统中，一些病理改变已经被发现，如囊状扩张、增生和瘤变。管周腺体的囊状扩张在显微镜下是很常见的。但是囊状扩张伴随腺体微乳头样上皮增生就很罕见了。管周腺体的囊性微乳头状病变可能具有肿瘤的特征，除导管直径较小外，其组织学表现与胰腺内分支型导管内乳头状黏液瘤相似。它们可能是胆管上皮性肿瘤的前驱病变，包括胆管导管内乳头状肿瘤和胆管癌。虽然管周腺体囊性微乳头性病变的临床意义尚不清楚，考虑到胆道上皮性肿瘤的生物学特征和肿瘤的发生机制，对病变的认识在胆道病理学中就显得尤为重要了。

关键词： 管周腺体；胆管周围囊肿；微乳头状增生；瘤变；肿瘤形成

缩 略 词

IPMN	intraductal papillary mucinous neoplasm	导管内乳头状黏液性肿瘤
IPNB	intraductal papillary neoplasm of bile duct	胆管导管内乳头状瘤
PanIN	pancreatic intraepithelial neoplasia	胰腺上皮内瘤变

14.1 管周腺体解剖

管周腺体位于肝门至 Vater 壶腹的胆道旁。它们从组织学上分为两种类型：壁内腺和壁外腺[16,17]。肝内的管周腺体是由胚胎时期管板细胞发育而成[28]。

壁内腺散在分布于胆管壁内。它们是单纯的管状腺体，分支很少或没有分支，由立方或柱状上皮细胞构成，细胞质充满黏液，细胞核位于基底部（图 14.1a）。壁内腺直接引流

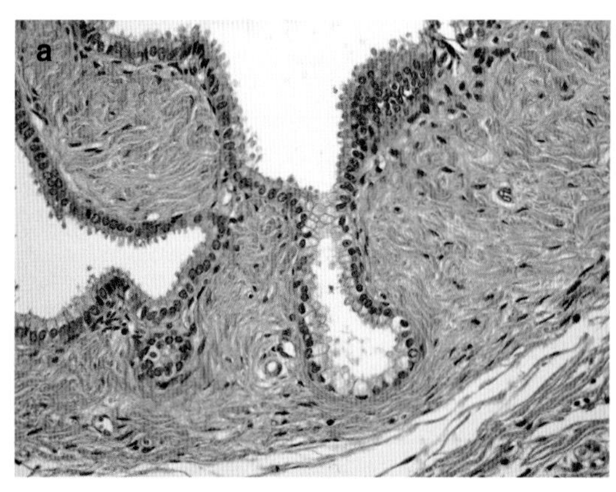

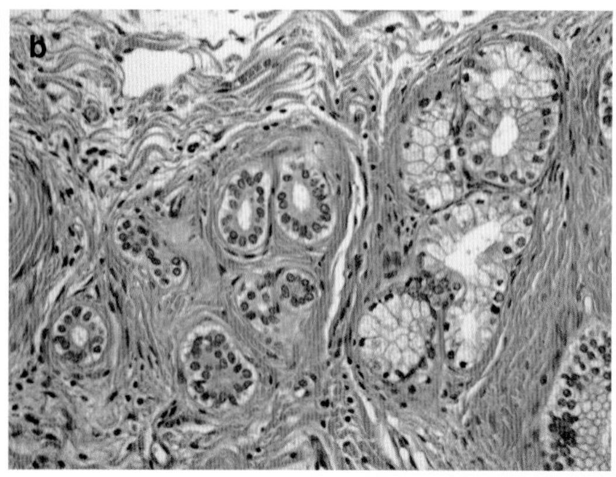

图 14.1 管周腺体的组织学

(a) 壁内腺。(b) 由黏液腺泡(右)和浆液腺泡(左)构成的壁外腺。HE 染色。

入胆管腔。在慢性胆管炎等病理条件下,这些腺体极易增生。

壁外腺位于胆管壁外。它们在胆道内的分布和密度与壁内腺有很大的解剖学差异,更多见于肝门、Vater 壶腹和胆囊管周围。它们由数个比例不等的浆液性或黏液性腺泡构成的小叶组成(图 14.1b)。壁外腺通过排泄管与胆管相连。相邻的壁外腺经常互相吻合或形成丛。

这些腺体,尤其是壁外腺,很可能由起源于肝动脉的血管丛供血。腺泡细胞与相邻毛细血管之间存在活跃的物质交换。这些血管大部分汇入门静脉。

14.2 管周腺体的生理学

14.2.1 可能的功能

管周腺体有多种可能的生理功能。壁内腺主要含有神经黏蛋白,壁外腺含有不同比例的神经和(或)酸性黏蛋白。黏蛋白分泌到胆汁中,然后充当胆汁流的润滑剂,它们还可能参与了胆管树的自我保护功能。

免疫组化显示在管周腺体中含有免疫球蛋白 A、乳铁蛋白和溶菌酶。这些蛋白质可能有助于抵御细菌感染,保护胆道树的局部无菌性。

壁外腺含有多种消化蛋白质和脂类的酶,比如淀粉酶、胰蛋白酶和脂肪酶。胰腺的外分泌腺泡偶尔会与壁外腺混合。在腺泡内也可见神经内分泌细胞和肝样细胞,但是他们的作用仍然未知。

14.2.2 胆系干细胞

近年来,管周腺体作为胆系干细胞库受到了广泛的关注[3,4]。在免疫组织化学染色中，管周腺体内的细胞是表型异质性的，同时表达肝(SOX17)和胰腺(PDX1)干/祖细胞标志物的细胞亚群被认为是胆管树最原始的干/祖细胞[5]。它们位于管周腺体的底部，并可能是正常组织替换和损伤修复的中心，是肝胆疾病病理生理的关键要素[8,9]。

胆系干/祖细胞由多个亚群组成，具有成熟的谱系特征，也具有自我复制和多分化的潜能。它们可分化为成熟的肝细胞(肝细胞、胆管细胞)和成熟的胰腺细胞(包括功能性胰岛内分泌细胞)[2]。胰腺导管腺体与管周腺体在解剖学上相似[7]。与管周腺体相似，胰腺导管腺体是一种含有多种表型定向祖细胞的新细胞龛。它们可能对胰腺上皮的再生有很重要的作用[30]。

14.3 管周腺体的反应条件

管周腺体受肝胆系统某些病理条件的影响。在腺体系统中发现了一些组织学改变的条件，如坏死性炎症、囊状扩张和上皮增生[16,17]。管周腺体偶尔可见坏死性炎症过程(腺炎)。在一系列肝脏的尸体解剖中，腺炎的发病率为 23%[25]。坏死性炎症与胆道疾病和慢性晚期肝脏疾病有关，也可能出现在肝外疾病患者的肝脏中，比如败血症。腺炎常伴有胆周腺体的囊性改变，提示囊性改变可能是腺体导管炎症破坏的结果。

14.3.1 管周囊肿

管周囊肿在 1984 年被文献首次报道[15]。囊状扩张并不罕见，在 20%的尸解肝脏中能观察到，尽管大多数是在手术或尸检中意外发现，且仅在显微镜下才可识别[24,25]。一些腺体会扩张到肉眼可以辨别的大小，其最大直径通常小于 2 cm。增大的管周囊肿可压迫邻近胆管，随之而来的是胆汁浓缩和近端肝内胆管扩张。

囊肿通常为单房、圆形、薄壁、多发，内含浆液(图 14.2a)。在组织学上，扩张囊肿衬覆

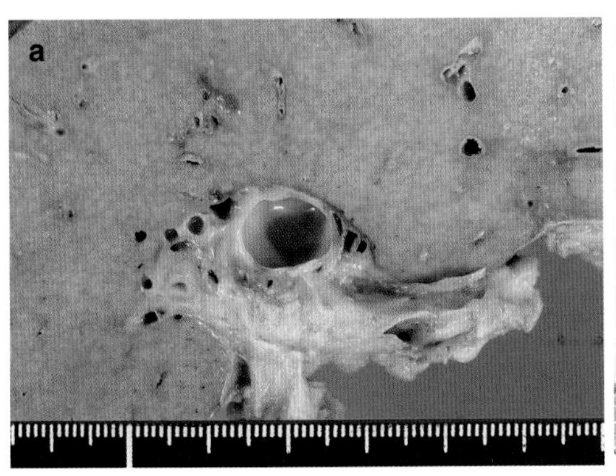

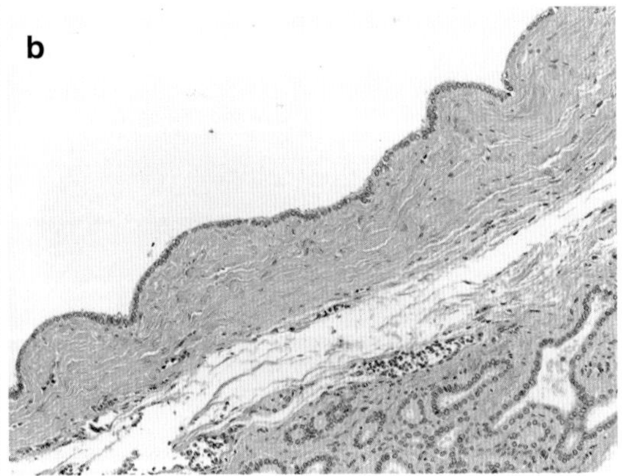

图 14.2 管周囊肿

(a) 肝门部的肉眼可见囊肿。(b) 病变的组织学改变。HE 染色。

立方状或柱状上皮细胞，周围包绕纤细的纤维组织(图 14.2b)。一些囊肿上皮是黏蛋白阳性的。他们的特点是与不扩张或轻度扩张的壁外腺及其导管相融合。

腺体的囊状扩张与一些肝胆系统疾病有关，如肝门梗阻、非肝硬化门脉高压、成人多囊病、肝硬化、肝细胞癌和败血症[24,25]。门静脉高压性肝病的囊状扩张可能是肝内微循环紊乱引起胆道系统改变的一种表现。此外，腺体细胞增生引起的过度分泌可能伴随着腺体的囊状扩张。

酗酒是管周囊肿的高危因素[11]。管周囊肿与酒精性肝硬化的高相关性提示肝纤维化参与了管周囊肿的形成。慢性酒精性肝硬化的肝纤维化过程可能与囊肿形成及管周腺体炎症有关。

14.3.2 上皮增生

增生可发生于壁内腺、壁外浆液性或黏液性腺泡[26]。这 3 种增生性改变中的两种或两种以上，偶尔在单个肝脏中共存。它们可能出现在各种肝胆疾病甚至是正常肝脏中。肝内胆管结石时，壁内腺和壁外腺明显增生，伴随着肝纤维化和炎细胞浸润(慢性增生性胆管炎)。

腺体增生可能与浆液分泌过多有关，这会导致胆汁功能障碍，例如胆汁淤积和胆汁黏度增高。由于黏液糖蛋白(特别是酸性糖蛋白)是胆红素钙结石形成的促进因子，高分泌性黏蛋白腺体增生可能是肝内胆管结石的诱因。

14.4 管周腺体瘤变

管周腺体可发生瘤变。虽然其发病率不高，但管周腺体及其导管可表现为形态多样的不典型增生或乳头状增生，它们可能是胆管癌的瘤前期或癌前期病变。

14.4.1 不典型上皮病变

根据以往的报道，壁外腺的不典型上皮病变组织学上可分为乳头状增生、不典型增生和癌变[24,25]。

乳头状增生由高柱状上皮细胞组成，细胞核位于基底部(图 14.3a)。上皮通常突出在腺体的腔内，伴有纤细的纤维轴心。上皮细胞很少有异型性，如细胞核深染和形状不规则。管周腺体乳头状增生的组织学表现与胰腺上皮内瘤变-1(PanIN-1)高度相似。

不典型增生以上皮细胞核增大、深染和不规则为特征(图 14.3b)。偶见上皮分层和核极性缺失。它们常表现为结构异常，如细胞核堆积，无纤维轴心的腔内乳头状突起，以及腔内桥的形成。不典型增生常与乳头状增生并存。乳头状增生和不典型增生均伴随腺腔轻度至中度扩张。

癌变是一簇管周腺体癌变并轻微侵犯胆管周围结缔组织的过程。这种癌是一种高分

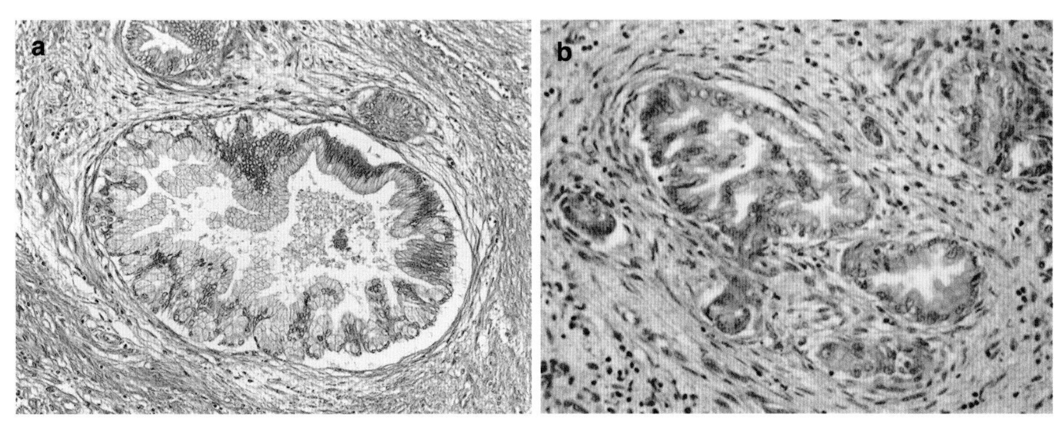

图 14.3 管周腺不典型上皮病变
(a) 乳头状增生。(b) 不典型增生。HE 染色。

化管状腺癌，具有明显的细胞学异型性。癌变区域周围有黏液性和非典型性增生。

14.4.2 胆管癌

起源于管周腺体的胆管癌似乎是存在的[27]。位于管周腺体的胆管树干/祖细胞与肝内和胆管树中的黏液细胞相关，有证据表明黏液性胆管癌可能起源于管周腺体的胆管树干/祖细胞[3,4]。作为对损伤的应答，胰腺导管腺体会发生黏液性化生，这可能导致胰腺癌。当存在胆管癌的高危因素如原发性硬化性胆管炎时，管周腺体也可能发生类似的病理过程[6]。

据报道，广泛的癌变可累及胆管周腺体及其导管[21]。这些腺体和导管也可能成为胆管癌沿着胆管树扩散的途径，这是胆管癌沿胆管周围扩散的一种独特形式。

14.5 管周腺体囊性微乳头状肿瘤

管周腺体的微小囊性病变和管周囊肿通常被覆立方或柱状上皮。当管周腺体存在癌前或上皮内瘤变时，由于细胞增殖活性升高，组织学上可表现为囊状扩张或上皮微乳头状增生。虽然比较罕见，但管周腺体可能会同时伴随囊状扩张和微乳头状上皮增生(图 14.4a)。

14.5.1 发病率

作者基于 938 例尸肝解剖，对管周腺体囊性微乳头性病变进行了研究[22]。在研究中，直径大于 2 mm 的管周腺体扩张被定义为囊性变。938 例中 9 例(1%)发现管周腺体囊性微乳头状病变。

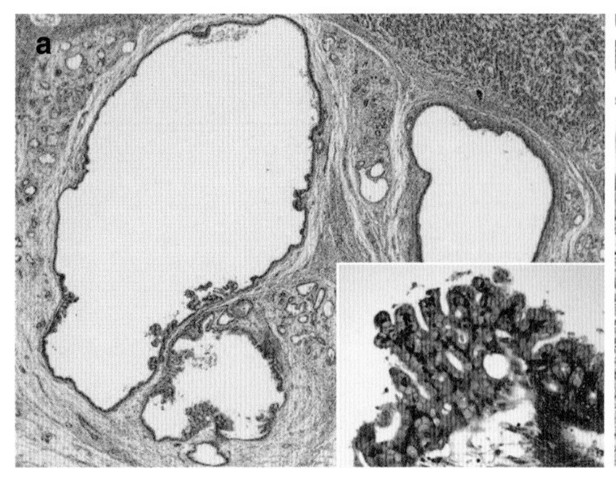

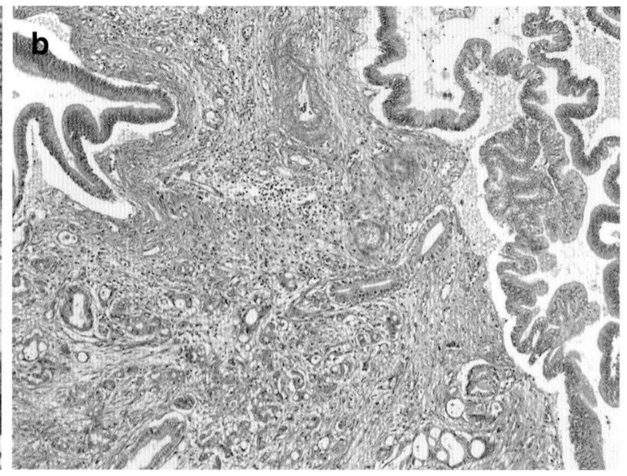

图 14.4 管周腺体囊性微乳头状病变

(a) 管周腺体囊状扩张伴微乳头状上皮增生(插图)。(b) 浸润性腺癌周围的囊性微乳头状病变。HE 染色。

14.5.2 肝胆系统基础疾病

9 例管周腺体囊性微乳头状病变中,4 例合并肝硬化,其中 1 例为酒精性,3 例病因不明。亚大块肝坏死、肝内胆汁淤积、胰腺癌各出现 1 例。由于病例数量有限,尚不清楚是否可以将其视为囊性微乳头状病变独特的基础疾病。在正常肝脏中也观察到 1 例。此外,1 例伴有肝门部胆管癌(图 14.4b)。

14.5.3 组织病理学特征

囊状腺体的平均直径为 3.9 mm,其中最大直径为 6.0 mm。同时伴有囊性微乳头状病变的病例中,常以多发灶出现,而直径小于 2 mm 的微囊性改变的管周腺体在同一病例中也无一例外地同时存在。

组织学上,囊性微乳头状病变的特征是微乳头状上皮结构,没有或很少有纤维血管轴心(图 14.4a)。其基质不一定有明显的炎症。9 例管周腺体直径大于 2 mm 的病例中,有 2 例观察到微乳头状上皮病变,而在其他的病例中,上皮病变仅出现在直径小于 2 mm 的管周腺体中。有 2 例病变延伸至邻近大胆管。

囊性微乳头状病变的乳头被覆柱状上皮细胞,顶端含有丰富的黏蛋白,阿尔新蓝染色后可更清楚地识别。黏蛋白的大量表达与正常管周壁外腺体黏液腺泡相似,提示囊性微乳头状病变可能起源于管周腺体黏液腺泡。

囊性微乳头状病变的细胞学异型性通常较轻,与低级别异型增生相对应。在 1 例囊性微乳头状病变伴周围胆管癌病例中,观察到与高度异型增生相对应的囊性微乳头状病变(图 14.4b)。与之类似的是,有管周腺体囊性微乳头状肿瘤伴肝门周围胆管癌的相关报道[29]。

14.5.4 免疫组化

在囊性微乳头状病变中，常见 MUC5AC 的胞质表达和 S100P 的胞质及核表达。约半数囊性微乳头状病变示 cyclin D1 核表达和 CEA 胞膜和胞质表达，而 MUC1 阴性或微弱表达。MUC2 和 p53 在病变中均为阴性。Ki-67 指数在囊性微乳头状病变中升高，平均值为 10%。

在胆管癌发生过程中，MUC5AC、cyclin D1 和 S100P 在胆管上皮内瘤变、胆管导管内乳头状肿瘤（IPNB）等癌前病变和胆管癌中的表达增加[12,23]。由于囊性微乳头状病变的上皮异型性通常较轻，部分囊性微乳头状病变可能表现为管周腺体的多灶性增生。然而，组织学分析结果表明，囊性微乳头状病变可能具有肿瘤特征，其 Ki-67 指数升高也支持这一观点。

14.5.5 与胰腺分支型 IPMN 的相似之处

胰腺分支型导管内乳头状黏液性肿瘤（IPMN）的特性已经研究的较为透彻。IPMN 多为胃型，可见丰富的细胞质黏蛋白。通常情况下，胃型 IPMN 仅表现为低-中度异型增生。胃型 IPMN 免疫组织化学标记为 MUC5AC，而非 MUC1 和 MUC2。此外，从低级别异型增生的 IPMN 到高级别异型增生的 IPMN，cyclin D1 的表达频率逐渐升高[1]。S100P 在几乎所有的 IPMN 中都有表达，但正常的胰腺导管上皮表达缺失。虽然管周腺体的囊性微乳头状病变直径通常小于 5 mm，但囊性微乳头状病变的其他组织学特点似乎与分支型 IPMN 相似。

14.6 IPNB 累及管周腺体

IPNB 最初被定义为胆管的癌前病变，与胰腺 IPMN 相对应[18]。大多数先前报道的 IPNB 病例位于肝外胆管和肝内大胆管。最近，有几个病例报道的 IPNB，可能起源于管周腺体[10]。

根据与胰腺分支型 IPMN 的相似性，我们提出累及管周腺体的 IPNB 可称为分支型 IPNB[19]。

例如，仅累及管周腺体的囊性乳头状肿瘤病变，已经有 1 例报道，并且这一病例与分支型 IPNB 相符[14]（图 14.5）。在另一病例中，IPNB 表现为憩室扩张，在憩室扩张的顶端可见累及管周腺体的肿瘤性改变[13]。在第 2 个病例中，邻近胆管的管腔表面也连续出现乳头状肿瘤改变，这似乎符合分支和主导管联合型 IPNB 的特征。此外，据报道，导管内管状乳头状肿瘤可能起源于胆管周围囊肿[31]。

管周腺体囊性微乳头状病变可能是分支型 IPNB 的前驱病变，但由于分支型 IPNB 罕见发病，其特征尚不清楚。

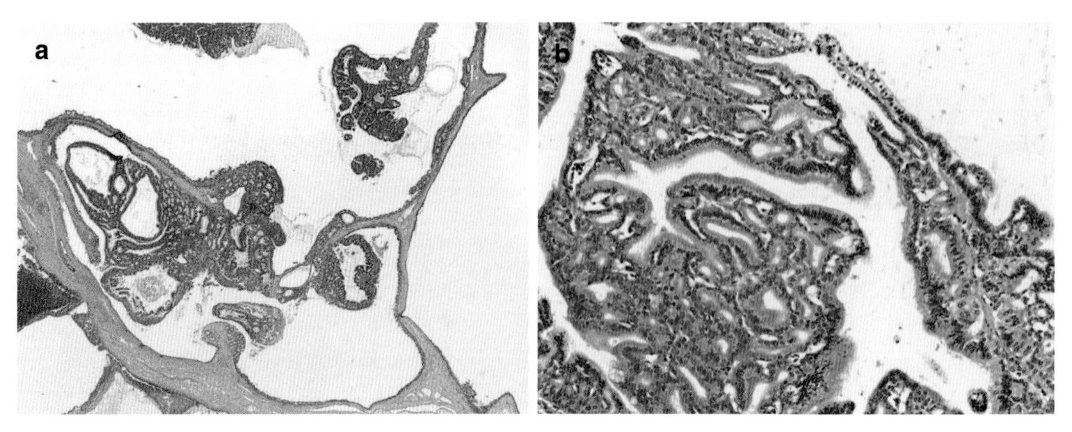

图 14.5 管周腺体囊性乳头状瘤

(a) 管周腺体上皮增生伴囊性变。(b) 病变内胃型乳头状腺样成分。HE 染色。

14.7 结论

本章中,我们描述了管周腺体囊性微乳头状上皮病变的组织学特性。它们可能具有肿瘤的特征,除了导管直径的显微镜下可见,其组织学表现与胰腺分支型 IPMN 相似。它们可能是 IPNB 和胆管癌等胆管上皮性肿瘤的前驱病变。虽然该病变的临床意义尚不清楚,但考虑到胆道上皮肿瘤的发生和生物学特性,对该病变的认识在胆道病理学中显得尤为重要。

参考文献

1. Biankin AV, Kench JG, Biankin SA, Lee CS, Morey AL, Dijkman FP, Coleman MJ, Sutherland RL, Henshall SM. Pancreatic intraepithelial neoplasia in association with intraductal papillary mucinous neoplasms of the pancreas: implications for disease progression and recurrence. Am J Surg Pathol. 2004;28: 1184 - 92.
2. Cardinale V, Wang Y, Carpino G, Cui CB, Gatto M, Rossi M, Berloco PB, Cantafora A, Wauthier E, Furth ME, Inverardi L, Dominguez-Bendala J, Ricordi C, Gerber D, Gaudio E, Alvaro D, Reid L. Multipotent stem/progenitor cells in human biliary tree give rise to hepatocytes, cholangiocytes, and pancreatic islets. Hepatology. 2011;54: 2159 - 72.
3. Cardinale V, Wang Y, Carpino G, Mendel G, Alpini G, Gaudio E, Reid LM, Alvaro D. The biliary tree-a reservoir of multipotent stem cells. Nat Rev Gastroenterol Hepatol. 2012a;9: 231 - 40.
4. Cardinale V, Wang Y, Carpino G, Reid LM, Gaudio E, Alvaro D. Mucin-producing cholangiocarcinoma might derive from biliary tree stem/progenitor cells located in peribiliary glands. Hepatology. 2012b;55: 2041 - 2.
5. Carpino G, Cardinale V, Onori P, Franchitto A, Berloco PB, Rossi M, Wang Y, Semeraro R, Anceschi M, Brunelli R, Alvaro D, Reid LM, Gaudio E. Biliary tree stem/progenitor cells in glands of extrahepatic and intrahepatic bile ducts: an anatomical in situ study yielding evidence of maturational lineages. J Anat. 2012;220: 186 - 99.
6. Carpino G, Cardinale V, Renzi A, Hov JR, Berloco PB, Rossi M, Karlsen TH, Alvaro D, Gaudio E. Activation of biliary tree stem cells within peribiliary glands in primary sclerosing cholangitis. J

Hepatol. 2015;63: 1220 - 8.
7. Carpino G, Renzi A, Cardinale V, Franchitto A, Onori P, Overi D, Rossi M, Berloco PB, Alvaro D, Reid LM, Gaudio E. Progenitor cell niches in the human pancreatic duct system and associated pancreatic duct glands: an anatomical and immunophenotyping study. J Anat. 2016;228: 474 - 86.
8. Igarashi S, Sato Y, Ren XS, Harada K, Sasaki M, Nakanuma Y. Participation of peribiliary glands in biliary tract pathophysiologies. World J Hepatol. 2013;5: 425 - 32.
9. Lanzoni G, Cardinale V, Carpino G. The hepatic, biliary and pancreatic network of stem/progenitor cells niches in humans: a new reference frame for disease and regeneration. Hepatology. 2015. doi: 10.1002/hep.28326. [Epub ahead of print].
10. Lim JH, Zen Y, Jang KT, Kim YK, Nakanuma Y. Cyst-forming intraductal papillary neoplasm of the bile ducts: description of imaging and pathologic aspects. AJR Am J Roentgenol. 2011; 197: 1111 - 20.
11. Matsubara T, Sato Y, Igarashi S, Matsui O, Gabata T, Nakanuma Y. Alcohol-related injury to peribiliary glands is a cause of peribiliary cysts: based on analysis of clinical and autopsy cases. J Clin Gastroenterol. 2014;48: 153 - 9.
12. Nakanishi Y, Zen Y, Kondo S, Itoh T, Itatsu K, Nakanuma Y. Expression of cell cycle-related molecules in biliary premalignant lesions: biliary intraepithelial neoplasia and biliary intraductal papillary neoplasm. Hum Pathol. 2008;39: 1153 - 61.
13. Nakanishi Y, Zen Y, Hirano S, Tanaka E, Takahashi O, Yonemori A, Doumen H, Kawakami H, Itoh T, Nakanuma Y, Kondo S. Intraductal oncocytic papillary neoplasm of the bile duct: the first case of peribiliary gland origin. J Hepatobiliary Pancreat Surg. 2009;16: 869 - 73.
14. Nakanishi Y, Nakanuma Y, Ohara M, Iwao T, Kimura N, Ishidate T, Kijima H. Intraductal papillary neoplasm arising from peribiliary glands connecting with the inferior branch of the bile duct of the anterior segment of the liver. Pathol Int. 2011;61: 773 - 7.
15. Nakanuma Y, Kurumaya H, Ohta G. Multiple cysts in the hepatic hilum and their pathogenesis. A suggestion of periductal gland origin. Virchows Arch A Pathol Anat Histopathol. 1984; 404: 341 - 50.
16. Nakanuma Y, Katayanagi K, Terada T, Saito K. Intrahepatic peribiliary glands of humans. I. Anatomy, development and presumed functions. J Gastroenterol Hepatol. 1994a;9: 75 - 9.
17. Nakanuma Y, Sasaki M, Terada T, Harada K. Intrahepatic peribiliary glands of humans II Pathological spectrum. J Gastroenterol Hepatol. 1994b;9: 80 - 6.
18. Nakanuma Y. A novel approach to biliary tract pathology based on similarities to pancreatic counterparts: is the biliary tract an incomplete pancreas? Pathol Int. 2010;60: 419 - 29.
19. Nakanuma Y, Sato Y. Cystic and papillary neoplasm involving peribiliary glands: a biliary counterpart of branch-type intraductal papillary mucinous neoplasm? Hepatology. 2012;55: 2040 - 1.
20. Nakata K, Nagai E, Ohuchida K, Hayashi A, Miyasaka Y, Aishima S, Oda Y, Mizumoto K, Tanaka M, Tsuneyoshi M. S100P is a novel marker to identify intraductal papillary mucinous neoplasms. Hum Pathol. 2010;41: 824 - 31.
21. Sato H, Nakanuma Y, Kozaka K, Sato Y, Ikeda H. Spread of hilar cholangiocarcinomas via peribiliary gland network: a hither-to-unrecognized route of periductal infiltration. Int J Clin Exp Pathol. 2013;6: 318 - 22.
22. Sato Y, Harada K, Sasaki M, Nakanuma Y. Cystic and micropapillary epithelial changes of peribiliary glands might represent a precursor lesion of biliary epithelial neoplasms. Virchows Arch. 2014a;464: 157 - 63.
23. Sato Y, Sasaki M, Harada K, Aishima S, Fukusato T, Ojima H, Kanai Y, Kage M, Nakanuma Y, Tsubouchi H, Hepatolithiasis Subdivision of Intractable Hepatobiliary Diseases Study Group of Japan (Chairman, Hirohito Tsubouchi). Pathological diagnosis of flat epithelial lesions of the biliary tract with emphasis on biliary intraepithelial neoplasia. J Gastroenterol. 2014b;49: 64 - 72.
24. Terada T, Nakanuma Y. Pathological observations of intrahepatic peribiliary glands in 1, 000 consecutive autopsy livers. II. A possible source of cholangiocarcinoma. Hepatology. 1990a; 12: 92 - 7.
25. Terada T, Nakanuma Y. Pathological observations of intrahepatic peribiliary glands in 1, 000 consecutive autopsy livers. III. Survey of necroinflammation and cystic dilatation. Hepatology. 1990b;

12: 1229 - 33.
26. Terada T, Nakanuma Y. Pathologic observations of intrahepatic peribiliary glands in 1, 000 consecutive autopsy livers: IV. Hyperplasia of intramural and extramural glands. Hum Pathol. 1992; 23: 483 - 90.
27. Terada T, Sasaki M, Nakanuma Y, Takeda Y, Masunaga T. Hilar cholangiocarcinoma (Klatskin tumor) arising from intrahepatic peribiliary glands. J Clin Gastroenterol. 1992;15: 79 - 81.
28. Terada T. Differentiation of intrahepatic peribiliary glands and pancreatic acinar cells from the remodeling ductal plate in human fetuses. Hepatology. 2012;56: 2004 - 5.
29. Uchida T, Yamamoto Y, Ito T, Okamura Y, Sugiura T, Uesaka K, Nakanuma Y. Cystic micropapillary neoplasm of peribiliary glands with concomitant perihilar cholangiocarcinoma. World J Gastroenterol. 2016;22: 2391 - 7.
30. Yamaguchi J, Liss AS, Sontheimer A, Mino-Kenudson M, Castillo CF, Warshaw AL, Thayer SP. Pancreatic duct glands (PDGs) are a progenitor compartment responsible for pancreatic ductal epithelial repair. Stem Cell Res. 2015;15: 190 - 202.
31. Zen Y, Amarapurkar AD, Portmann BC. Intraductal tubulopapillary neoplasm of the bile duct: potential origin from peribiliary cysts. Hum Pathol. 2012;43: 440 - 5.

15 结节硬化性胆管癌的胆管上皮内瘤变：亚型分类

Yasuni Nakanuma, Tsuneyoshi Uchida, and Yoshifumi Ohnishi

摘　要：肝内大胆管、肝门周围及远端胆管癌最常见的大体类型为结节硬化型(nodular-sclerosing type, NS－CCA)。胆管上皮内瘤变(biliary intraepithelial neoplasia, BilIN)是指胆管中扁平或微乳头状或乳头状管状异型增生的上皮，被认为是结节硬化性胆管癌的癌前病变，尤其伴有肝胆管结石者。其三级分类(BilIN－1、－2、－3)可反映结节硬化性胆管癌的多步骤癌变阶段，而 BilIN－3 则被认为是原位癌。在浸润性 NS－CCA 病变附近的胆管中，胆道瘤变的其他上皮内生长形式也并不少见：胆管周围浸润性癌突破胆管基底膜形成的上皮内浸润(癌变)。胆管上皮层癌变是不太容易鉴别的腺癌，呈扁平、微乳头状和乳头状管状型。此外，在既往无慢性胆道疾病的结节硬化性胆管癌中，也经常会在胆管中发现上皮内瘤变；这种病变可能包括癌前病变(对应于胆管上皮内瘤变)和侵袭性结节硬化性胆管癌的癌变。总之，结节硬化性胆管癌中胆管上皮内瘤变是有异质性的，识别这些上皮内肿瘤的亚型对评估胆管癌的发生发展具有重要意义，同时对于判断胆管的外科切缘是 BilINs 还是癌变也具有重要的临床意义。

关键词：胆道树；胆管癌；癌变；胆管上皮内瘤变；侵袭

缩　略　词

BilIN	biliary intraepithelial neoplasia	胆管上皮内瘤变
CCA	cholangiocarcinoma	胆管癌
CEA	carcinoembryonic antigen	癌胚抗原
IENB	intraepithelial neoplasm of bile duct	胆管上皮内瘤变
NS－CCA	nodular-sclerosing cholangiocarcinoma	结节硬化型胆管癌
PanIN	pancreatic intraepithelial neoplasm	胰腺上皮内瘤变

续 表

PDAC	pancreatic duct adenocarcinoma	胰腺导管腺癌
PSC	primary sclerosing cholangitis	原发性硬化性胆管炎

15.1 概述

目前,胆管癌(cholangiocarcinomas,CCA)根据其解剖位置分为肝内CCA、肝门部CCA和远端CCA[1]。肝内胆管癌又分为周围型肝内胆管癌和肝内大胆管癌,后者大体可分为肿块型、管周浸润型和管内生长型。肝门部和远端胆管癌大体分为扁平/结节状生长型、导管内乳头状型及其他类型[1]。有趣的是,管周浸润型肝内大胆管癌与肝门部和远侧胆管癌中的扁平/结节生长型有许多共同的特点,如胆管的结节/扁平状硬化伴有癌细胞在胆管壁和胆管周围组织的浸润,因此本文将这些类型统称为结节硬化型(NS)CCA。结节硬化型胆管癌是累及肝内大胆管、肝门部胆管和远端胆管的最常见的胆管癌类型("传统胆管癌")[1]。

虽然结节硬化型胆管癌是一种以早期侵袭和转移为特征的高度恶性肿瘤,但关于传统的胆管癌主瘤周围胆管黏膜的上皮内瘤变也有多篇文献报道[2-5]。最近,世界卫生组织(WHO)对消化系统肿瘤的分类认为,胆管上皮内瘤变(biliary intraepithelial neoplasia,BilIN)是肝内外大胆管、管周腺体以及胆囊的结节硬化型胆管癌的一种癌前期上皮内病变[6,7]。Sato等人报道,结节硬化型胆管癌伴肝内胆管结石,除了胆管上皮内瘤变外,穿透胆管基底膜的胆管周围浸润癌的上皮内背靠背浸润(癌变)也是胆管上皮内瘤变的生长方式,这表明胆管上皮内瘤变具有异质性,在结节状硬化型胆管癌中胆管处于嵌合体状态[58]。

Sakamoto等学者首次发现,在无慢性胆道疾病的肝门部胆管癌中,癌细胞沿黏膜延伸并不少见[2]。随后的研究表明,在无上皮下癌浸润的上皮内癌延伸的手术切缘,无预后意义[3,4]。然而,在评价癌的上皮内延伸这一问题上,这些研究并没有提到癌前期上皮内瘤变和癌变(背靠背上皮内侵袭)。

S100P是S100钙结合蛋白家族的成员之一,在多种不同类型的肿瘤中都有高水平的表达。据报道,S100P不仅在胰腺导管腺癌(pancreatic duct adenocarcinoma,PDAC)和胆管癌及他们早期的肿瘤和癌前病变如胰腺上皮内瘤变(pancreatic intraepithelial neoplasm,PanIN)和在肝内胆管结石相关的结节状硬化型胆管癌的胆管上皮内瘤变中均有异常表达,并且S100P常用于检测胆道树肿瘤性病变[5,8-10]。而在正常胆管中无强表达,在非肿瘤性胆道疾病的非肿瘤性胆管中,S100P仅呈灶性、弱阳性,表达不均一。

因此,我们回顾了在肝内胆管结石引起的结节硬化型胆管癌胆管上皮内瘤变和癌变的病理及病理意义[8],并利用S100P的免疫组化方法对先前无慢性胆管疾病的结节硬化型胆管癌胆管上皮内瘤变特征进行了概括[5]。

15.2 结节硬化型胆管癌伴慢性胆道疾病的胆管上皮内肿瘤

在长期的胆道疾病如肝内胆管结石和原发性硬化性胆管炎(primary sclerosingcholangitis, PSC)中,大约有5%的肝内胆管结石和10%的原发性硬化性胆管炎病人最终演变为胆管癌[1,8]。除导管和导管周围纤维化及炎症细胞浸润(慢性增生性胆管炎)外,含有结石的胆管被覆上皮和管周腺体增生[8,9]。起源于肝内胆管结石的结节硬化型胆管癌常以扁平或微乳头状或乳头状癌的形式在受累胆管的管腔表面增生,并以不同分化程度的管状腺癌浸润管壁,伴有结缔组织增生。此外,伴有肝内胆管结石的结节硬化性胆管癌通常在癌周或邻近的慢性增殖性胆管炎的胆管黏膜中有非典型衬覆上皮(以下简称胆管上皮内瘤变),瘤变的上皮内不仅只有癌细胞癌胚抗原(CEA)阳性,还有其他肿瘤标志物如EZH2和cyclinD1的异常表达[10],胆管上皮内瘤变也经常出现上述阳性染色,提示这种不典型的胆道病变可能是一种癌前或侵袭前期病变。

15.2.1 胆管上皮内瘤变

胆管上皮内瘤变(BilIN)是用来描述胆管中不典型的上皮内瘤样病变,而不是一些传统术语,如不典型胆道上皮或胆道上皮异型增生[1,6,7]。迄今为止,胆管上皮内瘤变的组织病理学和分子特性主要是通过慢性胆道疾病,尤其是伴或不伴有胆管癌的肝内胆管结石来检测和确定的,因此,无论胆道或胆囊是否伴有既往无慢性胆道疾病史的结节状硬化型胆管癌,胆管上内瘤变的研究体系都有待于进一步研究和完善。胆管上皮内瘤变的组织学特征为扁平的、假乳头状、微乳头状的和乳头状管状病变,其高度通常<3 mm。具体而言,胆管上皮内瘤变在宏观上和影像学上都是不可识别的。

其分级是基于HE染色的组织学形态,并根据上皮内病变的不典型性程度(如细胞/核极性丧失、核质比增大和核深染)而定。并采用三级分类体系：BilIN-1：低级别病变,BilIN-2：中级别病变,BilIN-3：高级别病变(图15.1)。BilIN-3是结节硬化型胆管癌的癌前病变(原位癌)[6,7],常见于侵袭性结节硬化型胆管癌病例中[8,9]。对于BilIN-1和BilIN-2的区分,从基底层到胆管表面细胞核多层排列是BilIN-2的一个典型的形态学特征,而细胞/核极性的弥漫性紊乱则倾向BilIN-3。最近的研究表明,胆管上皮内瘤变分为低-中等级别和高级别,即BilIN-1和BilIN-2为低-中等级别(BilIN-1/2),而BilIN-3为高级别。肝内胆管结石慢性增殖性胆管炎中多种致癌因素如氧化应激、毒性胆汁酸和胆管细胞活化相关的细胞衰老可能导致癌前病变(BilINs)的多步演变并最终进展为侵袭性NS-CCA[10,11]。

关于胆道上皮内瘤变的鉴别,由于胆道常受炎症影响,S100P在上皮区域或病灶中呈弥漫性强表达时,倾向于BilINs而非胆道上皮细胞的反应性改变。

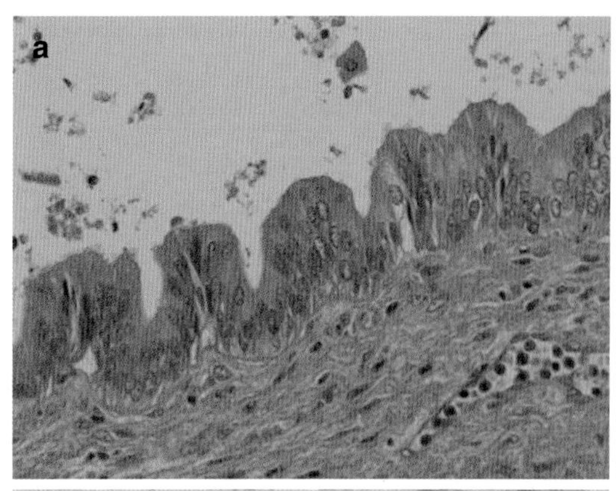

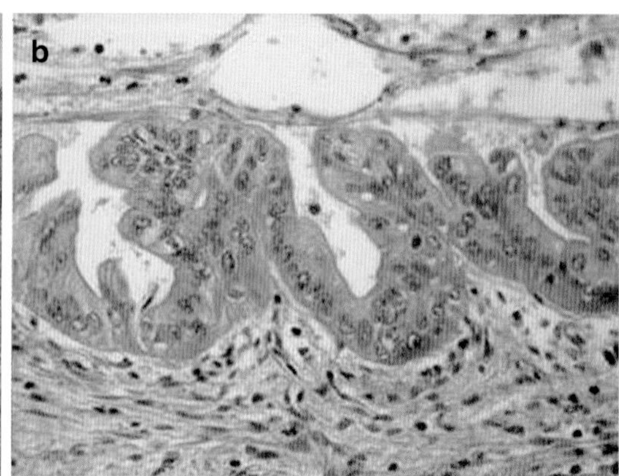

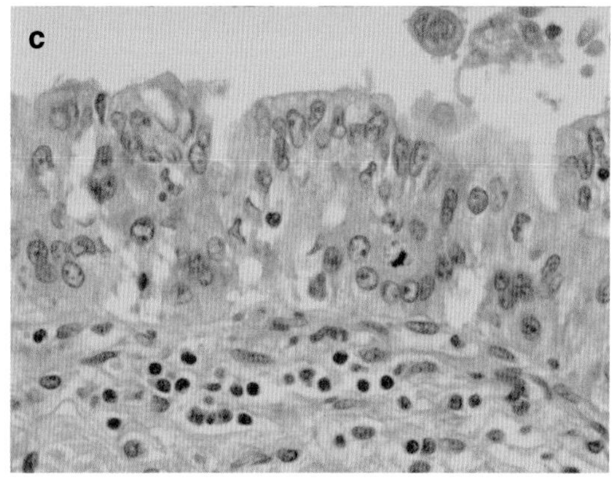

图 15.1　肝内胆管结石患者中胆管上皮内瘤变(BilIN)-1,2,3 级

(a) BilIN-1,H&E,×300(原始放大)。(b) BilIN-2,H&E,×300(原始放大)。(c) BilIN-3,H&E,×300(原始放大)。

15.2.2　癌变

除了胆管上皮内瘤变之外,还有另一种上皮内肿瘤,即癌变发生在结节硬化型胆管癌的胆管中[5,8,9]。Sato 等人报道,在肝内胆管结石相关的胆管癌胆管中,除了 BilIN-3 外,还发现了反映癌变的上皮内癌扩散(intraepithelial spread of carcinoma,IES)[8,9]。也就是说,胆管上皮内上皮内癌扩散与结节硬化型胆管癌的主瘤相邻,这些病变反映了上皮内浸润癌变是胆管周围浸润性癌通过直接侵犯非肿瘤性胆管基底膜(这些病变反映了癌变的特征,即胆管周围浸润性癌穿透非肿瘤性胆管基底膜直接上皮内浸润)。这种癌变在主瘤内包裹的非肿瘤性胆管也很常见(图 15.2)。与 BilIN-3 相比,癌变通常由很多的不典型或畸形的癌细胞构成。侵袭性管状腺癌和癌变的胆管上皮内肿瘤中存在癌细胞表型 S100P 和 p53 过度表达(图 15.2c、b),而在胆管上皮内瘤变,p53 的表达较少。如图所示,胆管黏膜上皮内癌变细胞与胆管非肿瘤被覆上皮细胞之间有明显的界线形成。

癌变通常与浸润型癌在胆管壁内和管壁外的上皮下扩散有关。Sato 等人通过对这两种病变的不同表现和特点的分析,发现在 18 例侵袭性 CCA 肝内胆管结石病人中,BilIN-3 和 LSIN 分别有 17 例(94%)和 7 例(39%)。肝内胆管结石相关的侵袭性结节硬化型胆

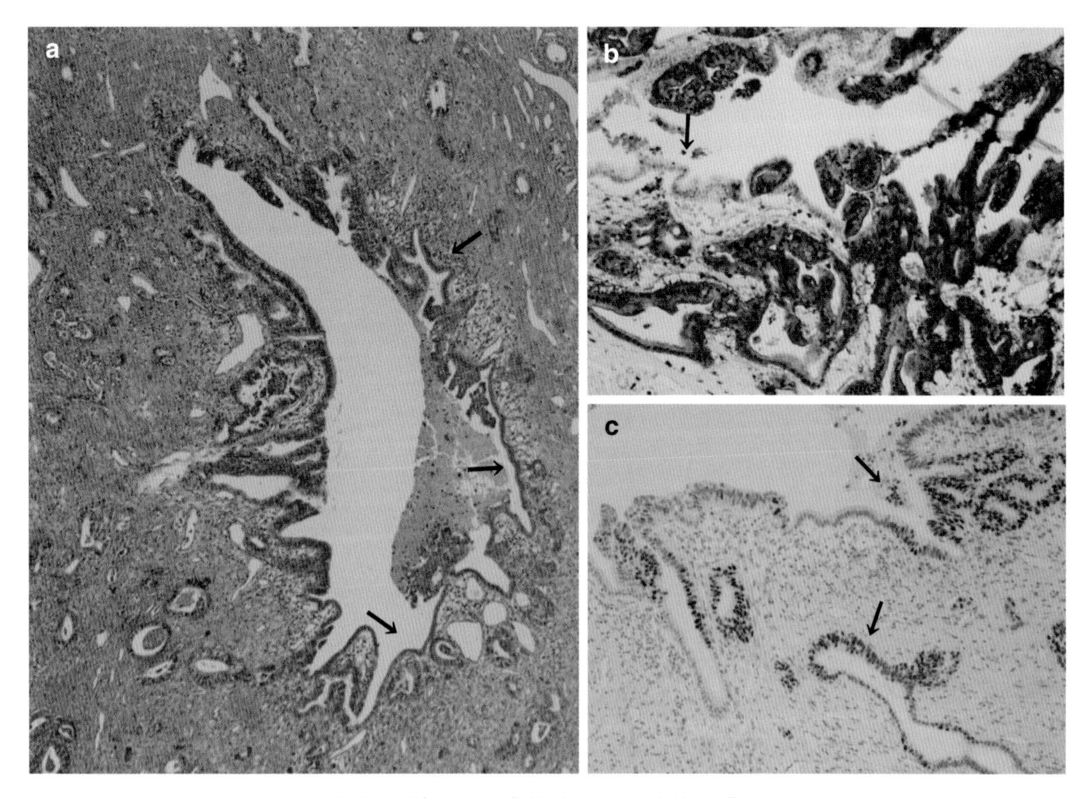

图 15.2 癌变(胆管周围侵袭性癌穿透胆管基底膜上皮内浸润)

(a) 胆管周围癌细胞侵入胆管壁上皮细胞，并将非肿瘤的胆道上皮细胞推挤到一边。胆管内的非肿瘤胆道上皮。H&E，×300(原始放大)。(b) S100P 免疫染色。癌变的上皮细胞和导管周围浸润癌呈强阳性，而其余非肿瘤性胆道上皮为阴性。×150(原始放大)。(c) p53 免疫染色癌变细胞和导管周围浸润癌细胞 p53 呈弥漫强阳性，其余非肿瘤胆道上皮细胞均为阴性。×150(原始放大)。

管癌中胆管上皮内瘤变可能和癌变混合在一起[8]。因此，伴有结节硬化型胆管癌的肝内胆管结石的胆管上皮内肿瘤可能是处于胆管上皮内瘤变和癌变的中间状态。

15.3 无慢性胆道疾病的侵袭性 NS－CCA 胆管上皮内瘤变

到目前为止，已有一些关于上皮内肿瘤的报道，如无慢性胆道疾病的侵袭性结节硬化性胆管癌中胆管上皮内肿瘤的“癌的黏膜扩展”或“癌的上皮内扩散”[2-5]。然而，在这些报道中，未考虑到侵袭前肿瘤病变或癌变的概念。我们最近的研究表明，在无慢性胆道疾病的结节硬化型胆管癌胆管中，也可辨认出几种类型的上皮内肿瘤，如癌前期肿瘤和癌变[5]。

15.3.1 胆管上皮内肿瘤

结节硬化型胆管癌胆管上皮内癌扩散可能存在异质性。因此，我们首先将侵袭性结节硬化型胆管癌的近端和远端胆管上皮内肿瘤统称为“胆管上皮内肿瘤(intraepithelial neoplasm of bile duct,IENB)”。胆管上皮内肿瘤在组织学上被定义为一种上皮内肿瘤性胆管上皮细胞,由不同分化程度的立方-柱状胆管上皮细胞或结节性硬化型胆管癌主瘤的胆管管周腺体构成(图 15.3、图 15.4 和图 15.5)。胆管上皮内肿瘤在上皮细胞核和/或胞质中恒定弥漫高表达 S100P,形成连续的 S100P 阳性胆管上皮病变或区域(图 15.3b,图 15.4b)。

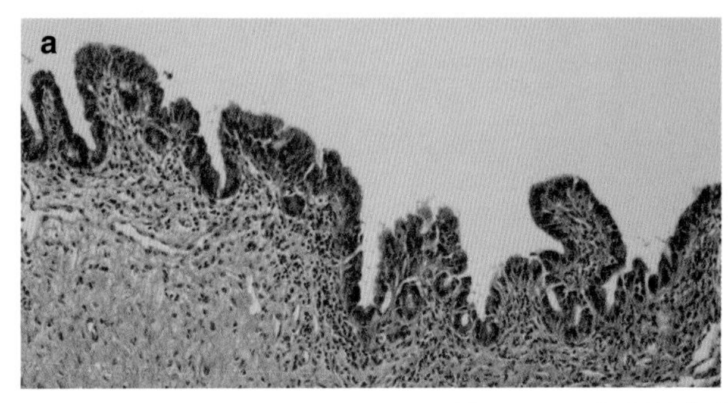
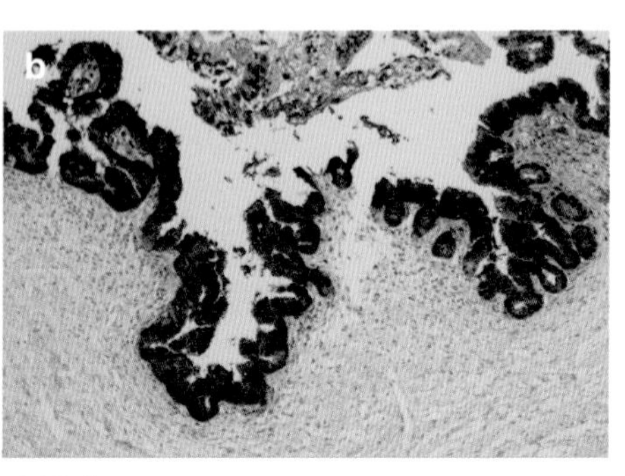

图 15.3 A 组胆管上皮内肿瘤

(a) 上皮内肿瘤表现为细胞核多层排列和轻度深染。核极性保留。腺体形成于此病变的基底侧。对应于 BilIN-1/2(低到中不典型增生)。HE,×120(原始放大)。(b) 上皮内肿瘤表现为 S100P 呈弥漫强阳性。S100P 和苏木素免疫染色,×100(原始放大)。

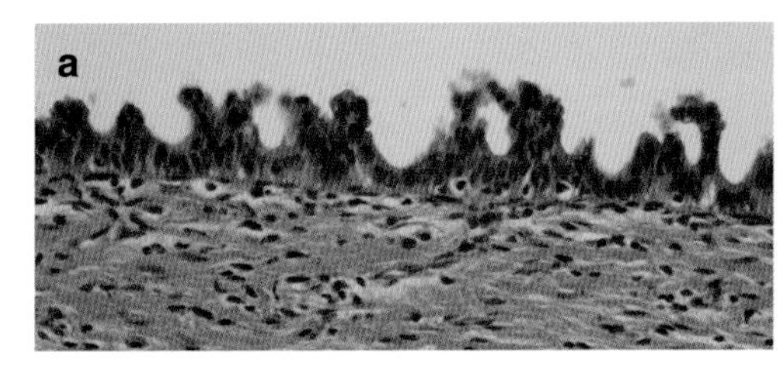
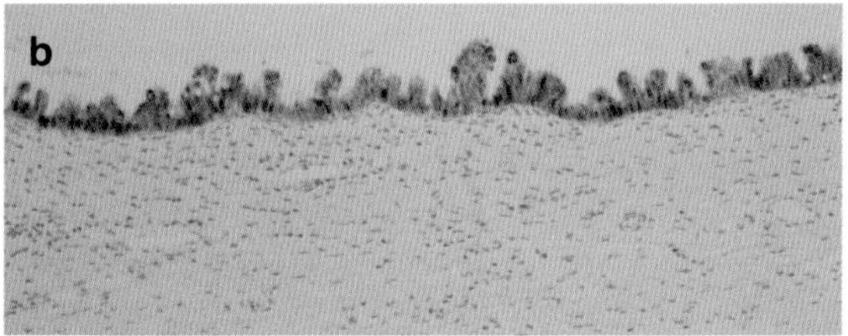

图 15.4 B 组胆管上皮内肿瘤

(a) 上皮内肿瘤呈核多层排列,轻度深染和假乳头状结构。核极性紊乱。对应于 Blin-3(高级别异型增生或原位癌)。HE,×130(原始放大)。(b) 上皮内肿瘤,S100P 呈强弥漫性染色。S100P 和苏木素免疫染色,×100(原始放大)。

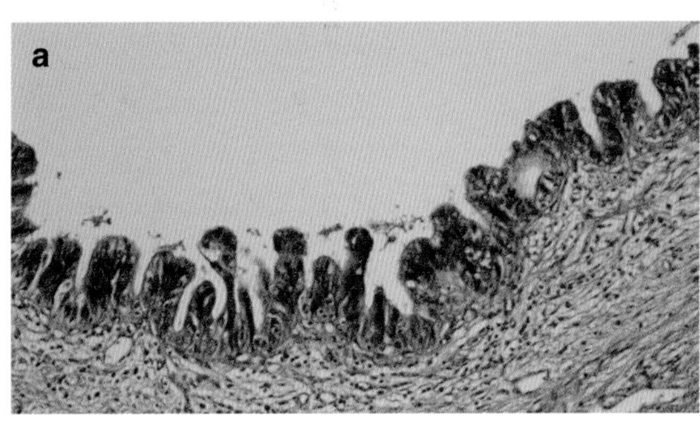
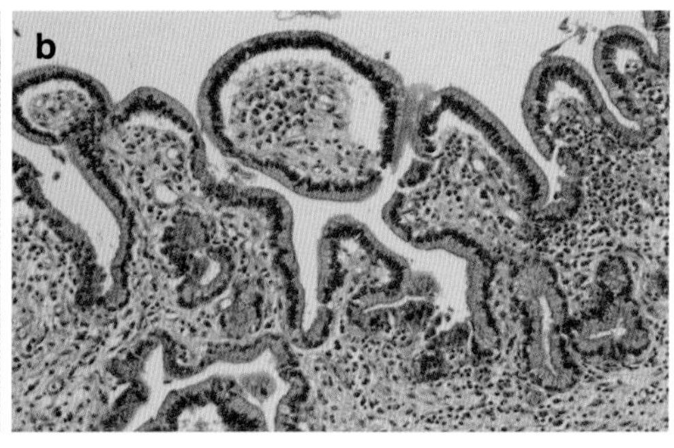

图 15.5 C 组胆管上皮内肿瘤(癌变导管内扩散)

(a) 上皮内肿瘤示细胞核深染、核大小不等、核形状不规则和假乳头状结构。HE,×130(原始放大)。(b) 单层不典型细胞,核深染,核膜增厚。S100P 和苏木素免疫染色,×100(原始放大)。

部分胆管上皮内肿瘤与胆道壁癌的上皮下浸润有关，而另一些则不相关。伴有癌上皮下浸润的胆管上皮内肿瘤通常与结节硬化型胆管癌的主瘤相邻或连续，可能是侵袭性胆管癌的组成部分，因此只检测到没有上皮下肿瘤细胞浸润的胆管上皮内肿瘤。然后，根据其细胞和结构的非典型性，将胆管上皮内肿瘤分为三种类型。

15.3.2　胆管上皮内肿瘤可分为三种类型

胆管上皮内肿瘤呈扁平或波浪形，包括假复层、假乳头状、微乳头状或乳头状管状肿瘤上皮细胞。大体上，这种病变可为细颗粒、粗糙、鹅绒状、不明显的胆道黏膜。

胆管上皮内肿瘤呈不同的分化，组织学上根据其不典型性将其分为三类：A 组（肿瘤性，但无明显恶性证据）（图 15.3）；B 组（肿瘤性，分化良好的高级别异型增生或原位癌）（图 15.4）；C 组（明显恶性和不同分化程度）（图 15.5）[5]。在无慢性胆道疾病的结节硬化型胆管癌病例中，半数以上病例出现胆管上皮内肿瘤，其中 C 组最常见，B 组次之，最后为 A 组。这 3 种类型在结节硬化型胆管癌的同一病例中常同时存在。

A 和 B 组肿瘤细胞及其细胞核大小与大胆管非瘤性上皮细胞相似或稍大或稍小，细胞核多呈圆形或椭圆形，并恒定不同程度多层排列，偶可累及全层，核深染。A 组和 B 组常伴有基底部幽门腺的形成（图 15.3）。A 组可向邻近正常胆管上皮逐渐过渡，B 组则常与周围上皮不连贯。A 组和 B 组与覆盖或浸润侵袭性胆管癌主瘤的癌细胞不具有共同的细胞学和结构特征。A 组看起来相当均一，核极性并无紊乱（图 15.4）。B 组细胞呈多形性改变，核明显深染，极性紊乱。

C 组明显恶性，分化程度不一，可见微乳头或假乳头或扁平病变及/或单层恶性上皮细胞（图 15.5）。这一组显示许多恶性行为的核改变，包括核膜增厚、核形状不规则（如矩形或方形）、多形性和突出的核仁、极性缺失和包括怪异细胞的细胞大小不等。C 组常伴与上皮下浸润癌的上皮内胆管肿瘤相连续。C 组基底部很少与幽门腺改变相关。

在亚型方面，尽管所有三组胆管上皮内肿瘤也常出现 MUC 2、MUC5AC 和 MUC6 等胃肠型标记物阳性，但它们均表现为强的弥漫性 CK 7 和 MUC 1 表达，从而反映出胰胆管亚型[1,6]。

15.3.3　临床病理学意义

15.3.3.1　胆管上皮内肿瘤可以被分为癌前病变和癌变

C 组多见于结节硬化型胆管癌的胆管，细胞学特征与结节硬化型胆管癌主瘤浸润性癌相似。相反，A、B 两组的细胞学特征与结节状硬化型胆管癌不同。C 组肿瘤相关标志物的表达虽低于侵袭性 CCA，但相对而言是相似的，而 A、B 组与侵袭性 CCAs 表达不同。例如，侵袭性胆管癌中 P53 免疫染色常常呈强阳性，但 C 组相对较低，B 组较少见，A 组更罕见。据报道在癌组织中 S100A 的表达和 E－cadherin 的表达降低，反映了上皮间质转换，也增加了癌细胞迁移和转移能力。S100A 在几乎所有侵袭性胆管癌病例中均有表达，

C组中较常见，而B组次之，A组表达罕见。E-cadherin表达降低在侵袭性胆管癌中较常见，在C组也较常见，B组少见，A组不存在。而Ki67指数以侵袭性胆管癌增殖活性最高，C、B和A组按递减顺序排列。

综上所述，胆管周围浸润性胆管癌的癌变可能属于C组。A组和B组与结节硬化型胆管癌的浸润性癌不同，可能是结节硬化型胆管癌的癌前期上皮内肿瘤。因此，可能和起源于肝内胆管结石的结节硬化型胆管癌一样，在既往无慢性胆道疾病的结节硬化型胆管癌的胆管中至少有两种类型的上皮内肿瘤。与胆管上皮内瘤变相比，这些病变的组织学特征，A组可对应于中、低度不典型增生(BilIN-1,2)，B组可对应于高级别不典型增生或原位癌(BilIN-3)。有趣的是，在侵袭性结节硬化型胆管癌的周围胆管中常能发现B组，这表明B组可能是一种常见的癌前期病变，并最终进展为侵袭性癌。在伴有胆管上皮内瘤变和结节硬化型胆管癌的肝内胆管结石病人中提出类似的肿瘤发生机制，或肿瘤进展在无慢性胆道疾病的B组病例中同样适用。在不伴有“临床上不明显”的慢性胆道疾病的结节硬化型胆管癌，仍需进一步研究以明确B组和A组病变的发病机制。

15.3.3.2 IENB亚分类的重要性

对于癌黏膜内延伸的预后意义，残余原位癌与无残余癌病人的生存率无显著性差异[2-4]，尽管有一些报道称少数病人残余原位癌在术后7～10年内引起局部复发。这些报道提出了一种可能性，即在无上皮下浸润的“上皮内浸润”结节硬化型胆管癌中，特别是胆管内残余原位癌，无或几乎无侵袭性，强烈提示残余原位癌可能是如胆管上皮内瘤变和我们报道的B组病变一样的癌前期病变[1,6]，并且这些病变可能需要较长时间才会复发或侵袭。

如上所述，结节硬化型胆管癌的胆管中“上皮内癌浸润”至少有两种(癌前期病变和癌变)，前者可能更频繁地出现在结节硬化型胆管癌胆管的周围，并可能成为外科切除的NS-CCAs的手术切缘。到目前为止，还没有关于癌变的上皮细胞和胆管癌变的研究，尽管如果这些病变仍在术后切缘，提示癌变可能会侵袭和复发。然而，手术切缘没有胆管上皮癌浸润的胆管癌病人是否与手术切缘有癌前病变的病人的预后是否相同尚不清楚。同样地，癌变胆管和伴有癌前病变的胆管是否有不同的病理和生物学行为仍不清楚。

15.4 胰腺导管细胞腺癌与胰腺上皮内瘤变的相似性

15.4.1 胆道疾病伴胰腺病变

胆管树和胰腺解剖关系密切，具有多种共同的发育过程和生理功能[12]。利用动物模型进行的实验研究表明，胆道具有一定的胰腺分化潜能。在人体中，管周腺体位于胆道周围，并通过自己的导管排入胆管腔。有趣的是，少量的胰腺外分泌腺泡与这些腺体混集在一起，表明这些腺体可能是发育不全的胰腺外分泌腺泡。最近，胆道干细胞在管周腺中被发现，并能分化为胰腺细胞和胆管细胞。基于这些研究，胆道除了有专门用于肝实质分泌的胆汁引流的管道系统外，似乎还具有胰腺特征（不完全的胰腺）。综上所述，部分胆道疾病可能具有与胰腺疾病相似的病理学特征，甚至相似的生物学行为（“胰源性胆道疾病”）[12]。

15.4.2 胆管与胰腺的上皮内瘤变和癌变

侵袭性结节硬化型胆管癌与胰腺导管腺癌间，及胆管上皮内瘤变与胰腺导管腺癌前驱病变尤其是胰腺上皮内瘤变之间的相似之处已有报道[1,6]。因此，相似类型的导管内、上皮内扩散也可能发生在侵袭性胰腺导管腺癌周围和远处的胰腺导管。事实上，在胰腺导管腺癌中，胰腺上皮内瘤变包括高级别胰腺上皮内瘤变，不同程度的见于周围的胰腺导管，单灶或多灶[13]。此外，浸润性胰腺导管腺癌会侵入胰管被覆上皮，并沿导管系统播散，即癌变。导管癌变很常见，据报道可见于多达70%的侵袭性胰腺导管腺癌手术病例中。这种病变（癌变）在形态学上类似于导管内肿瘤，如高级别胰腺上皮内瘤变[13]。因此，胰管上皮内病变可能是异质性的，与结节硬化型胆管癌的胆管一样，处于癌前期病变和癌变的嵌合状态。

15.5 结论

在既往伴或不伴有慢性胆道疾病的侵袭性结节硬化型胆管癌中，上皮内肿瘤多见于胆管，这种病变至少包括两类：侵袭前肿瘤（BilINs包括原位癌）和源于侵袭性结节硬化型胆管癌的癌变。结节硬化型胆管癌是由肝内和肝外胆管发生的难以治愈的恶性肿瘤，而手术切除是唯一的根治方法。然而，胆管癌通常在晚期才被发现和诊断，即使外科手术切除，大多数胆管癌病人预后仍较差。因此，在侵袭前阶段如胆管上皮内瘤变，早期发现结节硬化型胆管癌，是治疗这种高度恶性疾病的唯一希望；要彻底治疗结节硬化型胆管癌，需进一步研究和早期发现侵袭前上皮内肿瘤。此外，仍有必要对癌变的手术切缘和胆管上皮内瘤变的病人进行术后随访和对照研究，评估手术中所谓手术切缘阳性不伴有间质浸润病人的预后。

参考文献

1. Nakanuma Y, Kakuda Y. Pathologic classification of cholangiocarcinoma: new concepts. Best Pract Res Clin Gastroenterol. 2015;29(2): 277-93.
2. Sakamoto E, Nimura Y, Hayakawa N, et al. The pattern of infiltration at the proximal border of hilar bile duct carcinoma: a histologic analysis of 62 resected cases. Ann Surg. 1998; 227(3): 405-11.
3. Nakanishi Y, Kondo S, Zen Y, et al. Impact of residual in situ carcinoma on postoperative survival in 125 patients with extrahepatic bile duct carcinoma. J Hepatobiliary Pancreat Sci. 2010; 17(2): 166-73.
4. Wakai T, Shirai Y, Moroda T, Yokoyama N, Hatakeyama K. Impact of ductal resection margin status on long-term survival in patients undergoing resection for extrahepatic cholangiocarcinoma.

Cancer. 2005;103(6): 1210 - 6.

5. Nakanuma Y, Uchida T, Uesaka K. S100P-positive biliary epithelial field is a pre-invasive intraepithelial neoplasm in nodular-sclerosing cholangiocarcinoma. Hum Pathol. 2017; 60(2): 46 - 57.
6. Nakanuma Y, Curado MP, Franceschi S, et al. Intrahepatic cholangiocarcinoma. In: Bosman FT, Carnoiro F, Hruba RH, Theise ND, editors. WHO classification of tumors of the digestive system. Lyon: IARC Press; 2010. p.217 - 24.
7. Albores-Saavedra J, Adsay NV, Crawford JM, et al. Carcinoma of the gallbladder and extrahepatic bile ducts. In: Bosman FT, Carnoiro F, Hruban RH, Theise ND, editors. WHO classification of tumors of the digestive system. Lyon: IARC Press; 2010. p.266 - 73.
8. Sato Y, Harada K, Sasaki M, Nakanuma Y. Histological characteristics of biliary intraepithelial neoplasia-3 and intraepithelial spread of cholangiocarcinoma. Virchows Arch. 2013;462(4): 421 - 7.
9. Sato Y, Harada K, Sasaki M, Nakanuma Y. Pathological diagnosis of flat epithelial lesions of the biliary tract with emphasis on biliary intraepithelial neoplasia. J Gastroenterol. 2014;49(1): 64 - 72.
10. Sato Y, Harada K, Sasaki M, Nakanuma Y. Histological characterization of biliary intraepithelial neoplasia with respect to pancreatic intraepithelial neoplasia. Int J Hepatol. 2014;2014: 678260. doi: 10.1155/2014/678260.
11. Itatsu K, Zen Y, Ohira S, et al. Immunohistochemical analysis of the progression of flat and papillary preneoplastic lesions in intrahepatic cholangiocarcinogenesis in hepatolithiasis. Liver Int. 2007;27(9): 1174 - 84.
12. Nakanuma Y. A novel approach to biliary tract pathology based on similarities to pancreatic counterparts: is the biliary tract an incomplete pancreas? Pathol Int. 2010;60(6): 419 - 29.
13. Basturk O, Hong SM, Wood LD, et al. A revised classification system and recommendations from the Baltimore consensus meeting for neoplastic precursor lesions in the pancreas. Am J Surg Pathol. 2015;39(12): 1730 - 41.

16 胆囊和壶腹部的导管内乳头状囊性肿瘤

Nobuyuki Ohike，Volkan Adsay

摘　要：起源于胆囊和壶腹部腔内肿块型癌前病变，与胰腺或胆管的导管内乳头状和管状肿瘤在许多方面非常相似。这些方面包括它们的乳头状和/或管状生长方式、细胞类型多样和异型增生谱系（腺瘤-腺癌序贯性演进），通常有明显的重叠。因此，本文提出了统一的胆囊内乳头状管状瘤（ICPN）和壶腹内乳头状管状瘤（IAPN）的命名，以便对这些肿瘤进行系统的研究。ICPN 和 IAPN 一般表现为惰性生物学特征；非侵袭性的病例提示预后良好，而伴有侵袭性癌的肿瘤则提示为恶性，但预后仍明显优于不伴有 ICPN 或 IAPN 病变的普通型侵袭性癌。

关键词：胆囊内乳头状管状肿瘤；壶腹内管状乳头瘤；病理学；癌前病变；块状浸润癌

缩　略　词

ICPN	intracholecystic papillary-tubular neoplasm	胆囊内乳头状管状瘤
IAPN	intra-ampullary papillary-tubular neoplasm	壶腹内乳头状管状瘤
IPMN	intraductal papillary mucinous neoplasm	导管内乳头状黏液性肿瘤
IPNB	intraductal papillary neoplasm of the biliary tract	胆管导管内乳头状瘤
BilIN	biliary intraepithelial neoplasia	胆管上皮内瘤变

16.1　引言

胆囊和壶腹部浸润性腺癌的两种癌前病变或浸润前病变为扁平非肿块型和乳头或息肉状肿块型。

扁平非肿块型是一种显微镜下定义的扁平型或最多为微乳头状病变，其特征为多层排列的柱状上皮细胞，一定程度的核异型，在胆囊中被称为“胆管上皮内瘤变”，在 Vater 壶腹中被称为“扁平上皮内瘤变/异型增生”[1,2]。

相反，乳头状或息肉状肿块型是肉眼可见的，癌前病变的形态学表现为外生型黏膜肿瘤，由异型增生的上皮细胞排列呈乳头状和/或管状。临床上，直径超过 1 cm 的病变是可以检测到的或有临床症状。组织学上，高级别的异型增生能被观察到。这种病变有许多不同的名称，包括肠道腺瘤、绒毛状腺瘤、管状乳头状腺瘤、胆管腺瘤、幽门腺腺瘤、过渡性腺瘤、乳头状瘤、乳头状癌、囊内乳头状瘤和非浸润性胰胆管乳头状瘤。

这些命名涉及肿瘤的生长模式、组织学类型，或者是瘤变的分级等，并不统一。2010 年 WHO 肿瘤分类将所有这些先前的命名归纳为两类：胆囊腺瘤或胆囊内乳头状肿瘤，以及壶腹部腺瘤或壶腹部非浸润性胰胆管乳头状肿瘤[1,2]。

然而，目前还没有统一的标准来量化一个病变是乳头状瘤或是基于乳头状瘤形成的腺瘤，也没有任何统一的标准描述在“腺瘤”类别中高度异型增生的程度。为了解决这些问题，借鉴胰腺和胆管的相关命名，最近提出了“胆囊内乳头状管状瘤（ICPN）”和“壶腹内乳头状管状瘤（IAPN）”这两个术语，分别用于所有胆囊和壶腹的肿块型癌前病变或浸润前病变。

采用统一术语可能在以下几个方面产生积极的作用：在非专业的病理学家中提高对疾病命名的一致性和可复制性，减少病理学家和临床医生间交流的困扰，促进胆胰系统方面关于导管内乳头状瘤临床研究的进行，减少由于诊断为“腺瘤”或“癌”引起的不当治疗。

在此基础上，介绍了 ICPN 和 IAPN 的临床病理特征。

16.2 概述

ICPN 和 IAPN 的特点是分别发生于胆囊和壶腹管腔内乳头状管状生长（图 16.1），偶尔有过量的黏液产生。它们发病罕见，但在临床中可以观察到，而且随着腹部成像和内镜技术的广泛应用和进步，它们的检出率也在增加。

ICPN 和 IAPN 可以是非浸润性的，也可以与浸润性癌相关，通常呈管状生长，有时包含其他亚型（如黏液型）。如果浸润不深，则预后良好。非浸润性 ICPN/IAPN 病变多可通过手术切除治愈。然而，术后需要随访以尽早发现由于异时性多灶性生长引起的复发。

与胰腺导管内乳头状黏液性肿瘤（IPMN）和胆道导管内乳头状瘤（IPNB）类似，ICPN 和 IAPN 的典型特征是乳头状生长，分支状纤维血管轴心被覆不典型的立方或柱状细胞，以及表现为介于低级别病变（通常对应腺瘤或低级别癌）和高级别病变（通常对应低级别或高级别的癌）之间的不同级别的组织学异型增生。值得注意的是，这些肿瘤不论是局灶

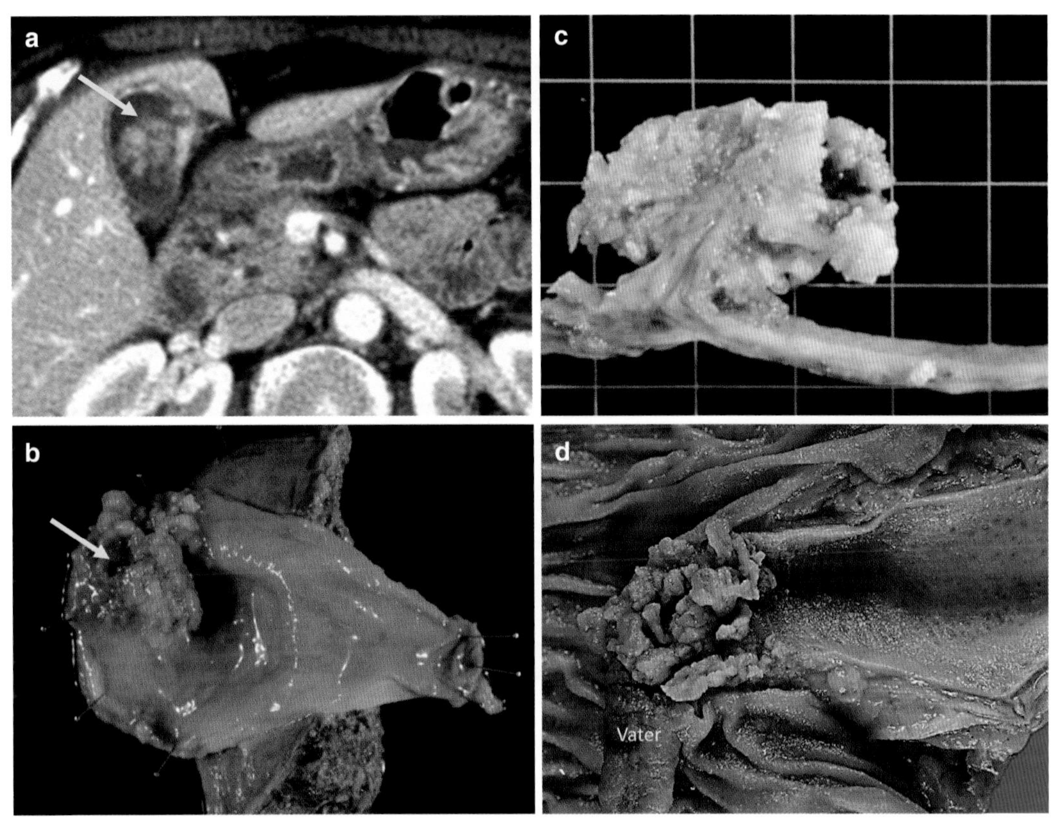

图 16.1 ICPN(a～c)和 IAPN(d)的 CT 扫描和大体病理特征显示出囊内乳头状或息肉样肿块(a,b 为同一病例)。

性或大部分区域,都包括低级别的异型增生区域,与普通型“浸润性乳头状腺癌”或“浸润性团块型腺癌”不同,后者仅包括广泛分布的高度异型增生腺体,而且通常含有筛状结构、坏死,甚至是外生肿块内浸润(图 16.2)。此外,ICPN 和 IAPN 的组织学表现为多种细胞类型,如胰胆管型、肠型、嗜酸细胞型或胃型(图 16.3)。

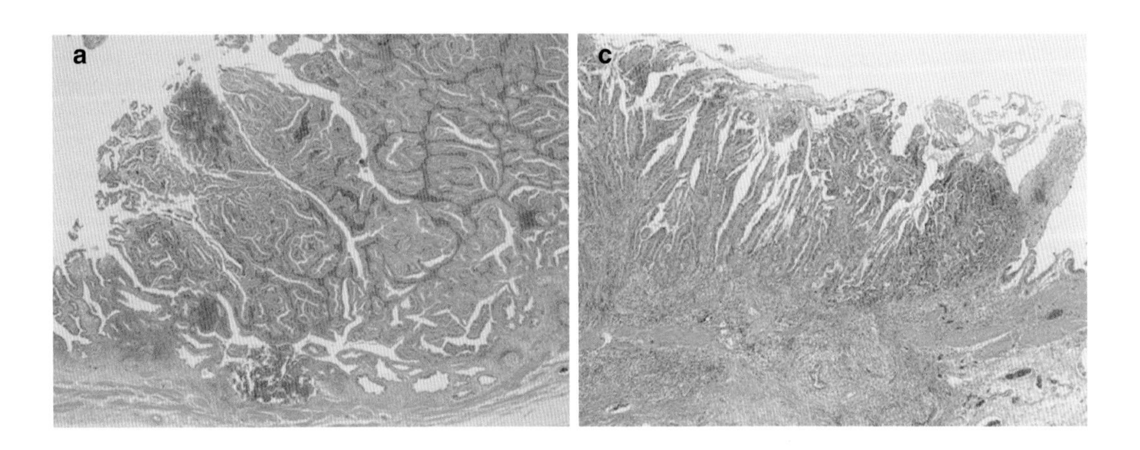

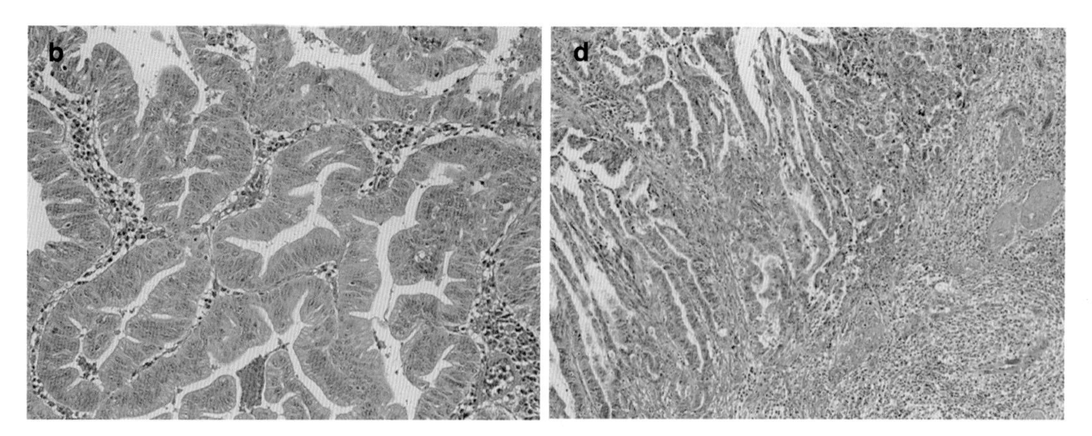

图 16.2 ICPN 的镜下特征。示胆囊的非浸润性的乳突状生长(a,b)和浸润性乳头状肿块型腺癌(c,d)。

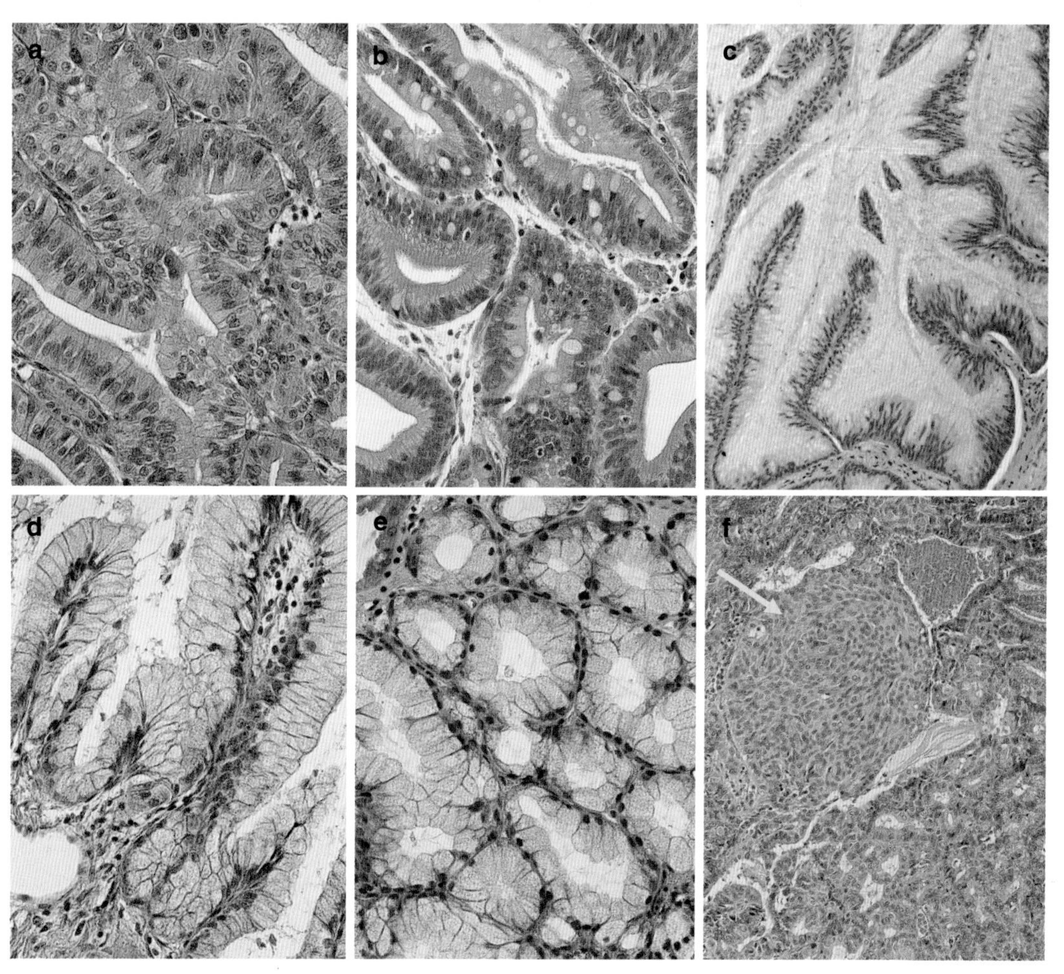

图 16.3 ICPN 或 IAPN 中各种细胞类型的镜下特征。非黏液性胃管状型(f)示鳞状桑椹胚形成(箭头)。

胰胆管型的特征是 MUC1 阳性的立方状或低柱状上皮细胞,类似于正常的胰胆管上皮细胞,其细胞核呈椭圆形或铅笔状,缺乏黏液、胞质红染。它们呈现出复杂的分支和乳头状结构，形成高级别的分支状乳头结构(图 16.3a)。

肠型包括管状型和绒毛型，管状型特点是 MUC2 -/CDX2 -阳性的高柱状上皮细胞，细胞核梭形，呈假复层排列，胞质呈嗜酸性或双嗜性，形成类似于结肠管状腺瘤的管状或管状乳头状结构。杯状细胞和潘氏细胞也是肠型的特点(图 16.3b)。绒毛型特征是 MUC2 -/CDX2 -和 MUC5AC -阳性的高柱状上皮细胞，细胞核梭形，呈假复层排列，胞质富含黏液，形成类似结肠绒毛状腺瘤的绒毛状结构(图 16.3c)。

胃型由 MUC5AC 阳性胞质透明的高柱状上皮细胞组成，胞质透亮，富含黏液，形成乳头状结构，类似于胃小凹上皮细胞(图 16.3d)，以及类似于胃幽门腺的 MUC6 阳性小管状上皮细胞(图 16.3e)。

嗜酸瘤细胞型特点是嗜酸性柱状上皮细胞(常为 MUC6 和 HepPar1 阳性)，伴有散在的上皮内空腔和杯状细胞，形成分支状乳头和筛状结构。

考虑到既具有代表性又能顾及细胞类型不典型的程度，如果同时出现一个以上的上述特征，则使用优势细胞类型。大多数 ICPN/IAPN 的表达谱存在重叠，表明它们可能具有杂合性质(图 16.4)。与胰腺 IPMN 相比，无论是 ICPN 还是 IAPN，各组织学亚型的预

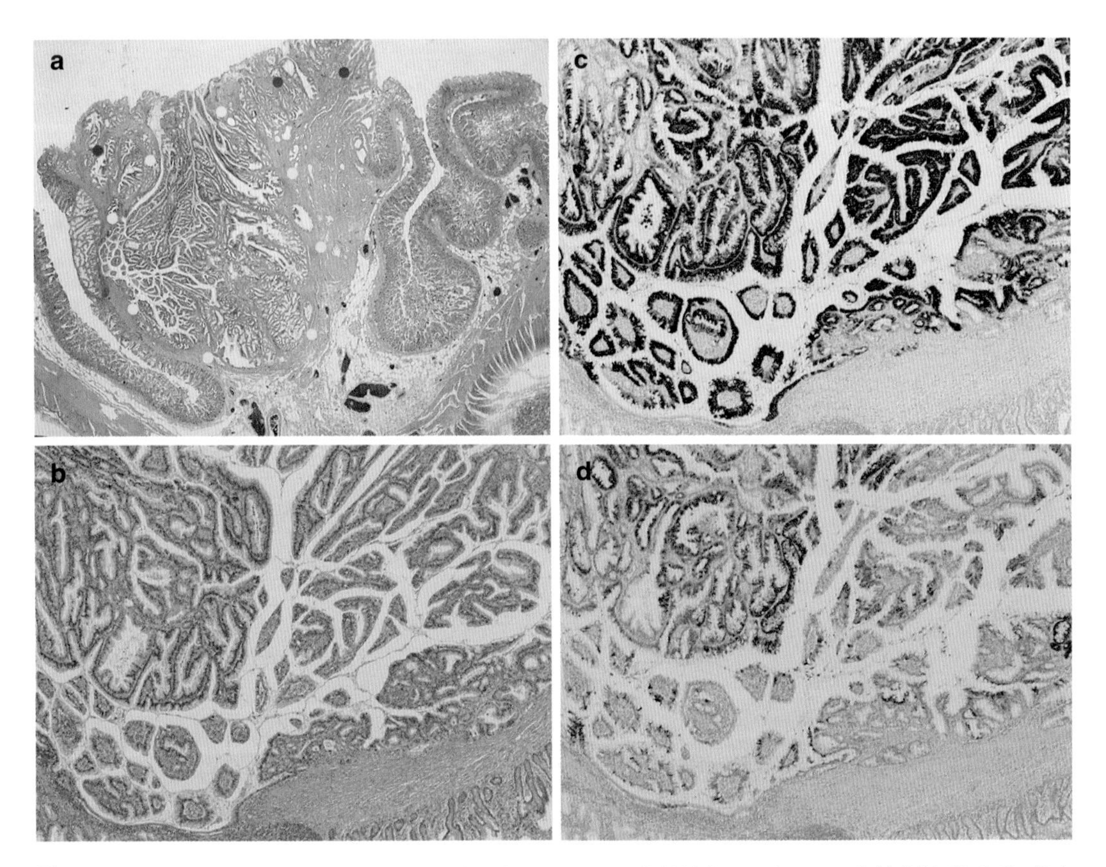

图 16.4 IAPN 的镜下(a，b)和免疫组化(c，d)表现为 MUC5AC 阳性的胃小凹型和 MUC2 阳性的肠-绒毛型。黄点标记表示 IAPN 病变，红点标记表示扩张的腺体(a)。

后相关性尚不明确。

这些癌前病变的基因谱特征有限，与胰腺 IPMN 不同，ICPN/IAPN 可能示 KRAS 和 GNAS 低频突变，这可能与肠-绒毛型和胃小凹型的低发病率相关(表 16.1)[7]。

表 16.1 不同细胞类型的黏液和遗传特征

细胞类型	肠绒毛型	胃型(胃小凹，幽门)	胰胆管型 肠管状型 嗜酸细胞型
大量分泌黏液	++	+	+/−
MUC5AC 表达阳性	++	++	+/−
基因特征	KRAS、GNAS 经典 IPMN	KRAS	未知

大多数 ICPN 和 IAPN 属于第三组。

16.2.1 ICPN

16.2.1.1 概述

最近，Adsay 等人提出了一种统一的命名，即胆囊内乳头状管状肿瘤(ICPN)，适用于胆囊的所有直径超过 1 cm 的外生性腺瘤样乳头状浸润前肿瘤，而无须考虑肿瘤细胞的表型[3]。根据定义，ICPN 涵盖了 2010 年 WHO 分类中的所有腺瘤和胆囊内乳头状肿瘤亚型[1]。ICPN 在女性中多见，发病平均年龄为 61 岁。仅在 20%的 ICPN 病例中发现胆囊结石。ICPN 常无临床症状，偶尔与 Peutz - Jeghers 综合征或 Gardner 综合征合并出现。半数的病例伴有浸润性癌，大约 6%的胆囊腺癌与 ICPN 相关[3]。

16.2.1.2 大体特征

ICPN 表现为局限于胆囊内的外生性、边界清晰的息肉或乳头状肿块(图 16.1a、c)。大多数有蒂或半蒂，单发，罕见无蒂和多结节。有蒂的息肉团块很容易从黏膜表面脱落。

16.2.1.3 镜下特征

ICPN 镜下表现通常为乳头状和管状共存；最常见的是乳头型(43%)，其次是管状乳头型和管状型。ICPN 细胞型也表现为混合型，但最常见的是胰胆管型(50%)(图 16.2a、b)，其次是胃小凹型和胃管状型。肠型和嗜酸细胞型罕见[3,7]。

乳头状病变，胃型多为管状，是肿瘤浸润的密切相关因素[3]。乳头状病变多为胰胆管型，而胃型多与管状病变相关。高度异型增生多见于乳头型和管状乳头型病例，在管状型中相对少见。此外，ICPN 伴有浸润性癌多为乳头型或管状乳头型，而非管状型。高度异型增生的范围、细胞类型(胆胰管型或胃小凹型)和乳头形成是肿瘤浸润的重要因素[3]。

胃管状型 ICPN(MUC6 阳性)分为黏液型和非黏液型。黏液型通常表现为一个较小的有蒂息肉状肿块，类似于幽门腺腺瘤（图 16.3e），而非黏液型的特点是更大，复杂，有蒂多结节，导管内生长，标志性特征是 MUC6 高表达的复杂管腔内生长（提示幽门腺分化和/或胆管分化），有时散在的鳞状桑椹胚型示 β- catenin 核阳性（图 16.3）。

16.2.1.4 鉴别诊断

突入胆囊腔的非肿瘤性息肉、团块型浸润性癌和转移性病变需排除在 ICPN 范畴之外。

16.2.1.4.1 非肿瘤性息肉/增生性病变

这组病变包括胆固醇息肉，腺肌瘤病（腺肌瘤，纤维腺肌性息肉），上皮固有层增生性息肉，化生上皮的增生性息肉（幽门腺化生）和纤维上皮性息肉。这些病变可以单发或多发，有蒂或无蒂，伴有上皮增生，直径通常在 10 mm 以内。

16.2.1.4.2 浸润性乳头状团块型腺癌

浸润性胆囊癌是一种高度致死性的疾病，通常表现为浸润性生长、弥漫性增厚和胆囊壁硬化，但也可能表现为外生性生长、不规则的菜花样团块形成突入腔内并侵犯胆囊壁。这种团块状浸润性癌在外观上可能与 ICPN 相似，但从组织学上看，它由大片高级别不典型腺体组成，表现为复杂的乳头状管状结构和筛状结构，可能与肿块内的坏死甚至侵袭有关（图 16.2c、d）。

16.2.1.4.3 转移性病变

一些转移性肿瘤（如恶性黑色素瘤、肾细胞癌）的特征性表现为向胆囊腔内突出的息肉样肿块。转移性结直肠癌可能与肠型 ICPN 相似。

16.2.1.5 预后

不伴有浸润的 ICPN 患者 3 年生存率为 90%～100%，伴有浸润患者 3 年生存率为 60%～75%[3,7]。起源于 ICPN 的浸润性癌的预后优于其他浸润性胆囊癌，即使进行分期匹配比较，这种生存优势依然存在。由于非浸润性病例在长期随访中也可能发生死亡，因此在这些肿瘤中，充分取材和仔细评估以排除浸润性癌的存在是非常重要的。

16.2.2 壶腹内乳头状管状瘤

16.2.2.1 概述

Ohike 等人提出，对于主要或完全发生在 Vater 壶腹内的外生性（乳头状或息肉状）团块型浸润前期肿瘤，统一命名为壶腹内乳头状管状瘤（IAPN）[4]。在 2010 年 WHO 肿瘤分类[2]中，IAPN 包含腺瘤的所有亚型（如果它们显示出外生肿块形成）和非浸润性胰胆管乳头状瘤。IAPN 约占所有壶腹肿瘤的 30%。大多数患者是 60 多岁的男性（男性∶女性＝2∶1），伴有黄疸，偶尔伴有体重减轻和腹痛。与胰腺胆管同类肿瘤相似，这些肿瘤也有乳头状和管状的混合生长，表现出不同的细胞谱系，并显示出不同程度的异型增生。大约 80%的 IAPN 有浸润性成分，28%壶腹浸润癌与 IAPN 有关[4]。

16.2.2.2 大体特征

IAPN 特征性表现为浸润前外生性生长，大部分(>75%)仅占据壶腹管腔和/或最远端胆总管或胰管管腔，只有极少(<25%)累及十二指肠乳头。IAPN 可填满壶腹管腔，导致上游胆管和胰管明显扩张。内镜下肿块表现为突出于十二指肠表面的黏膜下肿瘤，在 Vater 壶腹口可见或不可见(图 6.1d 和图 16.5)。平均肿瘤大小为 2.7 cm[4]。

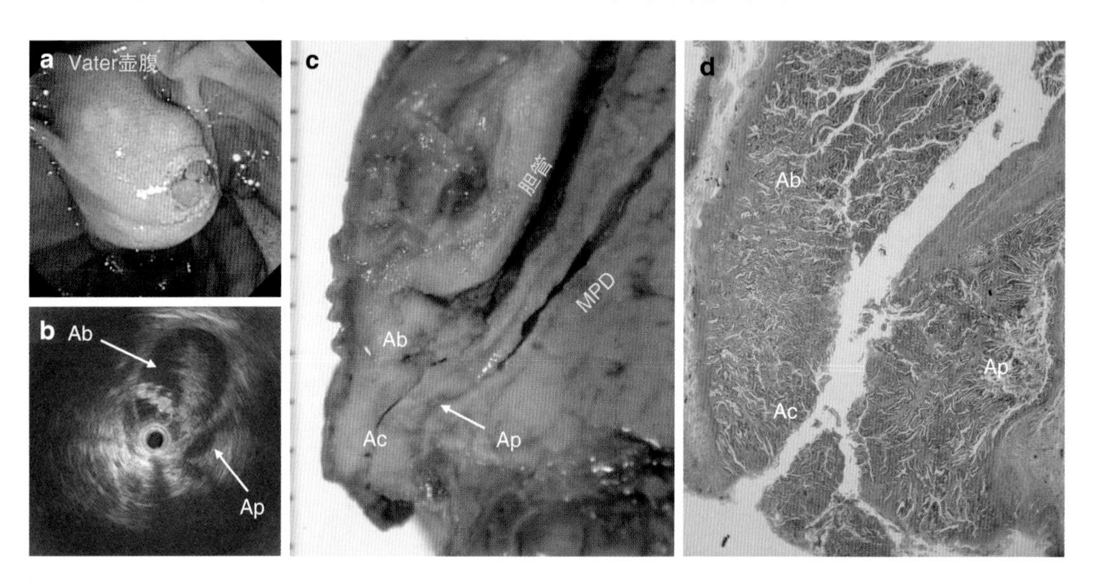

图 16.5 IAPN 内镜(a，b)和病理(c，d)特征表现为黏膜下导管内外生性肿瘤，壶腹内乳头状生长。Ac，壶腹管腔；Ab，壶腹内胆管；Ap，壶腹内胰管；MPD，主胰管。

16.2.2.3 镜下特征

IAPN 镜下表现为 Vater 壶腹内的导管内生长，累及 Oddi 括约肌内的壶腹周围小导管。大多数 IAPN 同时具有乳头状和管状生长的特点(图 16.4 和图 16.5d)，一部分以乳头状为主，而其他以管状为主。IAPN 示不同程度的异型增生谱(表现为典型的从腺瘤到癌的序贯过程)，通常包括高级别局灶性、大片的或广泛的异型增生。半数病例表现为混合型的细胞类型，IAPN 以肠型为主，其次为胰胆管型和胃型。伴有大片或广泛的高级别异型增生的 IAPN 约占伴有浸润性癌病例的 80%以上。浸润癌的细胞类型通常与浸润前期细胞类型相同，但部分肠型 IAPN 可转化为胰胆型浸润癌[4]。

16.2.2.4 鉴别诊断

可能突出于壶腹部管腔的非肿瘤性息肉、肠型腺瘤、侵袭性乳头状癌和转移性病变，必须排除于 IAPN 的范围之外。

16.2.2.4.1 非肿瘤的息肉/增生性病变

a. 腺肌瘤性增生(腺肌瘤，肌上皮错构瘤)

腺肌瘤性增生形成白色、质硬、结节状或有蒂的 Vater 壶腹病变，大小为 10～30 mm，可以导致长期胆道梗阻。组织学表现为多个腺体结构被成纤维细胞/肌纤维细胞增生所包裹。上皮细胞表现为胃化生(MUC5AC 和 MUC6 阳性)和低增殖活性,但缺乏细胞异型性。有些病例可能由异位胰腺发展而来。

b. Brunner 腺增生和管周腺体增生/增殖

局限性病灶形成无蒂或有蒂的病灶,类似于胃幽门型 IAPN。

c. 扩张腺体(壶腹黏膜过度代谢)

壶腹黏膜通常过度生长超过开口,替代了一部分周围的十二指肠黏膜,称为"扩张腺体"[8]。病变局限于 Oddi 括约肌扩张。上皮细胞常表现为胃化生(MUC5AC 阳性),增殖活性低,但缺乏细胞异型性。IAPN 可能起源于扩张的腺体(图 16.4a)。

16.2.2.4.2 肠型腺瘤

肠型腺瘤在组织学上与结肠腺瘤相似,通常起源于十二指肠型黏膜或覆盖于壶腹的过渡性黏膜,常以苍白、柔软的隆起或斑块状的形式进入十二指肠腔。少数情况下,腺瘤局限在壶腹内,导致壶腹部明显膨胀,被覆以完整的黏膜,很难与肠型 IAPN 相鉴别,除非存在外生肿块。

16.2.2.4.3 浸润性乳头状腺癌

浸润性乳头状腺癌可表现为壶腹内不规则、乳头状或块状外生性生长。组织学上由大量高度不典型的腺体组成,这些腺体表现为混合的乳头状-管状结构和筛状结构,这可能与肿块的坏死甚至侵袭有关。此外,它们通常表现为膨胀性或侵袭性,肿瘤底部呈浸润性生长。

16.2.2.4.4 转移灶病变

不同类型的胰腺肿瘤和胆管肿瘤侵袭或扩展至 Vater 壶腹,可产生 IAPN 样的块状结构。与胆囊相似,转移性肾细胞癌和恶性黑色素瘤也可能累及壶腹,并在壶腹内形成息肉样肿块。

16.2.2.5 预后

非侵袭性 IAPN 预后良好,侵袭性 IAPN 表现出恶性肿瘤特性,但预后仍明显优于不伴 IAPN 的其他浸润性壶腹癌(3 年生存率,69% vs. 44%)[4]。浸润性 IAPN 患者的生存优势可能是由于 IAPN 的临床表现早于其他非 IAPN 相关癌。

16.3 总结

胆囊和 Vater 壶腹的外生性浸润前期肿瘤(ICPN 和 IAPN)类似于胰腺和胆道的同类疾病(IPMN 和 IPNB)。它们表现为不同的细胞类型、不同程度的异型增生谱系,以及乳头状和管状的混合生长模式。ICPN 和 IAPN 是相对惰性肿瘤,即使是浸润性肿瘤患者,其预后也明显优于不伴有 ICPN 或 IAPN 的浸润性癌。ICPN/IAPN 应严格区别于"浸润性乳头状腺癌"或"块状浸润性腺癌",后两者是浸润性癌的类型。这些新概念似乎具有临床和病理学意义。

参考文献

1. Bosman FT, Carneiro F, Hruban RH, Theise ND. editors. Tumours of the gallbladder and extrahepatic bile ducts. WHO classification of tumours of the digestive system. Lyon: IARC Press; 2010. p.263 - 278.
2. Bosman FT, Carneiro F, Hruban RH, Theise ND editors. Tumours of the ampullary region. WHO classification of tumours of the digestive system. Lyon: IARC Press; 2010. p.81 - 94.
3. Adsay V, Jang KT, Roa JC, et al. Intracholecystic papillary-tubular neoplasms (ICPN) of the gallbladder (neoplastic polyps, adenomas, and papillary neoplasms that are ≥ 1.0 cm): clinicopathologic and immunohistochemical analysis of 123 cases. Am J Surg Pathol. 2012; 36: 1279 - 301.
4. Ohike N, Kim GE, Tajiri T, et al. Intra-ampullary papillary-tubular neoplasm (IAPN): characterization of tumoral intraepithelial neoplasia occurring within the ampulla: a clinicopathologic analysis of 82 cases. Am J Surg Pathol. 2010;34: 1731 - 48.
5. Furukawa T, Hatori T, Fujita I, et al. Prognostic relevance of morphological types of intraductal papillary mucinous neoplasms of the pancreas. Gut. 2011;60: 509 - 16.
6. Zen Y, Sasaki M, Fujii T, et al. Different expression patterns of mucin core proteins and cytokeratins during intrahepatic cholangiocarcinogenesis from biliary intraepithelial neoplasia and intraductal papillary neoplasm of the bile duct-an immunohistochemical study of 110 cases of hepatolithiasis. J Hepatol. 2006;44: 350 - 8.
7. Isozaki M, Ohike N, Tajiri T, et al. Clinicopathological study of intracholecystic papillarytubular neoplasms (ICPNs) of the gallbladder. Showa Univ J Med Sci. 2004;26: 17 - 26.
8. Suda K, Ootaka M, Yamasaki S, et al. Distended glands or overreplacement of ampullary mucosa at the papilla of Vater. J Hepato-Biliary-Pancreat Surg. 11: 260 - 5.